Adipositas und Diabetes

Veronika Hollenrieder

Adipositas und Diabetes

Praxisnahe Strategien für eine individuelle
und effiziente Betreuung

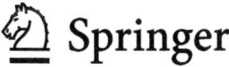

Veronika Hollenrieder
München-Unterhaching, Ambulantes Diabeteszentrum
Unterhaching, Bayern, Deutschland

ISBN 978-3-662-69896-9   ISBN 978-3-662-69897-6 (eBook)
https://doi.org/10.1007/978-3-662-69897-6

Die Deutsche Nationalbibliothek verzeichnet diese Publikation in der Deutschen Nationalbibliografie; detaillierte bibliografische Daten sind im Internet über https://portal.dnb.de abrufbar.

© Der/die Herausgeber bzw. der/die Autor(en), exklusiv lizenziert an Springer-Verlag GmbH, DE, ein Teil von Springer Nature 2025

Das Werk einschließlich aller seiner Teile ist urheberrechtlich geschützt. Jede Verwertung, die nicht ausdrücklich vom Urheberrechtsgesetz zugelassen ist, bedarf der vorherigen Zustimmung des Verlags. Das gilt insbesondere für Vervielfältigungen, Bearbeitungen, Übersetzungen, Mikroverfilmungen und die Einspeicherung und Verarbeitung in elektronischen Systemen.
Die Wiedergabe von allgemein beschreibenden Bezeichnungen, Marken, Unternehmensnamen etc. in diesem Werk bedeutet nicht, dass diese frei durch jede Person benutzt werden dürfen. Die Berechtigung zur Benutzung unterliegt, auch ohne gesonderten Hinweis hierzu, den Regeln des Markenrechts. Die Rechte des/der jeweiligen Zeicheninhaber*in sind zu beachten.
Der Verlag, die Autor*innen und die Herausgeber*innen gehen davon aus, dass die Angaben und Informationen in diesem Werk zum Zeitpunkt der Veröffentlichung vollständig und korrekt sind. Weder der Verlag noch die Autor*innen oder die Herausgeber*innen übernehmen, ausdrücklich oder implizit, Gewähr für den Inhalt des Werkes, etwaige Fehler oder Äußerungen. Der Verlag bleibt im Hinblick auf geografische Zuordnungen und Gebietsbezeichnungen in veröffentlichten Karten und Institutionsadressen neutral.

Springer ist ein Imprint der eingetragenen Gesellschaft Springer-Verlag GmbH, DE und ist ein Teil von Springer Nature.
Die Anschrift der Gesellschaft ist: Heidelberger Platz 3, 14197 Berlin, Germany

Wenn Sie dieses Produkt entsorgen, geben Sie das Papier bitte zum Recycling.

Vorwort

Die Anzahl an Veröffentlichungen, Büchern, Leitlinien und Fachjournalen zu den Themen Adipositas und Diabetes sind nahezu unüberschaubar. Bei der Fülle an Informationen fällt es manchmal nicht ganz leicht, die für den Praxisalltag relevanten Themen zu filtern.

Mein Buch ist entstanden in dem Wunsch, relevantes Fachwissen mit praktischen Aspekten bei der täglichen Arbeit mit Adipositas- und Diabetespatienten zusammenzubringen. Damit ersetzt es kein Fachbuch, sondern soll ein praktischer Leitfaden für Ärzte und medizinisches Fachpersonal aller Fachrichtungen sein. Auch Patienten mit Adipositas und/oder Diabetes finden darin Anregungen, um ihre Stoffwechselstörung besser in den Griff zu bekommen.

Der Ratgeber verzichtet auf Detailwissen und legt vielmehr den Schwerpunkt auf praxisrelevante Themen und Fragestellungen.

Ich betrachte es als ein großes Privileg, in einer Zeit praktizieren zu dürfen, die gewaltige Fortschritte in der medikamentösen Therapie von Adipositas und Diabetes errungen hat. Das gilt auch für die technischen Errungenschaften, die Diabetespatienten heute zur Verfügung stehen.

Ebenso ist mir aber bewusst, dass unseren Patienten heute immer mehr Informationen über die sozialen Netzwerke zur Verfügung stehen. Das führt dazu, dass sie sich oft erst spät im Krankheitsverlauf in einer Arztpraxis vorstellen. Leider vergehen nicht selten Jahre, bevor Patienten einer strukturierten Schulung und adäquaten therapeutischen Maßnahmen zugeführt werden. Je früher Präventionsmaßnahmen und Diagnostik erfolgen, umso geringer ist das Risiko für kardiovaskuläre Folgeerkrankungen.

Das persönliche Gespräch mit dem Patienten ist trotz aller Innovationen die Schlüsselstelle für therapeutische Erfolge. Eine gute Arzt-Patienten-Kommunikation und gegenseitiges Vertrauen sind durch nichts zu ersetzen und die wichtigste Voraussetzung für Therapieerfolge. Mein Ratgeber zeigt auf, wie das ohne allzu großen Zeitaufwand umsetzbar ist.

Ich danke allen meinen Patienten, die mir über nun mehr als 30 Jahre ihr Vertrauen geschenkt haben, die ich begleiten und von denen ich viel lernen durfte.

Mein großer Dank gilt meinem Team aus drei Diabetesberaterinnen – Frau Hildegard Fischer, Frau Petra Hingerl und Frau Ulrike Eichler. Ohne Sie könnte ich meine tägliche Arbeit nicht leisten. Ein extra Danke an Frau Eichler für die künstlerische Gestaltung.

Ein letzter Dank geht an den Springer-Verlag, der mir zum dritten Mal die Möglichkeit gibt, mein Wissen an Kollegen, Patienten und Interessierte weiterzugeben. Ein besonderes Dankeschön an meine Lektorin Frau Lena Metzger, die mir eine große Unterstützung war.

Veronika Hollenrieder

Inhaltsverzeichnis

Teil I Adipositas

1 Ursachen und Fakten 3
    1.1   Definition Übergewicht 3
    1.2   Fettgewebe 4
    1.3   Epidemiologie des Übergewichts 6
    1.4   Adipositas im Kindes- und Jugendalter 7
    1.5   Adipositas im Erwachsenenalter 10
    1.6   Ernährung und Essverhalten 14
    1.7   Innenreize, Außenreize, Einstellungen und Erfahrungen 18
    1.8   Hungerstoffwechsel 20
    1.9   Hunger und Sättigung 22
    1.10   Kontrolle des Essverhaltens 24
    1.11   Motive für die Lebensmittelwahl 26
    1.12   Adipositas und Schlafverhalten 27
    1.13   Stressoren, die Adipositas begünstigen 28
    Literatur 30

2 Risiken 33
    2.1   Adipositas und Schwangerschaft 33
    2.2   Schwangerschaftsdiabetes (Gestationsdiabetes = GDM) 35
    2.3   Adipositas und Tumorerkrankungen 37
    2.4   Adipositas und Schlafapnoesyndrom (SAS) 38
    2.5   Adipositas und psychische Erkrankungen 39
    2.6   Adipositas und kardiovaskuläre Erkrankungen 42
    2.7   Adipositas und Diskriminierung 43
    Literatur 44

3 Therapie der Adipositas 47
    3.1   Ernährung 48
    3.2   Bewegung 51

3.3	Psychologische Unterstützung	54
3.4	Medikamentöse Therapie der Adipositas	57
	Literatur	61

4 Chancen und Kommunikation 63

4.1	Zeitmanagement in der Arztpraxis	63
4.2	Gewicht als Spiegel der Seele	65
4.3	Gesellschaftliche Normen und Zielvorgaben	67
4.4	Selbstwahrnehmung und Selbstwertgefühl	68
4.5	Nonverbale Kommunikation	69
4.6	Verbale Kommunikation	73
	Literatur	75

Teil II Diabetes

5 Basiswissen Diabetes 79

5.1	Diabetesdiagnostik	79
5.2	Diabetesklassifikation	85
5.3	Physiologie des Glukosestoffwechsels	87
5.4	Physiologie der Insulinsekretion	91
5.5	Symptome der Hyperglykämie	92
5.6	Möglichkeiten der Blutzuckerselbstkontrolle	95
	Literatur	98

6 Strukturierte Patientenschulung 99

6.1	Vorbereitung einer Gruppenschulung	101
6.2	Basiswissen Normwerte	103
6.3	Basiswissen Symptome (s. a. Kap. 5)	108
6.4	Basiswissen Glukosestoffwechsel	109
6.5	Basiswissen Ernährung	112
6.6	Basiswissen Bewegung	117
6.7	Basiswissen Folgeerkrankungen	119
6.8	Notfallsituationen	123
6.9	Diabetes und Reisen	127
6.10	Teilhabe am Straßenverkehr	129
6.11	Schwerbehinderung – Grad der Behinderung (GdB)	130
6.12	Diabetes Typ F	132
6.13	Diabetes und Psyche	133
	Literatur	134

7 Therapie des Diabetes mellitus Typ 2 137

7.1	Metformin	138
7.2	Sulfonylharnstoffe	139

	7.3	DPP4-Inhibitoren	140
	7.4	SGLT-2-Inhibitoren (Gliflozine)	140
	7.5	GLP-1-Rezeptor-Agonisten	141
	7.6	Insulin	142
	7.7	Therapeutische Optionen	143
	7.8	CGR – C-Peptid Glukose Ratio	144
	7.9	Effekte einer Blutzuckernormalisierung	145
	Literatur		147
8	**Therapie des Diabetes mellitus Typ 1**		**149**
	8.1	Epidemiologie, Ätiologie und Pathogenese	149
	8.2	Prävention und Früherkennung im Kindes- und Jugendalter	151
	8.3	Das Hormon Insulin	152
	8.4	Erstmanifestation und Ketoazidose	154
	8.5	Remissionsphase (Honeymoon)	154
	8.6	Intensivierte Insulintherapie (ICT)	155
	8.7	Hypoglykämie-Wahrnehmungsstörung	160
	8.8	Hilfsmittel, die jeder Typ-1-Diabetiker haben sollte	162
	Literatur		162
9	**Diabetes, Bewegung und Sport**		**165**
	9.1	Begriffsdefinition	165
	9.2	Physiologie des Glukosestoffwechsels bei Bewegung und Sport	166
	9.3	Bewegung und Sport bei gestörter Glukosetoleranz (IGT)	166
	9.4	Bewegung und Sport bei Typ-2-Diabetes	167
	9.5	Bewegung und Sport bei Typ-1-Diabetes	168
	Literatur		173
10	**Diabetes und Schwangerschaft**		**175**
	10.1	Gestationsdiabetes (GDM)	175
	10.2	Präexistenter Typ-1- und Typ-2-Diabetes	181
	Literatur		183
11	**Diabetes und Folgeerkrankungen**		**185**
	11.1	Diabetes und Herz	186
	11.2	Diabetes und Gehirn	188
	11.3	Diabetes und Niere	188
	11.4	Diabetes und Auge	191
	11.5	Diabetes und Nerven	193
	11.6	Das diabetische Fuß-Syndrom (DFS)	198
	11.7	Diabetische–Neuro–Osteo–Arthropathie–(DNOAP) = Charcot-Neuro-Osteo-Arthropathie (CNO) = Charcot-Fuß	202
	Literatur		202

12	**Weitere Diabetesformen**	205
12.1	MODY und MIDD	206
12.2	Pankreopriver Diabetes mellitus	206
12.3	Posttransplantationsdiabetes mellitus (PTDM)	207
12.4	Therapie mit Glucocorticoiden und Cushing-Syndrom	208
	Literatur	209
13	**Diabetestechnologie**	211
13.1	Einführung	211
13.2	Von der Glasspritze zum Pen	211
13.3	Insulinpumpe	212
13.4	Von der Urinzuckerkontrolle zur Blutzucker- und Gewebezuckerkontrolle	213
13.5	Häufige Fehlerquellen	214
13.6	Messgenauigkeit	215
13.7	Umgang mit Glukosesensoren	217
13.8	Datenmanagement	219
13.9	Insulinpumpentherapie (CSII)	221
	Literatur	225
14	**Praktische Erfahrungen**	227
14.1	Welche Fragen sollte man Diabetespatienten stellen?	228
14.2	Spritzstellen	229
14.3	Was wir unseren Patienten erklären müssen	230
14.4	Diabetes-Psychologie	231
14.5	Besondere Patientengruppen	236
	Literatur	237
15	**Zehn kleine Geheimnisse für Patienten mit Adipositas und Diabetes**	239

Teil I
Adipositas

1 Ursachen und Fakten

1.1 Definition Übergewicht

Der Begriff Body-Mass-Index (BMI) wurde erstmals 1972 von Ancel Keys für den statistischen Vergleich von Populationen verwendet. Seit 1995 wird die heutige Klassifikation auch von der Weltgesundheitsorganisation WHO verwendet. Man beschreibt damit das Körpergewicht einer Person in Relation zu ihrerKörpergröße. - Der BMI bezieht die Körpermasse auf das Quadrat der Körperlänge. Mit dem BMI haben wir lediglich eine grobe Maßzahl, um das Gewicht einer Person zu kategorisieren. Weder die Statur, das Geschlecht oder die individuelle Körpermasse aus Fett- und Muskelmasse werden mit diesem Parameter berücksichtigt. Somit ist der BMI nichts weiter als ein Maß für die Körperfettmasse. Er sagt jedoch nichts aus über die Art der Fettverteilung. Diese wiederum ist relevant für die Beurteilung des kardiovaskulären Risikos einer Person.

Tab. 1.1 zeigt die international verwendete BMI-Klassifikation.

BMI als Maßstab für Übergewicht?
Die Verwendung des BMI für die Kategorisierung von Übergewicht ist umstritten. Ein hoher BMI kann auch aufgrund einer hohen Muskelmasse vorliegen, wie es zum Beispiel bei Kraftsportlern der Fall ist. Wenn jedoch im Alter Muskelmasse verloren geht, dann wird der BMI entsprechend niedrig, trotzdem kann ein hohes kardiovaskuläres Risiko vorhanden sein. Wir Ärzte müssen also sehr vorsichtig sein, wenn wir den BMI als Prädiktor für Gesundheitsrisiken verwenden.

Auch haben Präventionsmaßnahmen, die sich alleine am BMI orientieren, wenig Sinn. Denn inzwischen konnten Herbert und Mitarbeiter (2006) bestätigen, dass Genvarianten eine Bedeutung für das individuelle Körpergewicht haben. So bewegen sich die

Tab. 1.1 International verwendete BMI-Klassifikation

BMI-Klassifikation	BMI
Untergewicht	<18,5 kg/m^2
Normalgewicht	18,5–24,9 kg/m^2
Übergewicht	>25,0 kg/m^2
Prä-Adipositas	25,0–29,9 kg/m^2
Adipositas I	30,0–34,9 kg/m^2
Adipositas II	35,0–39,9 kg/m^2
Adipositas III	>40,0 kg/m^2
Darüber hinaus gibt es in der Magenchirurgie (Bariatrie) eine bariatrische Klassifizierung:	
Morbid Obesity	40,0–49,9 kg/m^2
Super Obesity	50,0–59,9 kg/m^2
Super-Super Obesity	>60,0 kg/m^2

Schlankeren im Laufe ihres Lebens innerhalb eines BMI-Bereiches von etwa 24–26, die Übergewichtigen von 26–30. Beide Gruppen haben jedoch dieselbe Lebenserwartung.

Eine wesentlich bessere Beurteilung des kardiovaskulären Risikos einer Person ist mit der Waist-to-Height-Ratio oder der Waist-to-Hip-Ratio möglich. Hierbei wird der Taillenumfang in Relation zur Körpergröße oder zum Hüftumfang gesetzt (Schneider et al. 2010).

Mit der Messung des Taillenumfanges haben wir folglich eine praktische Größe zur Bestimmung der Fettverteilung in der Hand.

▶ **Tipp** Die Messung des Taillenumfanges erfolgt beim stehenden Patienten. Die Muskulatur sollte dabei entspannt sein, der Bauch also nicht eingezogen werden. Gemessen wird in Nabelhöhe, maximal 3 cm darüber bzw. 2 cm darunter. Normal ist ein Taillenumfang von unter 80 cm bei Frauen und unter 94 cm bei Männern.

1.2 Fettgewebe

Weißes und braunes Fettgewebe
Das menschliche Fettgewebe besteht überwiegend aus dem sogenannten weißen Fettgewebe. Es fungiert als Speicher- und Depotfett, Isolierfett aber auch als Stoffwechselorgan. Die Fettzelle ist eine wichtige Produktionsstätte für zahlreiche Hormone, so zum Beispiel Östrogene, Leptin oder Hormone des Renin-Angiotensin-Aldosteron-Systems

(RAAS-System). Während Leptin eine zentrale Rolle bei der Appetitregulation spielt (s. Abschn. 1.9), ist das RAAS-System für die Blutdruckregulation von Bedeutung.

Ein Erwachsener hat nur noch geringe Mengen an braunem Fettgewebe. Beim Säugling findet es sich vor allem im Hals- und Brustbereich und dient der Isolation gegenüber Kälte. Seinen Namen verdankt es der Tatsache, dass es mehr Blut- und Nervenfasern enthält als das weiße Fettgewebe. Braunes Fettgewebe ist zur Thermogenese fähig. Durch Oxidation von Fettsäuren entsteht Wärme. Die Aktivität des braunen Fettgewebes kann durch Kältereize und das sympathische Nervensystem stimuliert werden. Tiere, die einen Winterschlaf halten, verfügen über viel braunes Fettgewebe.

Subkutanes und viszerales Fett
Subkutanes Fett ist stoffwechselinaktiv, viszerales Fett hingegen stoffwechselaktiv. Metabolisch betrachtet ist somit das subkutane Fett eher harmlos, das viszerale hingegen problematisch. Mit dem BMI – wie oben beschrieben – können wir leider nicht beurteilen, welche Art von Fettgewebe bei einer Person im Vordergrund steht. Dies ist jedoch mit der Messung des Taillenumfanges sowie dem körperlichen Aspekt (abdominal versus femoro/gluteal) möglich. Viszerales Fett befindet sich im Bauchraum – um und in den Organen – allem voran in der Leber. Die sogenannte „Fettleber" erkennen wir mittels Sonographie oder auch im Labor (Transaminasenerhöhung). Neben Cholestase und Alkoholkonsum ist eine solche Befundkonstellation oft ein erster Hinweis auf ein metabolisches Syndrom oder einen Diabetes mellitus. Deshalb sollte zur Abklärung grundsätzlich eine orale Glukosebelastung durchgeführt werden.

Personen mit viel viszeralem Fett haben ein besonders hohes Risiko für kardiometabolische Erkrankungen und bedürfen einer intensiven Diagnostik und Therapie. So kann eine Person also auch bei einem normalen BMI eine Hochrisikoperson sein, wenn sie viel viszerales Fett hat. Klinisch erkennt man diese Risikopersonen am besten, indem man sie im seitlichen Profil betrachtet.). (Abb. 1.1).
„Äpfel und Birnen"
Wir unterscheiden folgende zwei Fettverteilungstypen:

- „Birnenform": periphere (gynoide oder gluteal-femorale) Adipositas
- „Apfelform": abdominale (androide oder viszerale) Adipositas

Bei Menschen mit einer „Apfelform" ist das Risiko für metabolische Begleiterkrankungen deutlich höher als bei Personen mit der „Birnenform". Somit kann also beispielsweise ein Patient mit einem normalen BMI trotzdem ein Hochrisikopatient sein, weil er ein abdominales Fettverteilungsmuster hat. Das abdominale = viszerale Fett ist das stoffwechselaktive und somit besonders gefährliche Fett.

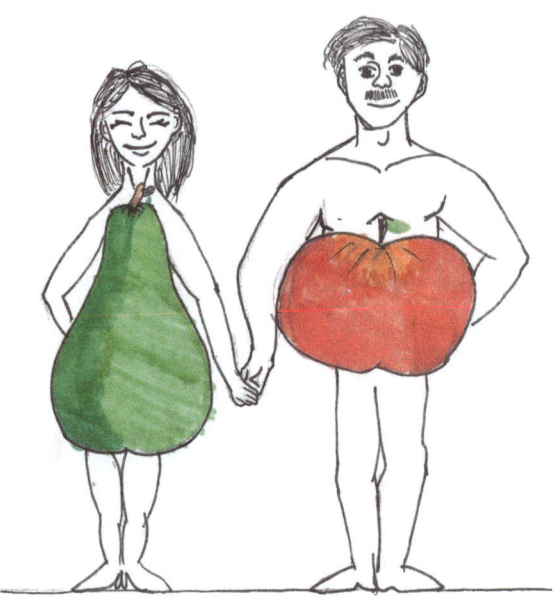

Abb. 1.1 Fettverteilungstypen

1.3 Epidemiologie des Übergewichts

Es gibt zahlreiche Quellen, die über die Prävalenz der Adipositas Auskunft geben. Schaut man auf die Seite der Deutschen Adipositas Gesellschaft, dann heißt es dort: „In Deutschland sind rund zwei Drittel (67 %) der Männer und die Hälfte der Frauen (53 %) übergewichtig (BMI > 25 kg/m^2). Ein Viertel der Erwachsenen sind stark übergewichtig (adipös, BMI > 30 kg/m^2), das sind 23 % der Männer und 24 % der Frauen. Die Prävalenz von Adipositas nimmt mit dem Alter zu. Die Prävalenz von Adipositas ist wesentlich geringer bei Personen mit hohem sozioökonomischem Status. Die Prävalenz von Adipositas hat in den letzten zwei Dekaden weiterhin zugenommen, besonders bei Männern und im jungen Erwachsenenalter (Deutsche Adipositas Gesellschaft 2016)."

Angesichts dieser Zahlen ist klar, weshalb wir von einer Volkskrankheit sprechen.

In diesem Zusammenhang ist natürlich auch ein internationaler Vergleich interessant (Radtke 2024):

Der Anteil an Erwachsenen mit Übergewicht oder Fettleibigkeit reicht von minimal 27,2 % in Japan bis 75,2 % in Mexiko, in Deutschland liegen wir bei 60 %.

Angesichts solcher Zahlen wird klar, warum Adipositas mittlerweile als chronische Krankheit gilt.

In einem späteren Kapitel werde ich näher auf die medikamentösen Therapieoptionen eingehen (siehe Abschn. 3.4). Bevor eine solche jedoch zum Zuge kommt, sollten die bekannten Säulen der Adipositastherapie genutzt werden:

- Beratung zu Ernährung und Bewegung
- Verhaltensmodifikation
- Psychologische Betreuung

Erst wenn diese nicht zum Ziel führen, sind medikamentöse und gegebenenfalls auch chirurgische Maßnahmen erforderlich. Wünschenswert wäre natürlich eine bessere Prävention, denn eine Tatsache ist leider, dass Übergewicht bereits im Kindes- und Jugendalter immer häufiger anzutreffen ist. Das gilt zunehmend auch für Typ-1-Diabetes – die Zahlen für eine gleichzeitig vorhandene Adipositas steigen deutlich an (Schloot 2022).

Aktuell sind GLP-1-Analoga nur dann eine Kassenleistung, wenn gleichzeitig ein Diabetes mellitus Typ 2 vorliegt. Ist das nicht der Fall, muss man Privatpatient sein, um die Kosten erstattet zu bekommen oder sie aus eigener Tasche bezahlen. Liegt gar ein Typ-1-Diabetes mit Adipositas vor, so sind weder GLP-1-Analoga noch andere orale Antidiabetika zugelassen, die dem Übergewicht entgegenwirken könnten (Stiefelhagen 2016).

In einem solchen Fall liegt ein „off label use" vor, der für den verordnenden Arzt rechtliche Konsequenzen nach sich ziehen kann. In Ausnahmefällen und bei besonderen Befundkonstellationen kann man einen solchen „off label use" in Erwägung ziehen. Jedoch muss der Patient darüber aufgeklärt werden und in der Patientenakte eine entsprechende Dokumentation vorhanden sein.

1.4 Adipositas im Kindes- und Jugendalter

Wenn wir die Entwicklung von Adipositas betrachten, dann ist es sinnvoll, sich den unterschiedlichen Lebensphasen zuzuwenden. Aus der großen Anzahl an Leitlinien möchte ich die der Arbeitsgemeinschaft Kinder und Jugendliche der Deutschen Adipositas-Gesellschaft herausgreifen. Hier finden Sie neben Tabellen und Grafiken auch viele praktische Empfehlungen. Tab. 1.2 gibt einen kurzen Überblick über die Empfehlungen für Eltern, Kinderärzte und Erzieher.

Für die Entwicklung von Übergewicht bei Kindern spielen Umweltfaktoren eine entscheidende Rolle: Betroffen sind vor allem Kinder aus sozial schwachen Familien, wenn Vater oder Mutter alleinerziehend sind oder ein Elternteil psychisch erkrankt ist. Meist werden die Kinder in der Schule auffällig, ADHS, Lernstörungen, Schulfehlzeiten mit konsekutivem Leistungsabfall und depressives Verhalten sind ernstzunehmende Signale. Wichtig ist, dass die betroffenen Eltern rechtzeitig den Weg zum Arzt oder einer Beratungsstelle finden. Lehrer und Erzieher spielen dabei eine zentrale Rolle. Je länger

Tab. 1.2 Was können also Eltern, Kinderärzte und Erzieher berücksichtigen?

Kleinkinder (bis 3 Jahre)	Kein Fernsehkonsum bis mindestens zum 2. Lebensjahr. Spielen im Freien unter Aufsicht, wenig Spielgeräte, um motorische Entwicklungen zu fördern.
Vorschulkinder (bis 6 Jahre)	Maximal 2 Stunden pro Tag Medienkonsum, freies Spielen (rennen, schwimmen, fangen, werfen, wandern), Schulung motorischer Fähigkeiten, möglichst wenig passiver Transport („zum Kindergarten bringen").
Grundschulkinder (bis 9 Jahre)	Viel Bewegungszeit, Erlernen spezieller Fähigkeiten (z. B. Tennis, Fußball), Spaß und nicht Wettkampf soll im Vordergrund stehen, möglichst wenig passiver Transport („zur Schule bringen").
Schulkinder (bis 12 Jahre)	Verfeinerung der erlernten Fähigkeiten, Erlernen neuer und komplexerer Bewegungsabläufe durch Ausprobieren, leichtes Krafttraining möglich; Sportarten, die Spaß machen, ausprobieren.
Jugendliche	Sport treiben mit Freunden, aktive Gestaltung des Schulweges (Rad, zu Fuß), alle Sportarten, die Spaß machen. Ausprobieren.

nichts unternommen wird, umso schwieriger wird es für den Heranwachsenden, sich wieder von seinem Übergewicht und den problematischen Verhaltensweisen zu befreien.

Die Verhaltensweisen von Kindern und Jugendlichen werden heute nicht mehr ausschließlich durch die Eltern geprägt sondern zunehmend durch den Einfluss von Medien und Peergroups. So ist die Lebensmittelbranche omnipräsent und hinterlässt Spuren im Bewusstsein der Heranwachsenden. Die Zeit, die Kinder und Jugendliche vor 50 Jahren an der frischen Luft verbracht haben, sind sie heute online, ein Ende dieser Entwicklung ist nicht absehbar. Der unmittelbare Zusammenhang zum Problem Adipositas liegt auf der Hand und wird durch eine Vielzahl an Studien bestätigt. Exemplarisch möchte ich die MediKus-Studie (Medien, Kultur und Sport bei jungen Menschen) (Starostzik 2015) erwähnen. Untersucht wurde unter anderem der Zusammenhang von sportlicher Aktivität und Übergewicht bei 4931 Personen zwischen 9 und 24 Jahren.

Die wichtigsten Ergebnisse der MediKus-Studie:

- Je höher der BMI, desto geringer ist der Anteil sportlich Aktiver, z. B. in der Altersgruppe 13–17 Jahre 81 % der Normalgewichtigen, aber nur noch 72 % der Adipösen, in der Altersgruppe 18–24 Jahren 78,3 % der Normalgewichtigen, 59,7 % der Adipösen.
- Der Anteil aktiver Wettkampfsportler sank mit zunehmendem Gewicht: Normalgewichtige betreiben diesen zu 40,9 %, Übergewichtige zu 26,2 % und Adipöse zu 18,1 %.
- Die wichtigsten Sportarten von Jugendlichen mit Übergewicht und Adipositas waren Fitness und Radfahren – Ballsportarten dagegen sind eher eine Domäne bei Normalgewichtigen.
- Großen Einfluss auf das Bewegungsverhalten hat das Vorbild der Eltern: Von 88,9 % der normalgewichtigen Kinder und Jugendlichen war mindestens ein Elternteil sportlich aktiv. Bei den Übergewichtigen lag die Aktivitätsquote der Eltern bei 8,7 % und bei den Adipösen bei 2,4 %.

1.4 Adipositas im Kindes- und Jugendalter

Eine weitere wichtige Arbeit ist in diesem Zusammenhang der bundesweite Kinder- und Jugendgesundheitssurvey (KiGGS) von Kurth und Schaffrath (2007). Hier zeigte sich, dass in der Gruppe der 14- bis 17-Jährigen die Häufigkeit von Adipositas in sozial benachteiligten Familien fast dreimal so hoch ist wie in Familien mit hohem Sozialstatus.

Die Bedeutung der Stoffwechselrisiken bei Kindern und Jugendlichen durch Adipositas geht aus einer Untersuchung des Adipositaszentrums Insula in Bischofswiesen hervor. Zwischen 2006 und 2010 wurden etwa 600 Patienten zu ihren Verhaltensmustern sowie Adipositasfolgekrankheiten untersucht. Die Jugendlichen wiesen zum Aufnahmezeitpunkt ein Durchschnittsalter von 17,2 Jahren und einen BMI von 41,5 kg/m^2 auf. An der Spitze der Folgeerkrankungen stehen die Fettleber mit 89 %, gefolgt von Bluthochdruck mit 63 % und einer gestörten Glukosetoleranz von 51 %.

Blickt man auf die vergangene Corona-Pandemie zurück, dann stellt sich die Problematik eher noch verschärft dar. Laut einer Forsa-Umfrage, die im März/April 2022 unter 1004 Eltern durchgeführt wurde, ist jedes sechste Kind in Deutschland seit Beginn der Corona-Pandemie dicker geworden. Besonders betroffen waren die 10- bis 12-Jährigen, hier hat jedes dritte Kind an Gewicht zugenommen. Auch bei dieser Umfrage zeigte sich, dass besonders Kinder aus einkommensschwachen Familien gefährdet sind. Die Zahlen zur Gewichtszunahme, aber auch zum Bewegungsverhalten und Medienkonsum sind erschreckend – hier ein kurzer Überblick:

Zitat aus dem Deutschen Ärzteblatt (Deutsches Ärzteblatt 2022):

- „ • 16 % der Kinder und Jugendlichen sind dicker geworden, im Alter von 10 bis 12 Jahren sind es 32 %
- Kinder und Jugendliche aus einkommensschwachen Familien sind doppelt so häufig von einer ungesunden Gewichtszunahme betroffen wie jene aus einkommensstarken Familien (23 zu 12 %).
- 44 % der Kinder bewegt sich weniger als vor der Pandemie, im Alter von 10 bis 12 Jahren sind es 57 %
- Bei 33 % hat sich die Fitness verschlechtert, im Alter von 10 bis 12 Jahren sind es 48 %
- Bei 43 % belastet die Pandemie die seelische Stabilität „mittel" oder „stark"
- 70 % haben die Mediennutzung gesteigert
- 27 % greifen häufiger zu Süßwaren als zuvor
- 34 % der Familien essen häufiger gemeinsam"

Abschließend zu einem Krankheitsbild, dass es so zu meiner Studienzeit noch nicht gab: Unter dem ISO-Syndrom versteht man die Kombination aus Internetabhängigkeit, definiert als einem Medienkonsum von mehr als drei Stunden am Tag, schulvermeidendem Verhalten und Adipositas (Siegfried 2011).

I: Internetabhängigkeit
S: schulvermeidendes Verhalten
O: Obesitas (Adipositas)

In diesem Zusammenhang sind nicht nur die Eltern in der Pflicht, sondern auch Kinder- und Jugendärzte, Zahnärzte und alle Personen, die mit Kindern und Jugendlichen konfrontiert sind, also Lehrer, Erzieher, Sozialpädagogen etc. Echte Adipositasprävention muss so früh wie möglich einsetzen und darf nicht warten, bis Stoffwechselstörungen auftreten.

1.5 Adipositas im Erwachsenenalter

Jeder Patient mit Adipositas, der einen Arzt aufsucht, bringt seine eigene Geschichte mit. Für meine tägliche Arbeit ist es immer wieder aufs Neue eine Herausforderung, beim Erstgespräch die Vorgeschichte in groben Zügen erfassen zu können. Dazu eignet sich ganz besonders die Erstellung der Lebensgewichtskurve.

Die Lebensgewichtskurve
Mit einer strukturierten Vorgabe an den Patienten können Sie ohne großen Zeitaufwand wichtige Informationen erhalten. Der Fragebogen (siehe Tab. 1.3) kann bereits vor dem Gespräch mit dem Arzt ausgefüllt werden.

Darüber hinaus ist natürlich das persönliche Gespräch eine unverzichtbare Säule, um ein Vertrauensverhältnis zum Patienten aufbauen zu können. Hier spielt dann die Frage nach dem Leidensdruck sowie der Beeinträchtigung im Alltag eine wichtige Rolle.

Wer als Normalgewichtiger nachempfinden möchte, was Adipositas wirklich bedeutet der schnalle sich je einen Rucksack von 10 kg auf den Rücken und auf den Bauch und nehme in jede Hand eine Hantel mit etwa 5 kg. Wenn Sie nun flott spazieren gehen möchten, wird Ihnen klar, wie sich Ihr Patient jeden Tag fühlt und welch enormen Kraftaufwand es bedeutet, sich zu Bewegung aufzuraffen. Wir reden oft sehr leichtfertig von der fehlenden Motivation. Oft ist diese zwar vorhanden, die Kraft zur Überwindung der vorhandenen Handicaps jedoch nicht ausreichend. Das gilt umso mehr, wenn noch eine schlechte Blutzuckereinstellung hinzukommt, denn je höher der Blutzucker, desto ausgeprägter die Müdigkeit und Kraftlosigkeit. Therapeutisch ist es in solchen Fällen sinnvoll, im ersten Schritt den Blutzucker zu normalisieren – mehr dazu dann im Abschnitt "Diabetes".

Die „Lebensgewichtskurve" ist als Schulungselement in dem Diabetes-Schulungsprogramm MEDIAS 2 (Mehr Selbstmanagement für Diabetes Typ 2), entwickelt 2008 von B. Kulzer et al. (2008 https://www.medias2.de/MEDIAS-2-BASIS), enthalten. Durch die Betrachtung des eigenen Lebensweges erhält der Patient die Möglichkeit zu erkennen, wo und wodurch sein Gewichtsmanagement aus dem Lot geraten ist. Dies ge-

1.5 Adipositas im Erwachsenenalter

Tab. 1.3 Fragebogen Lebensgewichtskurve

Waren Ihre Eltern übergewichtig?	Vater	Mutter	Beide
Waren Sie schon als Kind übergewichtig?	Ja	Nein	
Wie schwer waren Sie mit 18 Jahren?	____ kg		
Wie schwer waren Sie am Ende Ihrer Ausbildung?	____ kg	Alter: ____	
Wie schwer waren Sie als Sie geheiratet haben?	____ kg	Alter: ____	
Welche Ereignisse haben zu starken Gewichtsveränderungen geführt? (Unfälle, Todesfälle, Trennung, Schicksalsschläge u. a.)			
Wie viel Gewicht gaben Sie in den vergangenen 10 Jahren zugenommen?	____ kg		

schieht einerseits durch die eigene Reflexion, kann aber auch durch das Gespräch mit Familie oder Freunden nachvollzogen werden. Sehr hilfreich können auch alte Fotos sein, Bilder von runden Geburtstagen, Familienfesten oder Urlauben. Oft wird die Wahrnehmung durch solche Bilder zurechtgerückt und Verdrängtes gelangt an die Oberfläche. Dieser Prozess kann für die Betroffenen durchaus schmerzhaft sein, vor allem dann, wenn schwere psychische Belastungen zu Tage treten. Wer Traumatisierungen wie Vernachlässigung, Misshandlung oder gar sexuellen Missbrauch erlebt hat benötigt dringend psychologische Begleitung . Abb. 1.2 zeigt ein Arbeitsplatt für Ihre Patienten.

Ausgrenzung und Stigmatisierung
Für einiges Aufsehen sorgte 2016 der XXL-Report der DAK. Bei der Forsa-Untersuchung im Auftrag der Krankenkasse wurde deutlich, dass die Mehrzahl der Befragten der Meinung war, die Übergewichtigen seien selbst schuld an ihren Pfunden und nur zu faul zum Abnehmen. Darüber hinaus wurde klar, dass fettleibige Menschen in Deutschland häufig stigmatisiert und ausgegrenzt werden. 71 % der Bevölkerung finden stark Übergewichtige unästhetisch, jeder Achte vermeidet bewusst Kontakt zu den Betroffenen.

Neben den Attributen „zu faul, zu dumm, zu schwach" steht dann noch die Benachteiligung im beruflichen Alltag. Dicke Menschen haben es schwerer bei Bewerbungen und Vorstellungsgesprächen. Bei gleicher Qualifikation werden ihnen gegenüber normalgewichtige Personen häufig vorgezogen.

Wie aber steht es, wenn adipöse Menschen auf Ärzte treffen? Beim Orthopäden, Allgemeinarzt, Internisten oder auch in der Klinik, wenn sie operiert werden müssen, fallen Sätze wie: „Für Ihr Gewicht haben wir kein Bett" – „Für Ihre dicken Arme haben wir keine Blutdruckmanschette" – „Sie sind zu schwer für unsere Waage". Der schlimmste

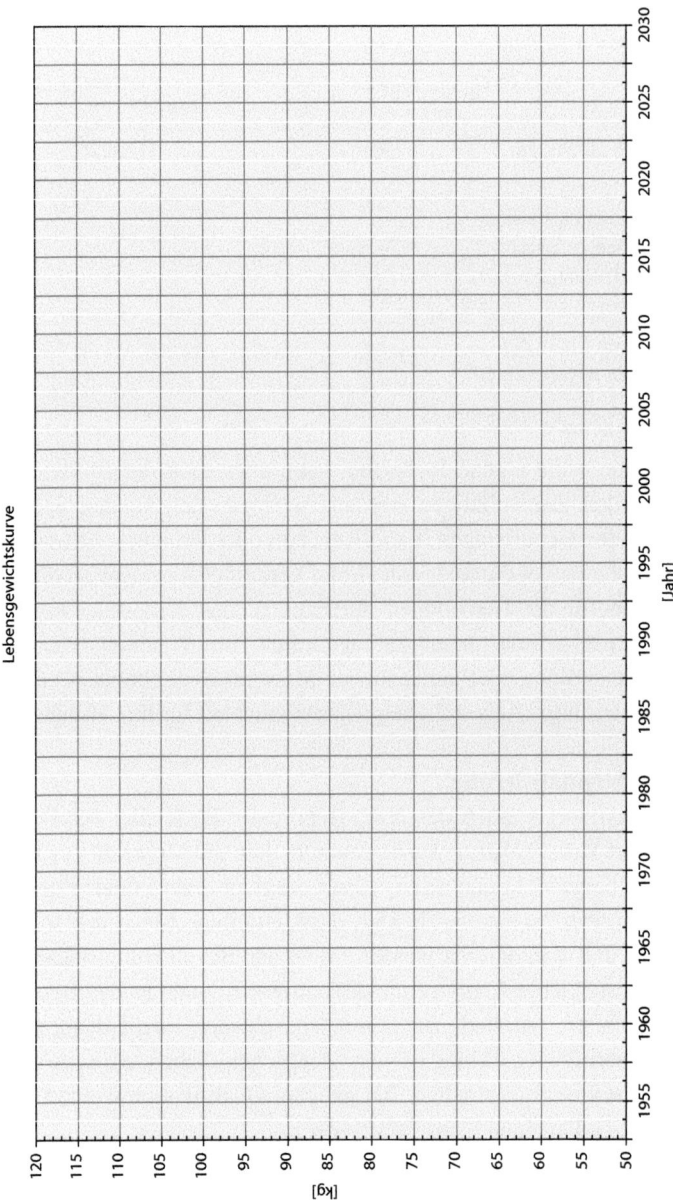

Abb. 1.2 Blanko-Vorlage Lebensgewichtkurve. (Quelle: Hollenrieder 2017)

Satz aber, den ein Arzt zu seinem Patienten sagen kann ist in meinen Augen: „Sie sind zu dick". Die Betroffenen wissen das selbst sehr genau. Sie wünschen sich Unterstützung und Zuwendung, nicht aber Verurteilung, weitere Vorwürfe oder Schuldzuweisungen durch den behandelnden Arzt. So ist es nicht verwunderlich, dass die Stigmatisierung eines übergewichtigen Menschen sein Vertrauen in die Ärzteschaft zerstört und er sich immer seltener dort vorstellt. Die Isolation nimmt ihren Lauf – dicke Menschen ziehen sich vielfach zurück aus der Gesellschaft, essen nicht mit den Kollegen sondern heimlich und allein zu Hause. Sie können die Blicke, die auf sie gerichtet werden, irgendwann nicht mehr ertragen und ziehen sich deshalb oft aus allen sozialen Bereichen zurück. Ein solcher Rückzug erspart es ihnen auch, sich immer und überall Kommentare zu ihrer Körperfülle anhören zu müssen. Nach meiner Erfahrung ist es vielfach Resignation, die dicke Menschen dazu bringt, nach negativen Erfahrungen den Weg zu Ärzten künftig zu vermeiden. Erst wenn sich Beschwerden wie Atemnot oder starke Schmerzen einstellen, werden sie dort vorstellig und so bleiben Stoffwechselprobleme wie ein Diabetes, eine Fettstoffwechselstörung oder ein erhöhter Blutdruck oft über viele Jahre unerkannt.

Wie steht es nun mit dem idealen Gewicht im Seniorenalter? Viele meiner Patienten beweisen mir täglich, dass die Wissenschaft nicht immer Recht hat. Sie erreichen ein Alter von weit über 80 Jahren trotz schlecht eingestelltem Diabetes oder starkem Übergewicht. Man kann natürlich argumentieren, dass sie einfach Glück gehabt und sich deshalb keine kardiovaskulären Komplikationen eingestellt haben. Ich denke, dass es so einfach nicht ist. Neben den Risikofaktoren müssen wir die „Protektoren" betrachten, die das Auftreten von Gefäßschäden verhindern: genetische Disposition, kein Nikotin, kleine Mengen Alkohol, Bewegung und positive Lebenseinstellung. Und wir dürfen nicht den Fehler machen, die Lebenserwartung eines Menschen auf ein Kriterium allein hin zu kalkulieren.

▶ **Wichtig** Diese Botschaft ist wichtig für unsere Patienten: wer seine Stoffwechselstörung annimmt und sich bemüht, die diversen Risikofaktoren so weit wie möglich zu kontrollieren, kann auch mit Adipositas, einem Typ-1- oder Typ-2-Diabetes ein hohes Lebensalter erreichen. Mehr zu diesen Zusammenhängen lesen sie in Abschn. 2.6.

Letztlich geht es sowohl den Patienten als auch den Ärzten nicht nur darum, ein hohes Lebensalter zu erreichen, sondern vor allem darum, sich im Alter ein möglichst hohes Maß an Lebensqualität zu bewahren. Das bedeutet, keine Einschränkungen durch die Folgen eines Schlaganfalles oder Herzinfarktes zu haben, sich schmerzfrei bewegen zu können und möglichst nicht mit psychischen Problemen oder einer Tumorerkrankung konfrontiert zu werden.

1.6 Ernährung und Essverhalten

Jeden Tag führe ich in meiner Praxis Gespräche zum Thema Essen und Ernährung. Das ist aber nicht nur in einer Arztpraxis ein absolut vorrangiges Gesprächsthema, sondern ebenso unter Müttern in Kindergärten und Schulen, Jugendlichen und Erwachsenen jeden Alters, Hobby- und Profisportlern. Es ist eines der Lieblingsthemen in den Medien, denn es lässt sich damit gut Geld verdienen, und jedes Jahr werden zahlreiche neue Diäten erfunden, die Gesundheit und Schlankheit versprechen.

Bevor wir uns mit der Frage beschäftigen, warum diesem Themenbereich ein so großer Gesprächsanteil zukommt, müssen wir zunächst differenzieren, was die Begriffe „Essen" und „Ernährung" voneinander unterscheidet. Leider werden diese Begriffe nämlich in den Medien häufig gegeneinander ausgetauscht, was für das Verständnis einer so komplexen Erkrankung wie Adipositas problematisch sein kann.

Ernährung
Der Begriff „Ernährung" beschreibt die Zusammensetzung von Lebensmitteln, ihren Anteil an Fett, Eiweiß, Kohlenhydraten, Vitaminen und Ballaststoffen. Sie kann – je nach Zusammensetzung und Zubereitung der einzelnen Bestandteile als „gesund" oder „ungesund" eingestuft werden. Das kann – muss aber nicht – eine Frage des Preises sein – denn gesund ist vor allem, was eigenhändig ohne industrielle Prozesse hergestellt wird, also zum Beispiel ein Gemüseeintopf.

In diesem Zusammenhang muss man natürlich erwähnen, dass wir es inzwischen auch mit vielen Ideologien zu tun haben. Ernährung ist vielerorts zur Ersatzreligion geworden und auch ein lukratives Geschäft.

Zu den bekanntesten Ernährungsformen zählen: Mischkost, Vollwertkost, Vegetarismus, Veganismus, Rohkost, Paleo, Flexitarismus, Clean Eating, Low Carb, Ayurveda, Detox, Intervallfasten, Trennkost, basische Ernährung, TCM-Traditionelle Chinesische Medizin,

Slow Food. Gesund ist eine Ernährungsform dann, wenn sie eine Versorgung mit allen lebensnotwendigen Substanzen gewährleistet, also zu keiner Mangelversorgung führt.

▶ **Wichtig** Je einseitiger eine Ernährungsform ist, desto größer ist das Risiko einer Unterversorgung mit lebensnotwendigen Bestandteilen, seien es nun Vitamine, Mineralien, Fette, Eiweiße oder Kohlenhydrate.

Beispiel ketogene Ernährung
Am Beispiel der ketogenen Ernährung möchte ich den oben beschriebenen Zusammenhang aufzeigen:

Mit dieser extrem kohlenhydratarmen und fettreichen Kost zwingt man den Körper dazu, statt Glukose als Energiequelle nun auf die Abbauprodukte von Fettreserven und den zugeführten Fetten – die sogenannten Ketone – zuzugreifen. Das Ziel ist zumeist eine rasche Gewichtsabnahme.

Erstmals beschrieben wurde diese Ernährungsform 1921 in den USA. Sie wird inzwischen vor allem bei kindlicher Epilepsie zur Reduktion der Schwere und Häufigkeit von epileptischen Anfällen eingesetzt, allerdings grundsätzlich nur unter ärztlicher Leitung und über einen begrenzten Zeitraum.

„Die antikonvulsiven Mechanismen der ketogenen Diät sind noch weitgehend unklar. Es wird davon ausgegangen, dass die durch die Diät hervorgerufene chronische Ketose die Energieproduktion im Gehirn verstärkt, vermehrt den dämpfenden Neurotransmitter GABA freisetzt, sowie die Entstehung freier Sauerstoffradikalen vermindert. Auch gibt es Hinweise darauf, dass die Ketone eine direkte antikonvulsive Wirkung entfalten. Die Einstellung und Schulung einer ketogenen Diät wird stationär durchgeführt. Ein interdisziplinäres Team (Ernährungsberatung, Medizin, Pflege) schult und begleitet das betreffende Kind und seine Familie" (Hofmann 2012).

Wer als Patient oder Arzt einmal eine schwere Ketoazidose erlebt hat, bekommt einen anderen Blick auf diese Extremdiät. Wenn man sie überhaupt praktizieren möchte, dann muss eine Überwachung des Ketongehalts im Blut erfolgen, da sich sehr rasch ein lebensbedrohlicher Zustand einstellen kann. Dies gilt insbesondere dann, wenn gleichzeitig ein Typ-1-Diabetes vorliegt oder bestimmte Medikamente eingenommen werden. Was für eine gesunde Person über einen begrenzten Zeitraum von wenigen Wochen noch tolerabel sein mag, **kann** bei einem Diabetespatienten in Verbindung mit einem Insulinmangel zu einer lebensbedrohlichen Situation führen.

Und auch in der Schwangerschaft kann diese Ernährungsform gefährlich sein, denn die Ketose der Mutter kann die neurologische Entwicklung des Fötus beeinflussen. Vor allem bei einer Hyperemesis gravidarum besteht die Gefahr, in den Hungerstoffwechsel zu gelangen und somit einen gesteigerten Fettabbau mit der Bildung von Ketonkörpern zu erleben.

▶ **Tipp** Empfehlen Sie Ihren Patientinnen also in diesem Fall eine häusliche Urinkontrolle, noch besser aber die Kontrolle der Ketonkörper im Blut, denn diese erfasst den Ketonhaushalt wesentlich zuverlässiger (sie erfasst auch 3-Hydroxybutyrat, nicht nur Acetoazetat). Das gilt auch für alle Personen, die eine ketogene Diät über einen längeren Zeitraum durchführen wollen.

Die Gefahr einer Ketonämie/Ketose besteht auch immer dann, wenn unter einer Therapie mit SGLT2-Inhibitoren keine ausreichende Nahrungsaufnahme stattfinden kann. Dies ist zum Beispiel bei schweren gastrointestinalen Infekten, prä- und postoperativ sowie bei Radikaldiäten mit weniger als 800 kcal/Tag der Fall. Deshalb sollten diese Substanzen dann grundsätzlich abgesetzt werden. Für das perioperative Management spielt das eine wichtige Rolle. Patienten, die einen SGLT2-Inhibitor einnehmen, sollten deshalb die „sick-day-rules" kennen.

„Sick-day-rules"

- Mindestens 2,5 Liter freie Flüssigkeit trinken
- Medikamente wie Metformin oder SGLT-2-Inhibitoren pausieren bis wieder normal gegessen und getrunken werden kann
- Bei Insulintherapie Blutzucker alle zwei bis vier Stunden messen, Blutketone überwachen, rechtzeitig Arzt kontaktieren

Immer dann, wenn aufgrund äußerer Umstände erhebliche Veränderungen bei der Ernährung stattfinden (Krankheit, Operation, Diät), sollten die Patienten darauf geschult sein, mit dem behandelnden Arzt Kontakt aufzunehmen. In solchen Situationen müssen zahlreiche Medikamente in ihrer Dosis angepasst oder vorübergehend abgesetzt werden, bei einer Insulintherapie muss ebenfalls eine Dosisanpassung erfolgen.

Essverhalten
Essen und Trinken ist für das Überleben eines Menschen zwingend erforderlich. Was geschieht, wenn Personen in einen Hungerstreik treten oder in Extremsituationen (Erdbeben, Gefangenschaft, Krieg etc.) geraten, ist weitgehend bekannt. Zahlreiche Beobachtungen legen nahe, dass Menschen etwa bis zu drei Monaten ohne Nahrung auskommen können, jedoch nur wenige Tage ohne Flüssigkeit (https://www.spektrum.de/frage/wie-lange-kann-ein-mensch-ohne-zu-essen-ueberleben/1372304). Was genau im Hungerstoffwechsel passiert erfahren sie im folgenden Kapitel.

Will man sich mit der Frage des Essverhaltens beschäftigen, dann geht es dabei um die fünf „W-Fragen":

- Was esse ich? (Nahrungsmittelbestandteile einer Mahlzeit)
- Wieviel esse ich? (Menge, über die Sättigung hinaus)
- Wann esse ich? (Uhrzeit, Situation)
- Warum esse ich? (Hunger oder Langeweile, Belohnung, soziales Event etc.)
- Wo esse ich? (am Arbeitsplatz, zu Hause, unterwegs, im Auto etc.)

Man lernt viel über sich selbst, wenn man an einem beliebigen Tag das eigene Essverhalten an Hand dieser fünf Fragen beleuchtet. Letztlich geht es immer um Kontrolle. Wenn diese verloren geht, dann hat das immer Gründe und definitiv nichts mit Schuld zu tun.

Den Ursachen für einen möglichen Kontrollverlust kann man sich mit folgenden Fragen nähern:

1.6 Ernährung und Essverhalten

- Welche Reize steuern unser Essverhalten?
- Welche Rolle spielen Hunger und Sättigung?
- Welche Kontrollmechanismen gibt es zur Steuerung unseres Essverhaltens?
- Welches sind die Motive für unsere Lebensmittelwahl?

Übergewichtige Menschen haben zumeist alle möglichen Diäten ausprobiert und trotzdem mit den Jahren immer mehr an Gewicht zugelegt. Sie sind dankbar dafür, wenn man sich im Gespräch und im Idealfall in einer Gruppe für sie Zeit nehmen kann. Mit den oben beschriebenen Fragestellungen kann es gelingen, ihr Verhalten zu analysieren, ohne dabei Schuldzuweisungen zu machen. Es ist eine therapeutisch Aufgabe, die Patienten auf einem Weg zu begleiten, der die Analyse des eigenen Verhaltens beleuchtet. Wenn daraus der Wunsch nach Veränderung wächst, dann entsteht Selbstwirksamkeit.

All das kann ohne Verbote geschehen, denn letztlich ist die Frage nach dem Körpergewicht immer eine Frage der Energiebilanz: ist sie negativ, kann man abnehmen, ist sie positiv, nimmt man an Gewicht zu. Welchen Weg man dabei wählt, schreibt niemand vor. Er muss aber für jeden Patienten gangbar sein. Das bedeutet, dass eigene Vorlieben und Fähigkeiten berücksichtigt werden müssen. Nur so kann es zu einer langfristigen Gewichtsregulation kommen. (Abb. 1.3)

Abb. 1.3 Energiebilanz

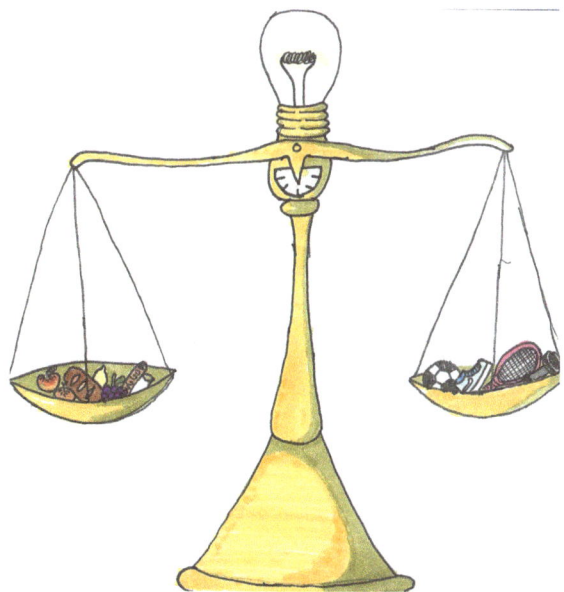

1.7 Innenreize, Außenreize, Einstellungen und Erfahrungen

Innenreize und Außenreize
Will man sich mit der Frage nach den Ursachen von Übergewicht beschäftigen, dann ist eine der zentralen Fragen die nach der Steuerung unseres Essverhaltens. Warum essen wir? Warum trinken wir? Natürlich weil wir Hunger oder Durst haben, und das ist auch gut so, denn Essen und Trinken sichert unser Überleben. Jedoch ist zumindest in unserer westlichen Welt echter Hunger oder Durst selten geworden, denn Nahrung ist überall und jederzeit verfügbar.

Unser Essverhalten verändert sich gewaltig im Laufe unseres Lebens. Betrachten wir zunächst das Neugeborene. Sein Trinkverhalten wird durch sogenannte Innenreize gesteuert. Es schreit, wenn es Durst oder Hunger hat, und wenn es satt ist, wird die Nahrungsaufnahme beendet. Diese Innenreize oder auch Primärbedürfnisse, also Hunger, Durst und Sättigung, steuern in den ersten Lebensjahren das Essverhalten. Mit zunehmendem Alter spielen dann die sogenannten Außenreize oder Sekundärbedürfnisse eine immer größer werdende Rolle. Dazu gehören visuelle Reize (zum Beispiel Werbung für Lebensmittel in Zeitungen), akustische Reize (zum Beispiel ein Werbespot für ein Lebensmittel im Radio), Gerüche (zum Beispiel bei einem Spaziergang durch die Fußgängerzone) oder Gedanken an Essen. Diese Außenreize überdecken sehr schnell die Innenreize, sodass auch gegessen und getrunken wird, wenn eigentlich kein Hunger oder Durst vorhanden ist. Die Sekundärbedürfnisse verdrängen damit die ursprünglichen Regulatoren = Primärbedürfnisse in den Hintergrund. (Ellrot 2012; Pudel und Westenhöfer 2003).

Erst im höheren Lebensalter werden dann „Einstellungen und Erfahrungen" genutzt, um das Ess- und Trinkverhalten zu steuern.

Da wir inzwischen in einer medialen Welt leben, werden die Informationen, denen unser Gehirn täglich ausgesetzt wird, immer mehr. Es kommt zu einer Informationsflut, die unser Gehirn quasi überschwemmt. Permanent erscheinen im Werbespot von Film, Funk und Fernsehen sowie auf dem Smartphone neue und erfolgversprechende Diäten. Dies führt dazu, dass man die wesentlichen Grundsätze einer erfolgreichen Strategie zum Abnehmen aus den Augen verliert. Mehr dazu im Kapitel Therapie.

Aber auch andere Stressoren (zu denen man die Reizüberflutung definitiv zählen muss) verursachen ein Essverhalten, dass mit den Einstellungen und Erfahrungen häufig nicht mehr zur Deckung zu bringen ist. So isst man dann eben zum Beispiel den Kuchen, obwohl man keinen Hunger hat, weil man den Gastgeber nicht enttäuschen möchte oder die gebrannten Mandeln auf dem Weihnachtsmarkt, weil sie so gut riechen, nicht weil man hungrig ist. So gerät die Energiebilanz des Tages in Schieflage (Abb. 1.4).

In Abschn. 1.10. erfahren Sie noch mehr über Stressoren, die unser Essverhalten beeinflussen. So gerät die Energiebilanz des Tages in Schieflage.

Oft werde ich gefragt, was denn der wichtigste Rat ist, den man einem übergewichtigen Menschen geben kann. Die Antwort darauf fällt schwer, aber wenn ich mich entscheiden müsste würde ich sagen, dass man so gut wie immer abnehmen kann, wenn man nur bei

Abb. 1.4 Unser Verhalten wird von Außen- und Innenreizen beeinflusst

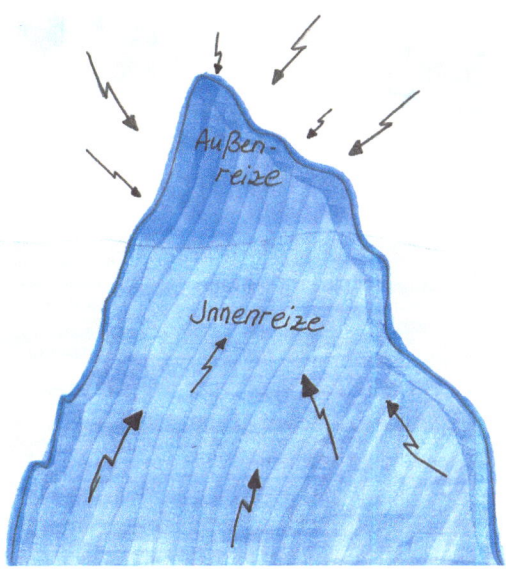

Hunger etwas isst und bei Durst etwas trinkt. Was Hunger wirklich bedeutet, haben vor allem stark übergewichtige Menschen verlernt. Mehr dazu im nächsten Kapitel.

Selbstverständlich spielt auch die Art und Menge der Nahrungsaufnahme eine Rolle. Das Hauptproblem ist aber, dass die allermeisten Menschen ohne Hunger zu haben essen und trinken obwohl sie nicht wirklich durstig sind. Dafür gibt es jede Menge Gründe, so zum Beispiel: Langeweile, Lust, Belohnung, Ärger, Frust. In den folgenden Kapiteln werden Sie über diese Zusammenhänge mehr erfahren. Essen und Trinken ist vom seinerzeit überlebenswichtigen Prozess zu einem gesellschaftlichen Thema geworden. Dies machen sich die Lebensmittelbranche, aber auch die Diätindustrie zunutze. Sie verdienen an dem Wissensdefizit derjenigen, die auf eine Lösung ihres Gewichtsproblems hoffen und die sich deshalb die Versprechungen etwas kosten lassen. Hier ist seriöse Aufklärung und Information gefragt, für mich einer der Hauptgründe, warum ich dieses Buch schreibe.

Primärbedürfnisse und Sekundärbedürfnisse
Vereinfacht gesagt kann man das Dilemma Übergewicht folgendermaßen beschreiben: wir haben verlernt, auf unsere Primärbedürfnisse zu hören und werden von unseren Sekundärbedürfnissen gesteuert. Wer davon profitiert ist die Lebensmittel –und Getränkeindustrie sowie eine Unmenge an „Heilversprechern".

Die permanente Beschallung unseres Gehirns mit visuellen, akustischen und olfaktorischen Reizen führt dazu, dass wichtige Primärbedürfnisse von unwichtigen Sekundärbedürfnissen überschrieben werden. Unser Gehirn kann sich nicht mehr gegen die immer größer werdende Flut an Informationen abgrenzen. Es hat nicht die Zeit, sich mit jeder Information im Detail auseinander zu setzen und trifft deshalb oft unkluge Entscheidungen im Hinblick auf die Nahrungsauswahl.

Der Neurologe und Psychologe Prof. Dr. Volker Busch schreibt dazu in seinem Buch „Kopf frei!": „In einer reizdurchfluteten Welt wird die kluge Auswahl von Informationen zunehmend wichtiger, um das Wichtige nicht zu übersehen, das Relevante im Gedächtnis zu behalten und das Gute zu genießen" (Busch 2011).

Einstellungen und Erfahrungen
Adipositas betrifft zunehmend auch junge Menschen. Wir können es uns nicht leisten, mit Interventionen zu warten, bis sie im Erwachsenenalter auf Erfahrungen zurückgreifen können. Und wir müssen Stellung beziehen zu den Heilsversprechen, die ihnen über die sozialen Netzwerke täglich präsentiert werden. Einmal in der Woche ins Fitnessstudio zu gehen genügt nicht, um sich einen ausreichenden Grundumsatz durch Muskelmasse zu verschaffen.

Die tägliche körperliche Aktivität bestimmt zusammen mit der Nahrungsaufnahme die Energiebilanz. Geht bei einer Diät Muskelmasse verloren, so führt dies zu dem bekannten „Jo-Jo-Effekt": initiale Gewichtsabnahme und darauffolgender Gewichtsanstieg. Diesem entgegenzuwirken erfordert einen noch tieferen Einblick in den Energiehaushalt des Körpers.

Mit zunehmendem Alter sind es dann Begleiterkrankungen (Gelenkschmerzen, Tumorerkrankungen, Psyche etc.), die körperliche Aktivität verhindern oder nur eingeschränkt ermöglichen. Auch geht mit dem Alter Muskelmasse verloren, die den Großteil des Grundumsatzes einer Person ausmacht. In dieser Lebensphase gilt es, zu einer adäquaten Anpassung der Therapieziele bezüglich des Gewichts oder auch der Blutzuckereinstellung zu gelangen. Nun dürfen die Patienten auf unsere ärztlichen Erfahrungen zurückgreifen und ihre Lebensqualität rückt immer mehr in den Vordergrund. Wichtig ist dann häufig eine „Therapiedeeskalation", was nichts anderes bedeutet als Therapieziele anzupassen und mögliche Risiken einer Therapie durch Dosisreduktion oder Absetzen eines Medikamentes zu verhindern.

1.8 Hungerstoffwechsel

Die Hierarchie der Organe – oder der Beginn der Hirnforschung
Die Frage nach dem Hungerstoffwechsel hat Mediziner schon immer beschäftigt. Eine erste bahnbrechende Arbeit gelang Marie Krieger 1920. Sie untersuchte als Doktorandin im Pathologischen Institut der Friedrich-Schiller-Universität in Jena verstorbene, ausgemergelte Kriegsopfer, die dem Institut für Forschungszwecke überlassen worden waren. In ihrer Doktorarbeit „Über die Atrophie der menschlichen Organe bei Inanition" ging sie der Frage nach, was Hunger und Auszehrung an den menschlichen Organen bewirken. Der Begriff „Inanition" steht für eine Abmagerung des Körpers auf ein extremes Maß unterhalb des Normalgewichtes. Die ausgemergelten Leichname hatten durch

kriegsbedingte Mangelversorgung und Infektionen wie Typhus, Ruhr und Tuberkulose bis zu 45 % Gewichtsverlust erlitten. Ihre wissenschaftliche Fragestellung lautete: Wenn der Körper abnimmt – durch Hunger oder Fasten – schrumpfen dann nicht nur die Muskeln und das Fett, sondern auch die inneren Organe? Und wenn ja, trifft das auf alle Organe zu? Um die Größenveränderung darstellen zu können, bestimmte sie zunächst die Durchschnittsgewichte sämtlicher innerer Organe von normal ernährten Männern und Frauen. Im Vergleich dazu wiesen alle inneren Organe der durch Auszehrung gekennzeichneten Körper einen Gewichtsverlust von bis zu 40 % auf – mit Ausnahme des Gehirns.

Hier ergaben die Messungen einen Gewichtsverlust von maximal 2 %. Selbst unter extremsten Ernährungsbedingungen verändert das Gehirn sein Gewicht also nur minimal. Diese sensationelle Entdeckung findet ihre Bestätigung in heute möglichen präzisen Messungen mittels Magnetresonanztomographie (MRT) zum Beispiel bei Patienten mit Anorexia nervosa. Auch hier weisen die inneren Organe einen Gewichtsverlust von bis zu 40 % auf, nicht jedoch das Gehirn.

Mit ihrer Arbeit legte Marie Krieger den Grundstein für die moderne Hirnforschung. Sie lieferte erstmals den Beweis, dass unser Stoffwechsel hierarchisch organisiert ist und das Gehirn darin eine Sonderstellung einnimmt. Dabei geht der „Egoismus des Gehirns" soweit, dass er in Notsituationen den Rest des Körpers von der Energiezufuhr weitgehend abschneidet (Peters 2011).

Das Minnesota-Hunger-Experiment
Was genau im Hungerstoffwechsel passiert, also welche physischen und psychischen Auswirkungen länger andauernder Hunger mit sich bringt, untersuchten Amerikaner 1944 im Rahmen des Minnesota-Hunger-Experiments (Morton et al. 2006).

Wie kam es zu dieser Studie? Die amerikanische Regierung machte sich Gedanken darüber, wie man nach Ende des Zweiten Weltkrieges als Siegermacht die Verantwortung für die Ernährung von Millionen unterernährten Zivilisten gestalten sollte. Die Fragestellung war, wie viele Kalorien ein Mensch täglich benötigt, um sein physisches Überleben zu sichern. Testpersonen waren junge, gesunde Männer, die sich als Kriegsdienstverweigerer freiwillig als Probanden zur Verfügung stellten. Über einen Zeitraum von mehreren Monaten wurde ihre Essensration um 50 % gekürzt. Untersucht wurden die Auswirkungen der Nahrungsverknappung auf zahlreiche Körperfunktionen.

Die Ergebnisse waren derart gravierend, dass weitere Studien mit vergleichbaren Rahmenbedingungen nie mehr durchgeführt wurden. Jede Ethikkommission würde einen vergleichbaren Versuchsansatz ablehnen. So zeigten alle Testteilnehmer deutliche bis schwere mentale Ausfallerscheinungen. Dazu gehörten Sprachstörungen, schwere Konzentrationsstörungen, Gedächtnisstörungen, ein völliger Libidoverlust, extreme Müdigkeit, Kälteempfindlichkeit und die Vermeidung von Sozialkontakten. Dazu kamen Depressionen und Angstzustände, einige hatten Selbsttötungsphantasien und ein Teilnehmer hackte sich drei Finger ab und konnte sich danach nicht mehr erinnern, ob es versehentlich oder als ein Akt der Selbstverstümmelung geschehen war. Die beschriebenen Ausfallerscheinungen bezeichnen Mediziner heute als Symptome einer Neuroglucopenie.

Kommt es zu einer drastischen Drosselung der Energiezufuhr über einen längeren Zeitraum, so schaltet das Gehirn als übergeordnete Steuerungsinstanz nach und nach sämtliche Körperfunktionen ab, die für das Überleben nicht zwingend erforderlich sind. Das Gehirn geht also in eine Art „Sparmodus": was unnötige Energie (Glukose) verbraucht, wird abgeschaltet. Eines der ersten Opfer ist dabei der Sexualtrieb, danach kommen Konzentration und Wachheit. Denn im Schlafzustand kann der Körper bis zu 40 % der Energie gegenüber dem Wachzustand einsparen.

Die Organveränderungen, die sich einstellten waren Herzmuskel- und Skelettmuskelschwund, Muskelschwäche, Haarausfall, Hautverdünnung und Blutarmut. Das einzige Organ, das seine Größe behaupten konnte war in Übereinstimmung mit der Arbeit von Marie Krieger das Gehirn.

Zusammenfassend kann man also sagen, dass sämtliche Organe unseres Körpers auf eine adäquate Energiezufuhr angewiesen sind, allen voran das Gehirn. Ist diese nicht vorhanden, so stellen sich Organveränderungen oder Fehlfunktionen ein. Die beschriebenen Symptome finden wir gleichermaßen bei starken Unterzuckerungen bei insulinbehandelten Diabetespatienten; mehr dazu im Kapitel Diabetes.

1.9 Hunger und Sättigung

Wie wir gesehen haben, sind Hunger und Sättigung Regulationsmechanismen, mit denen wir von Geburt an ausgestattet sind. Die Rahmenbedingungen, unter denen Menschen heute leben, sind maßgebend für deren Gewichtsentwicklung. Während in Entwicklungsländern ein Mangel an Nahrungsangebot herrscht finden wir in weiten Teilen der Welt ein Überangebot. Und so wird eben nicht nur bei Hunger gegessen sondern auch dann, wenn man eigentlich gar nicht hungrig ist. „Es schmeckt so gut" lautet die Begründung – und im Laufe der Jahre ist so das Übergewicht vorprogrammiert.

Wir wissen, dass unser zentrales Nervensystem für die Regulation der Nahrungsaufnahme zuständig ist (Morton 2006).

In seinem Buch „Ein Blick ins Gehirn" beschreibt D.F. Braus (2011), wie der Regelkreis funktioniert: „Der Magen und das Fettgewebe senden Signale an das Gehirn und beeinflussen so das Essverhalten. Neben Adipokinen, Chemokinen und Zytokinen, welche die Energiebilanz und Immunfunktion regulieren (Heber 2010), spielen im psychiatrischen Kontext Insulin, Leptin, Orexin, Ghrelin, welche wiederum mit Dopamin am ventralen Tegmentum interagieren, eine Schlüsselrolle. Leptin, das hauptsächlich im Fettgewebe, aber auch in anderen Organen und Geweben gebildet wird, hemmt das Hungergefühl. Ghrelin, das vor allem im Magen synthetisiert wird, wirkt appetitanregend und führt bei Kindern auch zur Sekretion des Wachstumshormons in der Hypophyse. Dopamin im assoziativen (nicht motorischen) Striatum und das Belohnungssystem haben eine wichtige Funktion bei der Steuerung von Hunger und Sättigungsgefühl, aber auch beim Verstärkerlernen. Zwischen Sucht und Fettsucht besteht eine biologische Überlappung, die sich u. a. in verminderter Dopaminrezeptorverfügbarkeit, Impulsivität und Craving äußert (Volkow et al. 2008). Nach Stice und Mitarbeitern (2008) erhöht eine Dopaminblockade im assoziativen Striatum die Wahrscheinlichkeit der Adipositas. Schwergewichtige haben offenbar weniger Dopaminrezeptoren im Striatum als Schlanke. Alle Antipsychotika außer Aripiprazol bewirken eine Gewichtszunahme, weil sie mit einer Dopaminblockade verbunden sind."

Zwei weitere Taktgeber für eine normale Gewichtsentwicklung sind Nahrung und Licht (Herzog und Muglia 2006). Es handelt sich um trainierbare Oszillatoren im Gehirn, die im dorsomedialen Hypothalamuskern und suprachiasmatischen Kern lokalisiert sind. Bei regelmäßiger und verlässlicher Nahrungsaufnahme ist der Oszillator gut trainiert und es genügen kleinere Essensportionen. Wird jedoch unregelmäßig gegessen, so kann der Oszillator nicht ausreichend trainiert werden und es kommt zur Aufnahme vorsorglicher Energiereserven in Form von größeren Essensportionen. Ebenso kann Licht den Oszillator trainieren. So kann man normalerweise nachts, also bei Dunkelheit, problemlos 8 bis 10 h ohne Nahrung auskommen. Kommt es jedoch zu einer Veränderung der natürlichen Tag-Nacht-Rhythmik, so wird auch nachts, also beispielsweise bei künstlichem Licht zu Hause oder im Restaurant gegessen und es kommt zu einer Sollwertverstellung, die letztlich in Dickleibigkeit mündet.

Eine gesunde Gewichtsentwicklung ist so letztlich ein Puzzle aus zahlreichen Stücken und setzt voraus, dass Menschen Kenntnisse haben über alle Faktoren, die Hunger und Sättigung beeinflussen. Neben genetischen Faktoren, Hormonen, Medikamenten, Gewohnheiten, Tag-Nacht-Rhythmen, Stressoren und dem Schlafverhalten spielen auch Sinneseindrücke (gustatorisch, visuell, olfaktorisch, kognitiv) eine bedeutende Rolle. Diese Sinneseindrücke sind es, die bereits Kleinkindern täglich präsentiert werden und so eine natürliche Kontrolle des Ess- und Trinkverhaltens erschweren.

Tatsache ist, dass die ursprünglichen Gefühle von Hunger und Sättigung leider bei Patienten mit Adipositas vielfach nicht mehr vorhanden sind. Für diesen Prozess spielen, wie bereits erwähnt, die Hormone Leptin und Ghrelin eine Rolle (s. o.).

▶ **Wichtig** Leptin hemmt das Hungergefühl; Ghrelin wirkt appetitanregend; Schwergewichtige haben offenbar weniger Dopaminrezeptoren als Schlanke.

Praxisbeispiel

Nach so viel Theorie folgt hier der Bericht einer Patientin (50 Jahre), die ich gebeten hatte, ihr Hunger- und Sättigungsgefühl einmal schriftlich zu beschreiben:

„Ich würde zwischen „normalem" Hunger und „meinem" Hunger unterscheiden. Normal ist es, wenn der Magen knurrt, ich ein langsam steigendes Hungergefühl vor dem Essen verspüre, eine Vorfreude auf das Essen empfinde und danach Zufriedenheit und mehr Energie. Leider sieht mein Hunger derzeit wieder völlig anders aus. Schon kurz nach dem Essen fühlt sich mein Magen irgendwie hohl an, ich fühle mich schlapp, empfinde keinerlei Sättigungsgefühl und später ein quälendes Völlegefühl. Meine Gedanken kreisen oft den ganzen Tag nur ums Essen. An solchen Tagen habe ich keine Ahnung, was ich eigentlich möchte. Das ist dann auch kein Hungergefühl mit knurrendem Magen, sondern eine Art innerer Drang, so ähnlich wie Appetit, nur ohne Idee, auf was ich eigentlich Appetit habe. Ich gehe dann alle halbe Stunde an den Kühlschrank und meine, dringend etwas essen zu müssen. So ist mein Körper eigentlich den ganzen Tag mit seiner Verdauung beschäftigt, und ich habe keine Energie mehr für andere Gedanken oder Aktivitäten. Inzwischen glaube ich, dass diese „Appetitanfälle" mit einer inneren Leere oder Unzufriedenheit zusammenhängen oder manchmal auch mit akutem Stress." ◄

Fassen wir zusammen:

Art und Menge der Nahrungsaufnahme wird durch Hunger und Sättigung gesteuert. Essen und Trinken auch ohne Hunger oder Durst führt langfristig zu Übergewicht, wenn die Energiebilanz nicht durch Bewegung ausgeglichen wird. Übergewichtige Menschen kennen weder Hunger noch Sättigung – sie essen aus einem inneren Drang. Das fehlende Sättigungsgefühl nach der Nahrungsaufnahme erschwert die Kalorienrestriktion. Deshalb kann Gewichtsreduktion ohne Psychoedukation nicht gelingen.

1.10 Kontrolle des Essverhaltens

Ein ganz entscheidender Faktor für die Zunahme der Adipositas ist die Tatsache, dass Nahrung immer und überall verfügbar ist und das Essverhalten nicht mehr durch die natürlichen Taktgeber Hunger und Durst gesteuert wird. Unser Gehirn wird pausenlos mit Sinneseindrücken konfrontiert, sich dagegen abzuschirmen ist schwer, und es resultiert daraus letztendlich ein ungesundes Ess- und Trinkverhalten.

Welche Optionen gibt es, um die Energiebilanz im Lot zu halten? Mit dem Ziel, die Kalorienaufnahme zu begrenzen, bieten sich zwei mögliche Verhaltensmuster an: rigide oder flexible Kontrolle. Welches von beiden führt mit einer höheren Wahrscheinlichkeit zum gewünschten Ziel?

Rigide Kontrolle

Betrachten wir zunächst das Verhaltensmuster bei rigider Kontrolle. Wer schon einmal eine Diät gemacht hat, weiß sehr genau, wie das funktioniert: es gibt eine genau vorgeschriebene Menge an Kalorien, die pro Tag verzehrt werden darf, sowie Vorgaben dazu, was nicht gegessen werden darf und was zu essen ist. Gebote und Verbote kennzeichnen jede Diät. Bei rigidem Essverhalten werden Art, Menge und Zeit der Nahrungsaufnahme vorgegeben. Man unterwirft sich über einen begrenzten Zeitraum den strengen Vorgaben – und über kurze Zeit funktioniert das auch meistens recht gut.

Problematisch wird es aber immer dann, wenn die Regeln so starr sind, dass sie keine Ausnahmen zulassen. Ein Beispiel: Sie machen gerade eine Diät und sind auf einer Hochzeitsfeier eingeladen. Sie haben sich vorgenommen, bei dem Fünf-Gänge-Menü nur die Hauptspeise zu essen. Nach einem Aperitif wird Ihnen eine Vorspeise serviert, die sie nicht zurückgehen lassen wollen, das wäre unhöflich. Ebenso geht es Ihnen mit der Suppe, die noch vor der Hauptspeise serviert wird. Als dann das Dessert serviert wird, denken sie sich: „jetzt ist es auch schon egal" und lassen auch den letzten Gang nicht zurückgehen. Danach fühlen Sie sich schlecht und haben Schuldgefühle. Was hier passiert nennen wir „Deichbruchphänomen" (Ellrott 1999; Westenhöfer 1996). Der Begriff beschreibt den Zusammenbruch jeglicher Kontrolle über die Nahrungsaufnahme. Dies geschieht immer dann, wenn äußere Störungen (z. B. Stress, Alkohol u. a.) auftreten. Sie sind nicht immer vorhersehbar und verhindern, dass die vorgegebenen Regeln eingehalten werden können. Je enger die Grenzen bei einem Diätvorhaben gesteckt sind, umso größer ist die Gefahr, ein Deichbruchphänomen zu erleben, denn Störfaktoren sind alltäglich: Ärger am Arbeitsplatz oder in der Familie, eine Einladung eines Kollegen, eine Eisdiele auf dem Heimweg, um nur ein paar Beispiele zu nennen. ◀

Flexible Kontrolle

Flexible Kontrolle hingegen beschreibt ein Essverhalten mit einer völlig anderen Strategie. Hier sind Ausnahmen vom eigentlichen Ernährungsplan erlaubt, der Verhaltensspielraum wird größer und ein Kontrollverlust mit Deichbruchphänomen wesentlich weniger wahrscheinlich. Art, Zeit und Menge der Nahrungsaufnahme können flexibel gegeneinander ausgetauscht werden, solange man eine gesetzte Obergrenze nicht überschreitet (Pudel und Westenhöfer 2003).

Studiendaten weisen darauf hin, dass die bessere Strategie, um Gewichtsprobleme langfristig in den Griff zu bekommen die flexible Kontrolle ist. Pudel und Westenhöfer konnten 1992 zeigen, dass ein hohes Maß an rigider Kontrolle mit einem hohen Body-Mass-Index assoziiert ist, ein hohes Maß an flexibler Kontrolle hingegen mit einem niedrigen BMI (Pudel und Westenhöfer 1992).

Und 2011 konnten Zyriax und Mitarbeiter in der DELIGHT-Studie zeigen, dass flexible Kontrolle mit besserer Nahrungsqualität, niedrigerem Bauchumfang und niedrigeren Blutzuckerwerten assoziiert war (Zyriax et al. 2011).

Meine eigenen Beobachtungen decken sich mit diesen Ergebnissen. Wer lernt, flexible Kontrolle zu praktizieren, muss im Alltag nicht immer „nein" sagen, sondern kann allein oder in Gemeinschaft Dinge genießen, die das Leben lebenswert machen. Wer flexible Kontrolle gelernt hat, kennt Strategien, die es ihm ermöglichen, hin und wieder etwas zu essen, das ursprünglich nicht vorgesehen war. Flexible Kontrolle erlaubt es, Ausnahmen zu genießen. Das Plus an Kalorien kann bei der nächsten Mahlzeit eingespart oder mit einem Abendspaziergang verbrannt werden. So gibt es am Ende des Tages kein schlechtes Gewissen, das Selbstwertgefühl bleibt erhalten und die Energiebilanz im Lot. Flexible Kontrolle ist alltagstauglich, weil starre Regeln fehlen, und ermöglicht damit eine dauerhafte Kontrolle.

Das Wissen um rigide und flexible Kontrolle ist für Menschen, die mit Gewichtsproblemen zu kämpfen haben von großer Bedeutung. Extrem hilfreich ist es für sie auch, zu wissen warum so oft etwas gegessen wird, obwohl man eigentlich keinen Hunger verspürt; dazu mehr im folgenden Kapitel. ◄

1.11 Motive für die Lebensmittelwahl

In der Ernährungspsychologie spricht man von „zentralen Motiven für die Lebensmittelwahl" – hier die zehn wichtigsten nach Pudel und Westenhöfer (2003):

1. Geschmack und Genuss („weil es richtig lecker schmeckt")
2. Konvenienz („weil es schnell und einfach geht")
3. Preis („mehr Lebensmittel für weniger Geld- also XXL")
4. Gewohnheit
5. Kulturelle Einflüsse
6. Bio/Nachhaltigkeit
7. Gesundheitsüberlegungen
8. Hungergefühl
9. Traditionelle Einflüsse
10. Neugier („mal sehen wie das schmeckt")

Wie Sie sehen, rangiert unser natürlicher Taktgeber Hunger auf Platz 8. Die ersten sieben Plätze werden von Motiven eingenommen, die ein Neugeborenes nicht kennt. In einer Welt, in der die sozialen Netzwerke nicht mehr wegzudenken sind und in der die Außenreize bereits Kinder und Jugendliche überschwemmen, ist Übergewicht letztlich vorprogrammiert.

Wenn es uns nicht gelingt, Menschen aller Altersgruppen mit diesem Wissen auszurüsten, dann wird der Kampf gegen überflüssige Pfunde erfolglos bleiben. Es geht neben Bewusstmachung vor allem um Verhaltensänderung. Will man eine solche herbeiführen, muss man seine Patienten nach ihren Ernährungsgewohnheiten fragen. Das gute alte Ernährungsprotokoll – also das Notieren sämtlicher Lebensmittel und Getränke mit Mengenangaben, bringt unschätzbar viele wichtige Informationen. Im Idealfall sollte auch notiert werden, warum und zu welchen Uhrzeiten gegessen wird. Das Protokollieren schafft Bewusstmachung. Und wer ehrlich zu sich selbst ist, notiert dann beispielsweise Ärger, Langeweile, Belohnung oder Gewohnheit. Hier setzt Verhaltensänderung an, ohne die eine dauerhafte und anhaltende Gewichtsreduktion selten möglich ist.

Sehr häufig begegne ich dem Problem des nächtlichen Essens. Wer unter Schlaflosigkeit leidet und nachts viele Stunden wach ist greift verständlicherweise zu Lebensmitteln oder Getränken. Deshalb soll es im folgenden Kapitel um den Schlaf gehen.

1.12 Adipositas und Schlafverhalten

Eine Querschnittsstudie mit fast 137.000 Teilnehmern zwischen 35 und 70 Jahren konnte zeigen, dass es eine Assoziation zwischen dem Zeitpunkt des Zubettgehens und dem Adipositasrisiko gibt (Tse et al. 2011). Wer erst nach 24 Uhr ins Bett geht, hat ein um 20 % höheres Risiko für Adipositas als Personen, die zwischen 20 und 22 Uhr ins Bett gehen. Die höchste Prävalenz für Adipositas fand sich in der Gruppe derjenigen, die erst nach 2 Uhr ins Bett gingen.

Diese Arbeit bestätigt, dass die natürlichen Taktgeber des Menschen Helligkeit und Dunkelheit sind. Kommt es zu einer Störung der inneren Uhr, so begünstigt das Erkrankungen wie Arteriosklerose, Tumorerkrankungen, Diabetes, Übergewicht, neurodegenerative Erkrankungen und Depressionen. Besonders gefährdet sind Menschen, die als Schichtarbeiter oder Nachtarbeiter tätig sind, oder Personen, die an ihrem Arbeitsplatz wenig natürliches Licht erhalten (Büro, Labor, Operationssaal, U-Bahn, Lagerhallen etc.).

In seinem Buch „Zeit, der Stoff aus dem das Leben ist" schreibt Stefan Klein: "Die Liste der Erkrankungen, für die Ärzte einen zu schwachen oder falsch eingestellten inneren Tagestakt verantwortlich machen, wird in den nächsten Jahren wahrscheinlich stark anwachsen – die Forschung darüber beginnt gerade erst" (Klein 2006; McClung et al. 2005; Turek et al. 2005).

Professor Till Roenneberg, Chronobiologe und Schlafforscher, schreibt dazu in seinem Buch „Das Recht auf Schlaf" (2019): „Gerade in letzter Zeit haben große epidemiologische Studien gezeigt, dass die Beziehung zwischen Gesundheit und Schlafdauer wie ein umgekehrtes „U" geformt ist. Höchste Gesundheit wird mit einer Schlafdauer von siebeneinhalb bis acht Stunden in Verbindung gebracht, und verschlechtert sich sowohl mit kürzerem als auch mit längerem Schlaf".

Menschen, die meinen, mehr Leistung auf Kosten von Schlafdauer erbringen zu können, erkaufen sich damit folglich ein Gesundheitsrisiko.

Spannend ist, dass die „U-Kurve" uns bei vielen Fragestellungen in der Medizin begegnet. Für zahlreiche Parameter, denen wir in diesem Buch begegnen werden, gilt: es gibt einen Bereich, der angestrebt werden soll – ein mehr oder weniger stellt ein Gesundheitsrisiko dar. Die Natur hat also einen gesunden Bereich vorgegeben – kleine Abweichungen lässt sie zu – größere jedoch erhöhen die Gefahr für gesundheitliche Probleme. So ist es beim BMI, dem Blutzuckereinstellung, dem Blutdruck oder auch dem Bauchumfang des ungeborenen Kindes.

Die Deutsche Gesellschaft für Schlafforschung und Schlafmedizin (DGSM) widmete sich auf ihrer 23. Jahrestagung im Dezember 2015 dem Thema „Die schlaflose Gesellschaft". Dabei ging es insbesondere um die Frage, inwieweit sich unsere heutige „24-h-Non-Stop-Gesellschaft" auf unseren Schlaf und unsere Gesundheit auswirkt. Bekannt ist, dass gesunder und ausreichender Schlaf das Leistungsvermögen, die Aufmerksamkeit sowie Lern- und Gedächtnisprozesse fördert. Was aber passiert, wenn immer mehr Menschen unter Ein- und Durchschlafstörungen leiden? Und worin haben diese ihren

Ursprung? Insbesondere Internet, Smartphone und PCs rauben bereits jungen Menschen den Schlaf und führen zu Übermüdung in der Schule. Dazu kommt das blaue Display-Licht. Es hat eine melatoninunterdrückende Wirkung und hält somit wach. Dr. Alfred Wiater, Vorsitzender der DGSM: „Schlafmangel führt zu einer Störung des Sättigungsgefühls und erhöht somit das Adipositas-Risiko. Bei zu wenig Schlaf entstehen hormonelle Imbalancen, die das Essverhalten beeinflussen."

Für die Anamnese jedes Patienten mit Übergewicht ist also die Frage nach seinem Schlafverhalten von großer Bedeutung. Auch sollten Lehrer diese Frage an die Eltern ihrer Schüler richten – denn Prävention kann nicht früh genug beginnen.

Mehr zum Thema Schlaf finden Sie in Abschn. 2.4.

1.13 Stressoren, die Adipositas begünstigen

Die Stressforschung unterscheidet drei Arten von Stress:

- Positiver Stress
- Tolerierbarer Stress
- Toxischer Stress

Diese Unterscheidung ist wichtig, da das Wort Stress im Auge des Laien immer nur negative Assoziationen hervorruft. Stress kann aber durchaus auch positiv sein: man bekommt eine schwierige Aufgabe und kann diese durch eigene Anstrengungen lösen. Das lässt einen stolz sein und steigert das eigene Selbstwertgefühl. Bei tolerierbarem Stress entwickelt man Bewältigungsstrategien und kann mit Unterstützung von Partner, Freunden oder der Familie Lösungen erarbeiten. Toxischer Stress besteht immer dann, wenn die Bewältigungsstrategien nicht ausreichen, um ein Problem zu lösen. Dauer und Intensität der Probleme sind ausgeprägter als bei tolerierbarem Stress und das körpereigene Stresssystem gerät außer Kontrolle. In der Folge stellen sich negative Auswirkungen auf die körperliche und psychische Gesundheit ein: Bluthochdruck, Diabetes mellitus Typ 2, Fettleibigkeit, Depressionen sind die häufigsten darunter.

Nun kann man sich fragen, warum es Menschen gibt, die unter toxischem Stress schlank bleiben und keine gesundheitlichen Probleme entwickeln, andere darunter jedoch stark an Gewicht zunehmen und körperliche oder psychische Folgen erleiden. Eine Antwort darauf hat die Wissenschaft bislang leider noch nicht, vermutlich spielt hier die Genetik eine wichtige Rolle.

In diesem Zusammenhang taucht dann der Begriff der „Coping-Strategie" auf. Menschen, die über ein hohes Maß an sozialer Unterstützung und Selbstwertgefühl verfügen, können mit Stress aller Arten besser umgehen. Sie haben im Laufe ihres Lebens Bewältigungsstrategien erlernt, die sie in schwierigen Situationen anwenden können (to cope=bewältigen). Mit jeder neuen Stresssituation lernen sie dazu und erarbeiten sich so eine immer bessere Widerstandsfähigkeit, auch Resilienz genannt.

1.13 Stressoren, die Adipositas begünstigen

Für unsere Arbeit mit übergewichtigen Patienten ist es extrem wichtig, die fünf Gruppen der Stressoren zu kennen, die die Stressforschung beschreibt: (Peters 2011).

Fünf Gruppen von Stressoren

1. Äußere Stressoren
   - Konkrete Gefahren (Krieg, unsichere wirtschaftliche oder politische Lage)
   - Schwere Krankheit
   - Finanzielle Sorgen
   - Angst davor, krank zu werden
   - Reizüberflutung (z. B. Lärm, künstliches Licht)
   - Reizarmut (Isolation)
2. Bedingungen, die zur Einschränkung eigener Bedürfnisse führen
   - Trennung vom Partner/Kind
   - Verlust der Eltern bei Kindern
   - Verarmung
   - Verlust des sozialen Status durch Krankheit oder Arbeitslosigkeit
   - Zu wenig Lebensraum (Massenunterkünfte)
3. Leistungsstressoren
   - Hohe Leistungsanforderung (Akkord)
   - Geringe Kontroll- und Einflussmöglichkeit (Fließband)
   - Mangelnde Transparenz am Arbeitsplatz
   - Wenig Kommunikation zum Arbeitgeber
   - Doppelbelastung durch Beruf und Familie
   - Konflikte mit Kollegen oder Vorgesetzten (Mobbing)
4. Soziale Stressoren
   - Jugendliche: Erziehungskonflikte mit Eltern und Lehrern und Konflikte mit Gleichaltrigen („peer groups"), Mobbing-Erfahrungen (Schule, Ausbildung, Arbeitsplatz), Umgang mit der Sexualität
   - Familie: Spannungen durch Scheidung, neuer Partner (Patchwork-Familie)
   - Schwere Erkrankung eines Familienmitglieds (Alkohol, Depression, Krebs, psychiatrische Erkrankung); durch starke emotionale Bindungen ist ein Verlassen der krankmachenden Umgebung meist für kein Familienmitglied möglich, es erkrankt oft die ganze Familie
   - Ständige Verfügbarkeit (Mobiltelefon, E-Mail), auch im Freizeitbereich
5. Konflikte und Ungewissheit
   - Vage Berufsaussichten mit daraus resultierender unsicherer Lebensplanung
   - Leben am Rande der Armutsgrenze (Hartz-IV-Empfänger)
   - „Food insecurity" (Ernährungsunsicherheit): Die Sorge um Nahrungsengpässe wirkt insbesondere bei Frauen als starker Stressor

Essen unter Stress ist nichts anderes als ein Mechanismus, um den körpereigenen Cortisolspiegel zu senken. Bei jedem Patienten mit Übergewicht muss deshalb nach Stressoren gefragt werden, wir erheben sozusagen eine „Stress-Anamnese". Das kostet Zeit, ist aber eine gute Investition. Man gewinnt bei solchen Gesprächen in der Regel das Vertrauen der Patienten, die es sehr zu schätzen wissen, wenn man sie ernst nimmt und sie erzählen lässt. Sinnvoll ist es jedoch, für solche Gespräche einen festen Zeitrahmen vorzugeben und sie wenn möglich ans Ende einer Sprechstunde zu legen. Bleiben die bestehenden Stressoren unserer Patienten unerkannt, so bleibt letztlich die Ursache für ein ungesundes Essverhalten im Dunkeln. Eine langfristige und anhaltende Gewichtsreduktion erfordert mehr als nur Ernährungs- und Bewegungsvorgaben. Die seelischen Ursachen müssen erkannt und bearbeitet werde. Je nach Ausprägung der bestehenden Probleme muss deshalb gegebenenfalls auch eine psychologische Unterstützung angeboten werden. Hier sollte man als Arzt Adressen kennen, an die man verweisen kann (s. Abschn. 3.4).

Literatur

Braus DF (2011) Ein Blick ins Gehirn, 2. Aufl. Thieme Verlag
Busch V (2021) Kopf frei! Wie Sie Klarheit, Konzentration und Kreativität gewinnen. Droehmer
DAK Presseinformation September 2016 https://www.sozial.de/dak-studie-xxl-report-zur-ausgrenzung-dicker-menschen.html. Zugegriffen: 19. Febr. 2025
Deutsche Adipositas Gesellschaft - Prävalenz der Adipositas bei Jugendlichen und Erwachsenen (15 Jahre und älter) aus 2016 (oder dem am nächsten gelegenen Jahr) https://adipositas-gesellschaft.de/ueber-adipositas/praevalenz/. Zugegriffen: 9. Juli 2023
Deutsches Ärzteblatt 2022 Jedes sechste Kind hat während der Pandemie zugenommen https://www.aerzteblatt.de/nachrichten/134700/Jedes-sechste-Kind-hat-waehrend-der-Pandemie-zugenommen. Zugegriffen: 26. Juli 2023
Ellrot T (2012) Determinanten des Essverhaltens im Kindes-und Jugendalter. In: Reinehr T, Kersting M (Hrsg) Pädiatrische Ernährungsmedizin. Schattauer, Stuttgart
Ellrott T (1999) Verhaltensmodifikation in der Adipositastherapie. Aktuel Ernährungsmed 24:91–96
Heber D (2010) An integrative view of obesity. Am J Clin Nutr 91:280S–283S
Herbert A, Gerry NP, McQueen MB et al (2006) A common genetic variant is associated with adult and childhood obesity. Science 312:279–283
Herzog ED, Muglia LJ (2006) You are when you eat. Nat Neurosci 9:300–302
Hofmann C (2012) EPI News Nr.1 https://www.swissepi.ch/wohnwerk/bildung/fachthemen/fachthema-epilepsie/epilepsie-fachartikel/ketogene-diaet.html. Zugegriffen: 9. Juli 2023
Hollenrieder V (2017) Ich bin dann mal dick, Springer, S. 62
Hollenrieder V (2017) Dickes Leben. In: Ich bin dann mal dick!. Springer, Berlin, Heidelberg. https://doi.org/10.1007/978-3-662-53058-0_5
Klein S (2006) Zeit, der Stoff aus dem das Leben ist (S. 47) S. Fischer
Kurth BM, Schaffrath Rosario A (2007) Die Verbreitung von Übergewicht und Adipositas bei Kindern und Jugendlichen in Deutschland. Ergebnisse des bundesweiten Kinder- und Jugendgesundheitssurveys (KiGGS). Bundesgesundheitsbl. Gesundheitsforsch-Gesundheitsschutz 50(5–6): 736–743

McClung CA et al. (2005) Regulation of dopaminergic transmission and cocaine reward by the clock gene. Proc Natl Acad Sci USA 102(26):9377–9381

Morton GJ, Cummings DE, Baskin DG et al (2006) Central nervous system control of food intake and body weight. Nature 443:289–295

Osterkamp J (2015) Wie lange kann ein Mensch ohne zu essen überleben https://www.spektrum.de/frage/wie-lange-kann-ein-mensch-ohne-zu-essen-ueberleben/1372304. Zugegriffen: 10. Juli 2023

Peters A (2011) Das egoistische Gehirn. Ullstein, Berlin

Peter C, Werner T (2006) Ethnografische Zugänge: Professions- und adressatInnenbezogene Forschung im Kontext von Pädagogik. https://doi.org/10.1007/978-3-531-90369-9_9. Zugegriffen: 21. Juli 2023

Pudel V, Westenhöfer J (1992) Dietary and behavioural principles in the treatment of obesity. Int Mon on EP&WC 1:2–7

Pudel V, Westenhöfer J (2003) Ernährungspsychologie. Eine Einführung. 3. Auf. Hogrefe, Göttingrn

Pudel V, Westenhöfer J (2003) Ernährungspsychologie. Eine Einführung. 3.Aufl. Hogrefe Göttingenteratur

Pudel V, Westenhöfer J (2003) Ernährungspsychologie. Eine Einführung. 3. Aufl. Hogrefe, Göttingen

Radtke R (2024) Erwachsene mit Übergewicht oder Fettleibigkeit in ausgewählten OECD-Ländern 2021 https://de.statista.com/statistik/daten/studie/153908/umfrage/fettleibigkeit-unter-erwachsenen-in-oecd-laendern/. Zugegriffen: 16. Juni 2023

Roenneberg T (2019) Das Recht auf Schlaf 2019 dtv München

Schloot N (2022) Assoziation von Adipositas in der Adoleszenz und Typ-1-Diabetes bei jungen Erwachsenen. Info Diabetol 16:10–11. https://doi.org/10.1007/s15034-022-4406-0

Schneider HJ et al. (2010) The predictive value of different measures of obesity for incident cardiovascular events and mortality. https://doi.org/10.1210/jc.2009-1584

Siegfried W (2011) ISO-Syndrom: Internetabhängigkeit, Schulvermeidendes Verhalten. Obesitas. Diabetes aktuell 9(7):320–321

Starostzik C (2015) MMW 157:21–22

Stice E, Spoor S, Bohon C et al (2008) Relation between obesity and blunted striatal response to food is moderated by TaqIA A1 allele. Science 322:449–452

Stiefelhagen P (2016) GLP-1-Analoga auch für Typ-1-Diabetiker? Info Diabetol 10:48. https://doi.org/10.1007/s15034-016-0997-7

Tse et al (2011) JAMA Network Open 4(6):e2113775. https://doi.org/10.1001/jamanetworkopen.2021.13775

Turek et al (2005) Obesity and metabolic syndrome in circadian clock mutant mice. Science 308:1043–1045

Volkow ND, Wang GJ, Fowler JS et al (2008) Overlapping neuronal circuits in addiction and obesity; evidence of systems pathology. Philos Trans R Soc Lond B Biol Sci 363: 3191–3200

Westenhöfer J (1996) Gezügeltes Essen und Störbarkeit des Essverhaltens, 2. Aufl. Hogrefe, Göttingen

Wikipedia https://de.wikipedia.org/wiki/Minnesota_Starvation_Experiment. Zugegriffen: 14. Juli 2023

Zyriax BC, Wolf C, Schlüter A et al. (2011) Association of cognitive dietary restrain and disinhibition with prediabetes- cross-sectional and longitudinal data of a feasibility study in German employees. Public Health Nut First View Article 1–8

Risiken 2

2.1 Adipositas und Schwangerschaft

Will man der Frage gerecht werden, wie Übergewicht entsteht, dann muss man zum Anfang des Lebens, also in die Zeit der Schwangerschaft zurückgehen. Hier werden bereits die Weichen für die künftige Gewichtsentwicklung des Kindes gestellt. Der Lebensstil der Mutter beeinflusst bereits vor der Geburt den kindlichen Stoffwechsel und prägt ihn für sein gesamtes Leben. Wir wissen, dass sich das ungeborene Kind sowohl funktionell als auch strukturell den Umgebungsbedingungen im Mutterleib anpasst. Dieser Vorgang wird als „pränatale Prägung" bezeichnet. Schaal et al. konnten 2000 zeigen, dass Kinder nach der Geburt die Geschmackseindrücke bevorzugen, die sie bereits im Mutterleib über Nabelschnurblut und Fruchtwasser in niedrigen Konzentrationen kennengelernt haben.

Dieser Prägungsprozess setzt sich dann über das Stillen fort, denn auch hier schmeckt das Kind die mütterliche Nahrung mit und sammelt wichtige Geschmackseindrücke, die es auch nach dem Abstillen weiter bevorzugt (Galef und Henderson 1972; Menella et al. 2001).

Im Gegensatz zu dieser Prägung steht die angeborene Vorliebe des Neugeborenen für den Geschmack „süß". Derzeit nimmt man an, dass die Gründe hierfür folgende sind: der Süßgeschmack der Muttermilch, die hohe Energiedichte süßer Speisen, was bei einem knappen Nahrungsangebot evolutionsbiologisch wichtig war, und die Tatsache, dass es praktisch keine süß schmeckenden Lebensmittel in der Natur gibt, die giftig sind, also gewissermaßen ein Sicherheitsaspekt der Evolution (Ellrott 2012).

> **Risiken während einer Schwangerschaft bei adipösen Müttern**
> - Fehlgeburt
> - Frühgeburt
> - Bluthochdruck
> - Präeklampsie
> - Fehlbildungen
> - Intrauteriner Fruchttod
> - Schulterdystokie
> - Sectio
> - Stillen ist seltener und kürzer möglich

Nun aber zurück zu der werdenden Mutter. Übergewichtige Frauen haben ein erhöhtes Risiko für Fehlgeburten. Man geht davon aus, dass hierfür vor allem adipositasbedingte Veränderungen im Hormonstoffwechsel verantwortlich sind (Landres et al. 2010).

Auch das Risiko einer spontanen Frühgeburt steigt ab einem BMI > 30 kg/m^2 (Cnattingius et al. 2013).

Außerdem entwickeln übergewichtige Frauen häufiger einen schwangerschaftsinduzierten Bluthochdruck (SIH) oder eine Präeklampsie als normalgewichtige, das Risiko steigt mit zunehmendem BMI (Marchi et al. 2015).

Auch das werdende Leben ist einem höheren Risiko ausgesetzt, wenn die Mutter übergewichtig ist: Fehlbildungen wie Spina bifida, Neuralrohdefekte oder kardiovaskuläre Defekte sowie ein erhöhtes Risiko für einen intrauterinen Fruchttod sind hier zu nennen (Stothard et al. 2009).

Während der Entbindung kommt es häufiger zur Schulterdystokie (Robinson und Tkatch 2003) und die Wahrscheinlichkeit für eine Sectio steigt ebenfalls mit zunehmendem BMI (Heslehurts et al. 2008). Darüber hinaus können adipöse Mütter bis zu 50 % seltener und kürzer stillen als normalgewichtige (Krause et al. 2011).

▶ **Wichtig** Wollen wir also echte Adipositas-Prävention betreiben, so sollten wir uns viel mehr als bislang allen übergewichtigen Frauen zuwenden, die eine Schwangerschaft planen. Die Frage nach einem möglichen Kinderwunsch sollte deshalb zur Standard-Frage jedes Hausarztes, Gynäkologen oder Diabetologen gehören, der Frauen im gebärfähigen Alter in seiner Sprechstunde begegnet.

▶ **Tipp** Fragen sie jede übergewichtige Frau im gebärfähigen Alter nach einem möglichen Kinderwunsch.

Adipositasprävention beginnt vor der Schwangerschaft, wenn das werdende Leben keinem erhöhten Risiko für Übergewicht in seinem eigenen Leben ausgesetzt werden soll (https://adipositas-gesellschaft.de/ueber-adipositas/praevalenz/).

2.2 Schwangerschaftsdiabetes (Gestationsdiabetes = GDM)

Übergewicht zu Beginn einer Schwangerschaft erhöht das Risiko für einen Schwangerschaftsdiabetes erheblich. Seit März 2012 ist das Screening auf einen möglichen GDM in der 24. bis 28. Schwangerschaftswoche eine Kassenleistung. Frauen mit den im Folgenden aufgelisteten Risikofaktoren sollten bereits vor der Schwangerschaft eine Abklärung bezüglich einer möglichen Zuckerstoffwechselstörung erhalten:

- Alter über 45 Jahren
- Übergewicht
- Diabetes bei Eltern oder Geschwistern
- Geburt eines Kindes über 4500 g Geburtsgewicht
- Gestationsdiabetes bei vorhergehender Schwangerschaft
- Blutzuckerstoffwechselstörung in der Vorgeschichte
- Erhöhter Blutdruck
- Fettstoffwechselstörung
- Frühere Totgeburt
- Frühere Geburt eines Kindes mit Fehlbildungen
- Mehrfacher Abort
- Polyzystisches Ovarsyndrom (PCO-Syndrom)

In der S3-Leitlinie Gestationsdiabetes der Deutschen Diabetesgesellschaft (DDG) und Deutschen Gesellschaft für Gynäkologie und Geburtshilfe (GG)- publiziert bei AWMF online 2018, 2.Auflage (https://register.awmf.org/assets/guidelines/057-008l_S3_Gestationsdiabetes-mellitus-GDM-Diagnostik-Therapie-Nachsorge_2019-06.pdf) heißt es zur Pathophysiologie: „Die zugrundeliegenden pathophysiologischen Mechanismen sind in Analogie zum heterogenen Erscheinungsbild des GDM unterschiedlich und bislang – wie bei Diabetes im Allgemeinen – nicht vollständig geklärt. Kausal dürfte beim klassischen Bild des GDM eine chronische, das heißt bereits präkonzeptionell bestehende Herabsetzung der Insulinsensitivität bestehen, die zusätzlich durch die ab der 20.Schwangerschaftswoche zunehmende physiologische Insulinresistenz verstärkt wird und durch die endogene Insulinsekretion nur unzureichend kompensiert werden kann (= relativer Insulinmangel) (Kautzky-Willer EK IIa). Für die Insulinresistenz ebenso wie für die Insulinsekretionsstörung liegt teilweise eine genetische Prädisposition vor, wobei aber die Ausprägung durch Umweltfaktoren, den Lebensstil (hochkalorische Ernährung/"fast food" und Bewegungsmangel), insbesondere Übergewicht, wesentlich beeinflusst wird. Frauen, die einen Gestationsdiabetes entwickeln, weisen meist die gleichen Risikofaktoren wie Frauen mit einem Typ-2-Diabetes auf."

Nun möchte man meinen, dass Prävention mit diesem Wissen einfach ist. Die tägliche Erfahrung in der Praxis zeigt jedoch, dass es so leicht nicht ist. Denn ein Gestationsdiabetes macht keine Symptome und die betroffenen Frauen kommen oft viel zu spät.

Die Pathophysiologie des Schwangerschaftsdiabetes entspricht in groben Zügen dem eines Typ-2-Diabetes. Da der Nüchtern-Blutzucker häufig normal ist, wird ein GDM in der täglichen Praxis oft nicht erkannt. Erst durch Provokation, also die standardisierte Gabe einer bestimmten Menge Glukose, kann der Gestationsdiabetes sicher diagnostiziert werden. In den Mutterschaftsrichtlinien unterscheidet man zwischen dem Screening mit 50 g Glukose und dem oralen Glukosetoleranztest (OGTT) mit 75 g nach pathologischem Suchtest.

Leider gibt es aktuell keine Fertigtrinklösungen mehr für diesen Test, die von den Krankenkassen bezahlt werden. Der Test muss also durch die Herstellung einer Lösung mit Glukosemonohydrat durchgeführt werden. Das ist in der täglichen Praxis aufwendig und eine so zubereitete Lösung wird von den Frauen leider häufig schlecht vertragen (Übelkeit und Erbrechen kommen vor). Trotz aller Bemühungen der Fachgesellschaften ist es bislang leider nicht gelungen, die Fertiglösung wieder als Kassenleistung zu erhalten. In meiner Praxis bieten wir den Frauen deshalb eine solche zum Preis von 5 € (das entspricht den Materialkosten, Lieferant ist eine Apotheke in Hamburg) an.

Für viel Aufsehen sorgte 2019 der Tod einer werdenden Mutter und ihres Babys in Köln. Das 28-jährige Opfer und das ungeborene Kind verstarben in der Klinik. Ursache war eine mit Lidocainhydrochlorid verunreinigte Glukosetoleranz-Lösung (WDR-Nachrichten 2023). Aktuell läuft der Prozess – ein Urteil wird im Herbst 2023 erwartet.

Frauen, die in der Schwangerschaft einen GDM hatten, entwickeln in den darauffolgenden 15 Jahren zu 70 % einen Typ-2-Diabetes. Sie sollten deshalb postpartal alle ein bis zwei Jahre nachuntersucht werden. Hierzu noch einmal die Leitlinie: „Aufgrund dieses bestehenden Kontinuums der fortschreitenden Insulinresistenz bei bestehender Prädisposition und der altersbedingten Veränderungen sowie bei zunehmendem BMI im weiteren Leben, kommt der Aufklärung und Nachsorge von Frauen nach Gestationsdiabetes eine besondere Bedeutung in der Prävention des Typ-2-Diabetes zu."

Auch ist das Wiederholungsrisiko für einen GDM in jeder weiteren Schwangerschaft sehr hoch und liegt bei bis zu 50 %.

Angesichts all dieser Fakten ist es völlig inakzeptabel, dass die Krankenkassen bei einer derart präventiven Maßnahme wie dem OGTT immer noch auf Kosten der Patientinnen und der ungeborenen Kinder sparen. Bleibt zu hoffen, dass weitere Interventionen der Fachverbände irgendwann Gehör finden.

Ein zentraler Stellenwert kommt der Nachsorge zu. Bei Hausärzten, Gynäkologen und in diabetologischen Schwerpunktpraxen sollte also bei jeder Frau die Frage nach den Schwangerschaften und dem Geburtsgewicht der Kinder zur Routine gehören. Hier bietet sich die Chance, frühzeitig ein Problembewusstsein zu schaffen und die Frauen in regelmäßigen Abständen mittels OGTT zu kontrollieren.

Auch Frauen, die bereits vor der Schwangerschaft einen Typ-1- oder Typ-2-Diabetes haben, benötigen in der Schwangerschaft eine intensive diabetologische Betreuung, dazu mehr in einem späteren Kapitel.

> **Vorsorge und Nachsorge**
> - Jede Frau mit Kinderwunsch und Risikofaktoren sollte vor einer geplanten Schwangerschaft auf Diabetes gescreent werden.
> - Bei bestehender Schwangerschaft sollte nach den Mutterschutzrichtlinien auf GDM gescreent werden.
> - Nach einem GDM liegt das Wiederholungsrisiko bei bis zu 50 %.
> - Zur Nachsorge nach GDM muss postpartal nach sechs bis zwölf Monaten ein Glukosetoleranztest durchgeführt werden. ◄

2.3 Adipositas und Tumorerkrankungen

Unstrittig ist, dass Übergewicht das Risiko für die Entstehung von Tumoren aller Art fördert. Die genauen Mechanismen für die Pathogenese eines Krebsgeschehens sind im Detail nicht bekannt – und es scheint so zu sein, dass sowohl Untergewicht (BMI unter 18,5) als auch Übergewicht (BMI >30) je nach Geschlecht gewisse Tumorarten häufiger werden lässt.

Eine ungewollte Gewichtsabnahme ist vielfach ein erster Hinweis auf ein Tumorgeschehen oder aber einen Diabetes. Ein solcher Prozess kann sehr schnell zu einer Mangelernährung führen. Von einer solchen spricht man, wenn innerhalb von drei bis sechs Monaten 5 % des Körpergewichtes verloren gehen. Berichtet Ihnen also Ihr Patient von einer ungewollten Gewichtsabnahme, so sollte immer der Ausschluss eines Diabetes sowie eines Tumorgeschehens erfolgen. Das Wissen um diese Zusammenhänge ist leider nicht allgemein bekannt, und so vergehen oft viele Monate, bevor eine wegweisende Diagnostik eingeleitet werden kann.

Befindet sich ein Patient dann aber in einer Tumortherapie (Chemotherapie, Strahlentherapie), so ist es wichtig, dass er nicht weiter an Gewicht verliert. Hier kommt einer ausreichenden Nahrungsaufnahme ein hoher Stellenwert zu. Das Tumorgeschehen sowie die Behandlung verbrauchen viel Energie – eine Mangelernährung (Abbau von Fett- und Muskelmasse) muss unbedingt vermieden werden denn sie verschlechtert die Prognose (Schaal et al. 2000).

Haben wir also einen übergewichtigen Patienten mit einem Tumorgeschehen vor uns, dann müssen wir in der Beratung das „Idealgewicht" außen vor lassen und unsere Empfehlungen in Richtung Prognose und Lebensqualität lenken. Das fällt oft auch den Patienten schwer, vor allem dann, wenn sie über viele Jahre immer versucht haben, ihr Gewicht zu halten oder optimieren.

Der Lebensweg eines Menschen ist nicht vorhersehbar und es ist unsere ärztliche Aufgabe, in jeder neuen Lebensphase die Zielwerte neu zu justieren. Was für einen Jugendlichen erstrebenswert ist, kann für einen Senioren völlig unangemessen sein. Es sind die Komorbiditäten, die das Therapieziel bestimmen und vor allem unser Patient als Individuum mit seinen Wünschen und Bedürfnissen.

2.4 Adipositas und Schlafapnoesyndrom (SAS)

Obwohl die Schlafmedizin in den vergangenen Jahren einen festen Platz in der inneren Medizin errungen hat, führt die Erkrankung des Schlafapnoesyndroms noch immer ein Schattendasein. Viele Betroffene sind sich der Gefahr nicht bewusst, in der sie sich befinden, vor allem dann, wenn sie am Straßenverkehr teilnehmen. Das Führen eines Kraftfahrzeuges kann bei unbehandelter Schlafapnoe das eigene und auch fremdes Leben gefährden, denn durch das verlangsamte Reaktionsvermögen oder einen „Sekundenschlaf" steigt die Gefahr, einen Verkehrsunfall zu verursachen. Das beinhaltet unter Umständen sogar den Tatbestand der Strafbarkeit.

Die Prävalenz einer obstruktiven Schlafapnoe liegt bei Männern bei etwa 3–7 %, bei Frauen bei 2–5 %. Man schätzt, dass ein hoher Prozentsatz an Patienten nicht diagnostiziert und folglich auch nicht behandelt ist. Neben einem erhöhten kardiovaskulären Risiko haben diese Patienten auch ein deutlich erhöhtes perioperatives Risiko Faßbender, P. et al 2016 (Faßbender et al. 2016).

Gekennzeichnet ist das Krankheitsbild durch eine nächtliche Hypoxämie, Hyperkapnie und Arousal-Episoden. In Folge haben die Patienten eine ausgeprägte Tagesmüdigkeit mit Schlafneigung und damit steigt die Wahrscheinlichkeit, einen Verkehrsunfall zu verursachen.

Die Hauptrisikofaktoren sind Adipositas (70 %), höheres Lebensalter und eine Herzinsuffizienz.

Folgende Symptome kennzeichnen das Krankheitsbild:

- Schnarchen
- Nächtliche Atempausen von mindestens 10 sec
- Starke Tagesmüdigkeit mit Einschlafneigung
- Kopfschmerzen und Schwindel nach dem Aufstehen („wie gerädert")
- Nächtliches Schwitzen
- Vermehrter nächtlicher Harndrang
- Sekundenschlaf tagsüber ohne vorherige Warnsignale
- Konzentrationsstörungen oder Gedächtnisstörungen
- Depressive Verstimmung
- Potenzstörungen

Ein klinischer Hinweis auf eine Schlafapnoe können auch Blutzuckeranstiege über die Nacht sein (nüchtern-BZ erheblich höher als BZ vor dem Bettgehen). Beobachtet man eine solche Konstellation, sollte man immer nach dem Schlafverhalten fragen. Bei einem auffälligen Nüchtern-Blutzucker muss natürlich auch nach nächtlichem Essen oder Trinken gefragt werden. Wird dies vom Patienten verneint, so können die nächtlichen Arousals die Ursache für die nächtlichen Blutzuckeranstiege sein. Denn hier kommt es zu einer Kortisolausschüttung, was bei der bestehenden Insulinresistenz eines Typ-2-Diabetikers zu einer messbaren Erhöhung des Blutzuckers führt.

Die Arousals stellen eine Alarmreaktion des Organismus dar. Sie werden durch die Ausschüttung von Stresshormonen wie Adrenalin und Kortisol getriggert und treten teilweise mehrere hundertmal pro Nacht auf. Sie setzen den Körper unter einen enormen Stress, bewirken eine Ausschüttung von kontrainsulinären Hormonen und verursachen so den nächtlichen Blutzuckeranstieg.

Der daraus resultierende Schlafmangel ist wiederum ein Risikofaktor für ein verstärktes Hungergefühl des Patienten. (siehe auch 1.9.)

Adipositas verstärkt das Risiko für ein Schlafapnoesyndrom. Jedoch besteht auch eine wechselseitige Verbindung zwischen Diabetes und Schlafapnoe. Denn auch Stoffwechselgesunde tragen beim Vorhandensein eines Schlafapnoesyndroms ein erhöhtes Risiko, an einem Diabetes zu erkranken, ihr Risiko steigt in zehn Jahren auf das Doppelte. Besteht bereits ein Diabetes, so ist eine gute Stoffwechselkontrolle ohne Behandlung der Grunderkrankung kaum möglich.

Ein SAS erhöht das Risiko für kardiovaskuläre Ereignisse wie Schlaganfall oder Herzinfarkt. Deshalb sollte bei jedem Patienten mit Übergewicht und/oder Diabetes ein Screening erfolgen.

Wegweisend sind vor allem die Beobachtungen der Partner, die über ein Schnarchen oder nächtliche Atempausen berichten. Personen, die alleine schlafen, sollten deshalb gezielt nach den beschriebenen Symptomen befragt werden (https://schlafapnoe-heilen.de/2019/06/28/diabetes/).

Die Zusammenarbeit mit einem Schlaflabor ist zur Versorgung der betroffenen Patienten von großer Bedeutung. Therapeutisch stehen natürlich eine Gewichtsabnahme sowie eine möglichst gute Blutzuckereinstellung im Vordergrund. Darüber hinaus ist jedoch je nach Schweregrad das Tragen einer Schlafmaske erforderlich. Hier ist die Compliance oft schlecht, die Betroffenen müssen lernen, mit dem Gerät umzugehen, dabei ist Geduld und Motivation gefragt. Kommt es dann aber zu einer Verbesserung des Befindens in Form von weniger Müdigkeit und mehr Energie, so wird das Gerät meist gerne getragen. Hilfreich ist es, wenn alle behandelnden Ärzte und die Lebenspartner unterstützend und beratend tätig werden.

2.5 Adipositas und psychische Erkrankungen

Alle chronischen Erkrankungen bergen ein hohes Risiko für psychische Probleme. Den betroffenen Personen ist klar, dass sie ihre Medikamente regelmäßig nehmen und im Alltag Einschränkungen in Kauf nehmen müssen, trotzdem aber mit einer eingeschränkten Lebenserwartung zu rechnen haben. Zahlreiche Zusammenhänge sind in Studien immer wieder bestätigt worden, allem voran die Tatsache, dass mit steigendem BMI die Rate an Depressionserkrankungen zunimmt (Osama et al. 2019).

In unserer Praxis erleben wir selten auch Ausnahmen: Menschen die trotz starken Übergewichts eine positive Ausstrahlung und gute Stimmungslage haben. Was unterscheidet sie von anderen? Ist es ihre Fähigkeit, die Lebensumstände anzunehmen und das

Beste daraus zu machen? Was gibt Ihnen die Fähigkeit, sich mit den widrigen Lebensumständen zu arrangieren? Diese Personen haben eine Resilienz entwickelt, die es Ihnen ermöglicht, trotz ungünstiger Lebensumstände Zufriedenheit zu erleben. Resilienz ist eine Art „seelische Widerstandskraft", die bis zu einem gewissen Grad erlernt werden kann.

Um die psychische Verfassung einer Person erfassen zu können ist es hilfreich, sie vor dem ärztlichen Gespräch um das Ausfüllen eines Fragebogens zu bitten.

Zum Screening verwende ich gerne den WHO-5-Fragebogen. Er ist gut verständlich und einfach auszufüllen. Sie finden diesen Screening-Bogen und auch im Gesundheitspass Diabetes (Seite 29) (https://robert-enke-stiftung.de/wp-content/uploads/2016/10/WHO-5-Selbsttest.pdf; Hollenrieder et al. 2013).

Natürlich kann sich eine Adipositas auch auf dem Boden einer Depression entwickeln (Cureus 2022).

Die Wahrscheinlichkeit einer Gewichtszunahme wird durch die Einnahme von Antidepressiva erhöht. Auch wenn inzwischen viele neuartige Substanzen zur Therapie einer Depression zur Verfügung stehen (Selektive Serotonin-Reuptake-Inhibitoren = SSRI, Selektive Serotonin-Noradrenalin-Reuptake-Inhibitoren = SSNRI), allen ist gemeinsam, dass sie als Nebenwirkung zu Antriebslosigkeit und Müdigkeit führen und damit den Drang zu Bewegung dämpfen. So erhöht sich unter ihrer Einnahme das Risiko, an Gewicht zuzulegen. Dies muss man aber bei einer schweren Depression, die mit verhaltenstherapeutischen Maßnahmen nicht behandelbar ist, in Kauf nehmen. Umso wichtiger erscheint es mir, Patienten mit chronischen Erkrankungen nicht nur technischen Untersuchungen zuzuführen sondern grundsätzlich nach der psychischen Verfassung zu fragen. Das kostet zwar Zeit, ist aber für das weitere Krankheitsgeschehen jedes einzelnen Patienten von großer Bedeutung.

Häufig führt uns die Körpersprache zur Diagnose von psychischen Problemen: Gestik, Mimik, Kleidung, Mund-Augen-Partie und Händedruck sind für uns Ärzte wichtige Signale. Sie waren teilweise in der Pandemie durch das Tragen einer Maske sowie den fehlenden Händedruck zur Begrüßung verloren gegangen. Welcher Stellenwert der Körpersprache für das Vertrauen zwischen Arzt und Patient zukommt, verdeutlicht eine Untersuchung aus dem chirurgischen Bereich, die 2021 in JAMA veröffentlicht wurde: 200 Neupatienten wurden in einer ambulanten chirurgischen Klinik entweder einem Arzt mit durchsichtigem (ClearMaskLLC) oder undurchsichtigem Mund-Nasen-Schutz zugewiesen. Alle Probanden bevorzugten die transparente Maske und empfanden die Chirurgen, die diese trugen als empathischer und ihre Erklärungen als verständlicher (Kratzke et al. 2011).

Neben der Depression ist in Verbindung mit Adipositas häufig eine Angstproblematik vorhanden. Wenn wir von Ängsten sprechen, dann ist es wichtig, die eigentliche Angst (lateinisch angor) von der Furcht (lateinisch timor) abzugrenzen. Letztere ist objektbezogen, also zum Beispiel die Angst/Furcht vor Spinnen, erstere ist Objekt-unbestimmt.

Welche Ängste haben dicke Menschen? Hier ein paar Beispiele:

2.5 Adipositas und psychische Erkrankungen

- Nie mehr Normalgewicht zu erreichen
- Verlust des Arbeitsplatzes
- Benachteiligung im Berufsleben
- Diskriminierung wegen des Gewichtes
- Gesundheitliche Folgen (hoher Blutdruck, Herzinfarkt, Schlaganfall, Gelenkbeschwerden)
- Unfähigkeit zu Veränderungen

Der Psychologe und Neurowissenschaftler Joseph Le Doux (geb. 1949) hat sich bei seinen Forschungen schwerpunktmäßig mit der Neurophysiologie der Angst beschäftigt (Le Doux 2000).

Er hat das Grundmuster beschrieben, das in unserem Gehirn abgespeichert ist und für das Überleben der Menschheit in grauer Vorzeit unerlässlich war: auf einen Reiz folgt eine Assoziation und eine sofortige Reaktion. Noch bevor das bewusste Denken einsetzt, werden vom Organismus innerhalb von etwa 300 Millisekunden zahlreiche Stoffwechselvorgänge aktiviert:

- Die Durchblutung und Spannung der Muskulatur nimmt zu, das erhöht die Reaktionsgeschwindigkeit
- Die Pupillen weiten sich, Seh- und Hörnerven werden empfindlicher, beides erhöht die Aufmerksamkeit
- Herzfrequenz und Blutdruck steigen, die Atmung wird schneller und flacher
- Blasen-, Darm- und Magentätigkeit werden gehemmt, das spart Energie
- Absonderung von Molekülen im Schweiß, die andere Menschen Angst riechen lassen und bei ihnen unterbewusst Alarmbereitschaft auslösen (Mujica-Parodi et al. 2009)

In gefährlichen Situationen sichern diese Automatismen eine rasche Fluchtreaktion. Das bewusste Nachdenken darüber, was in solchen Situationen zu tun ist dauert viel zu lang und kostet unnötig Zeit – nur durch eine rasche Flucht war das Überleben der Menschheit gesichert. Die zentrale Hirnregion, in der diese Prozesse ablaufen, ist die Amygdala. Sie spielt auch bei emotionalen Prozessen eine Rolle.

Wenn wir unsere Patienten genau beobachten, so können wir genau diese Angstreaktionen beobachten. Wieder ist es die Körpersprache, die wegweisend sein kann: schneller Puls, hoher Blutdruck, schwitzen, geweitete Pupillen. Geben Sie ihrem Patienten zur Begrüßung die Hand, so kann sie feucht oder trocken sein. In seinem Werk „Gefühle lesen" beschreibt Paul Ekman den Gesichtsausdruck, den man beobachten kann, wenn Menschen Angst haben: „Wenn zu den hochgezogenen Oberlidern angespannte Unterlider hinzukommen, das übrige Gesicht aber unbeteiligt bleibt, handelt es sich nahezu immer um ein Zeichen von Angst. Betrachtet man die untere Gesichtshälfte, so fällt bei Angst und Überraschung der Unterkiefer herunter, bei Angst und Furcht hingegen werden die Lippen horizontal verzerrt" (Ekmann 2017).

Die Redewendung „Die Angst ist einem ins Gesicht geschrieben" beschreibt die geweiteten Pupillen, die man beobachten kann, wenn eine Person Angst hat.

Die Folgen von Angst sind vielfältig. In der täglichen Praxis kommt man dem Problem am ehesten auf die Spur, wenn man die Körpersprache beobachtet und nach der Schlafqualität fragt, denn eine Störung des Schlafverhaltens findet sich häufig in Verbindung mit Ängsten.

Fragebogen

- Wie würden Sie ihr Schlafverhalten beschreiben?
- Können sie gut einschlafen/durchschlafen?
- Wie viele Stunden pro Nacht schlafen Sie?
- Fühlen Sie sich morgens wach/ausgeschlafen?
- Leiden Sie unter Tagesmüdigkeit?
- Falls sie schlecht schlafen können: was unternehmen Sie, um einschlafen zu können?
- Warum können Sie nicht einschlafen/durchschlafen?
- Welche Gedanken haben Sie, wenn sie wach im Bett liegen und nicht schlafen können? ◄

Fassen wir zusammen: Adipositas steht häufig in Verbindung mit einer Depression oder Angststörung. Diese wirken hemmend auf jede Form von körperlicher Aktivität. Die Betroffenen ziehen sich immer mehr aus ihrem sozialen Umfeld zurück und vereinsamen so immer mehr.

Bei jedem übergewichtigen Patienten müssen deshalb auch psychische Probleme erfragt und gegebenenfalls behandelt werden.

2.6 Adipositas und kardiovaskuläre Erkrankungen

Wenden wir uns nun der Frage zu, welche Rolle Übergewicht für das kardiovaskuläre Risiko einer Person spielt. Seit Jahren wird kontrovers diskutiert, welchen Einfluss eine Adipositas auf kardiovaskuläre Ereignisse wie Schlaganfall oder Herzinfarkt hat, wenn sie ohne weitere Risikofaktoren wie Bluthochdruck, Fettstoffwechselstörung oder Diabetes vorliegt. Eine im Jahr 2021 in Diabetes Care veröffentlichte Arbeit widmete sich genau dieser Fragestellung.

Fazit: Bei metabolisch gesunden Personen führt eine Adipositas alleine nicht zu einer Risikoerhöhung von signifikanten Koronarstenosen oder kardiovaskulären Ereignissen. Das Vorhandensein von mehr als zwei Risikofaktoren oder Diabetes bei nicht adipösen Personen war mit dem höchsten Risiko verbunden (Diabetes Care 2021).

Menschen mit Adipositas ohne weitere Risikofaktoren haben also ein vergleichbar niedriges kardiovaskuläres Risiko im Vergleich zu Personen mit Bluthochdruck, einer

Fettstoffwechselstörung und/oder Diabetes. Jedoch ist eine solche Konstellation in der täglichen Praxis selten und in den allermeisten Fällen ist es eine Frage der Zeit, bis sich zum Übergewicht weitere Risikofaktoren addieren. Deutlich wird durch diese Daten in jedem Fall, dass jede Person mit Übergewicht einem Screening auf weitere Risikofaktoren zugeführt werden muss: Blutdruckmessungen, Bestimmung der Lipide sowie eine orale Glukosebelastung zum Ausschluss eines Diabetes mellitus sind also zwingend indiziert. Auch wenn keine Symptome vorhanden sind – diese Faktoren müssen abgeklärt werden – und nicht nur einmalig, sondern in einem regelmäßigen Zeitintervall von etwa einem Jahr.

2.7 Adipositas und Diskriminierung

In den nun 30 Jahren meiner ärztlichen Tätigkeit habe ich in den Gesprächen mit meinen übergewichtigen Patienten immer wieder erfahren, was es wirklich bedeutet, „dick" zu sein. Zum einen sind es alltägliche Situationen, die man als stark übergewichtige Person erlebt, zum anderen Blicke, Gesten und verbale Äußerungen der Mitmenschen.

Die nachfolgende Aufstellung ist subjektiv, denn sie listet lediglich auf, was mir meine Patienten berichtet haben. Sicher gibt es noch viel mehr alltägliche Hürden.

- Problem Stuhl: In vielen Arztpraxen, Kliniken, Restaurants, Bars, Cafés und öffentlichen Einrichtungen gibt es keine passenden Sitzgelegenheiten für Menschen mit starkem Übergewicht. Die Traglast der dort befindlichen Bestuhlung ist in der Regel nicht bekannt, das Hinsetzen kann zum Sicherheitsrisiko werden.
- Problem medizinische Geräte: Körperwaagen und Blutdruckmanschetten sind vielfach nicht ausreichend bei starkem Übergewicht. Das gilt ebenso für Klinikbetten oder Apparaturen wie CT und MRT. Klinikbetten sind zumeist bis maximal 190 kg belastbar, wiegt ein Patient mehr, benötigt er ein Schwerlastbett, das meist erst auf Bestellung in einer Klinik zur Verfügung gestellt werden kann.
- Anschnallgurte in Auto oder Flugzeug: eine Gurtverlängerung muss vor einem Flug angefragt werden, im Auto ist sie meist nicht vorhanden.
- Drehtüren und Drehkreuze: sind für stark übergewichtige Menschen oft nicht passierbar
- Liegestühle: Traglast vielfach nicht bekannt

Soweit die „Materialprobleme". Bis zu einem gewissen Grad kann man sich auf diese Situationen vorbereiten. Ganz anders ist es, wenn man sich als übergewichtige Person den verbalen Äußerungen und Blicken seiner Mitmenschen ausgesetzt fühlt. Da fallen Worte wie: dicke/fette Kuh, dicke/fette Sau, Walross, Fettkloß u.v.m. und man kann gut verstehen, dass sich die Betroffenen nicht gerne in der Öffentlichkeit zeigen, wenn sie sich so etwas anhören müssen. Auch die Blicke der Mitmenschen muss man ertragen können. Eine meiner Patientinnen hat es folgendermaßen formuliert: „Wenn man ins

Schwimmbad geht, dann ist der schwierigste Weg der von der Umkleidekabine bis ins Wasser, das muss man schaffen."

Auch Essen in Gesellschaft fällt dicken Menschen schwer. Sie disziplinieren sich dort zumeist maximal und essen dann erst, wenn sie zu Hause sind oder sie meiden die Öffentlichkeit.

Literatur

Arends J (2014) Kachexie. Forum 29(5): 329–399 https://www.krebsgesellschaft.de/onko-internet-portal/basis-informationen-krebs/nebenwirkungen-der-therapie/beschwerden-bei-krebstherapien-und-gegenmassnahmen/man.html. Zugegriffen: 01. Juli 2023

Beirer A (2021) Malnutrition and cancer, diagnosis and treatment. Memo 14:168–173

Cnattingius S, Villamor E, Johansson S, Edstedt Bonamy AK, Persson M, Wikström AK, Granath F (2013) Maternal obesity and risk of preterm delivery. JAMA 309(22):2362–2370

Cureus (2022 Feb. 2) 14(2):e21841. https://www.ncbi.nlm.nih.gov/pmc/articles/PMC8896404/https://doi.org/10.7759/cureus.21841. Zugegriffen: 2. Juli 2023.

Diabetes Care (2021) Feb; dc201760. https://doi.org/10.2337/dc20-1760

Ekmann P (2017) Gefühle lesen – Springer

Ellrott T (2012) Determinanten des Essverhaltens im Kindes- und Jugendalter. In: Reinehr T, Kersting M (Hrsg) Pädiatrische Ernährungsmedizin. Schattauer, Stuttgart

Elsner Frank et al. (2017) Ernährung bei Tumorerkrankungen. In: Onkologisch. Springer Medizin Verlag GmbH, Ausgabe 1/2017

Faber G et al. (2011) Krebs und Ernährung. Der Onkologe 17(10): 906–912

Faßbender P, Herbstreit F, Eikermann M, Teschler H, Peters J. https://www.aerzteblatt.de/archiv/inhalt?heftid=5947Zugegriffen: 29. Juli 2023

Faßbender P et al (2016) Dtsch Arztebl Int 113: 463–469 https://www.aerzteblatt.de/archiv/180625/Obstruktive-Schlafapnoe-ein-perioperativer-Risikofaktorhttps://doi.org/10.3238/arztebl.2016.0463

Galef BG Jr, Henderson PW (1972) Mother´s milk: a determinant of the feeding preferences of weaning rat pups. J Comp Physiol Psychol 78:213–219

Heslehurts N, Simpson H, Ells LJ, Rankin J, Wilkinson J, Lang R, Brown TJ, Summerbell CD (2008) The impact of maternal BMI status on pregnancy outcomes with immediate short-term obstetric resource implications: a metaanalysis. Obes Rev 9(6):635–683. https://doi.org/10.1111/j.1467-789X.2008.005.x

Hollenrieder V (2013) Sinn und Zweck des Diabetes-Passes MMW 155 (57–60) https://link.springer.com/article/https://doi.org/10.1007/s15006-013-2443-2

Kratzke IM, Rosenbaum ME, Cox C, Ollila DW, Kapadia, MR (2021) Affiliations effect of clear vs standard covered masks on communication with patients during surgical clinic encounters: a randomized clinical trial PMID: 33704389 PMCID: PMC7953334 https://doi.org/10.1001/jamasurg.2021.0836

Krause KM, Lovelady CA, Ostbye T (2011) Predictors of brestfeeding in overweight and obese women: data from active mothers postpartum (AMP). Matern Child Health J 15(3):367–375. https://doi.org/10.1007/s10995-010-0667-7

Landres IV, Milki AA, Lathi RB (2010) Karyotype of miscarriages in relation to maternal weight. Hum reprod 25(5):1123–1126. https://doi.org/10.1093/humrep/deq025

Le Doux JE (2000) Emotion circuits in the brain. Annu Rev Neurosci 23:155–184

Marchi J, Berg M, Dencker A, Olander EK, Begley C (2015) Risks associated with obesity in pregnancy, for both mother and baby: a systematic review of reviews. Obes Rev 16(8):621-638. https://doi.org/10.1111/obr.12288

Menella JA, Jagnow CP, Beauchamp GK (2001) Prenatal and postnatal flavor learning by human infants. Pediatrics 107:E88

Mujica-Parodi LR et al (2009) Chemosensory cues to conspecific emotional stress activate amygdala in humans. PLoS One 4(7), e6415. PMC 2713432 (freier Volltext)

Moussa OM, Ardissino M, Kulatilake P, Faraj A, Muttoni E, Darzi A, Ziprin P, Scholtz S, Purkayastha S (2019) Effect of body mass index on depression in a UK cohort of 363 037 obese patients: A longitudinal analysis of transition First published: 05 March 2019, https://doi.org/10.1111/cob.12305

Robinson H, Tkatch S (2003) Is maternal obesity a predictor of shoulder dystocia? Obstet Gynecol 101(1):24–27

Schaal B, Marlier L, Soussignan R (2000) Human foetus learn odours from their pregnant mother´s diet. Chem Senses 25:729–737

Stothard KJ, Tennant PW, Bell R, Rankin J (2009) Maternal overweight and obesity and the risk of congenital anomalies: a systematic review and meta-analysis. JAMA 301(6):636–650. https://doi.org/10.1001/jama.2009.113

WDR-Nachrichten (15.06.2023) https://www1.wdr.de/nachrichten/rheinland/prozess-vergiftetes-glucosepraeparat-koeln-100.html. Zugegriffen: 09. Juli 2023

Therapie der Adipositas

3

Das Management der Adipositas hat vier Säulen:

- Ernährung
- Bewegung
- Medikamentöse Therapie
- Psychologische Unterstützung

Abb. 3.1 Die vier Säulen der Adipositastherapie

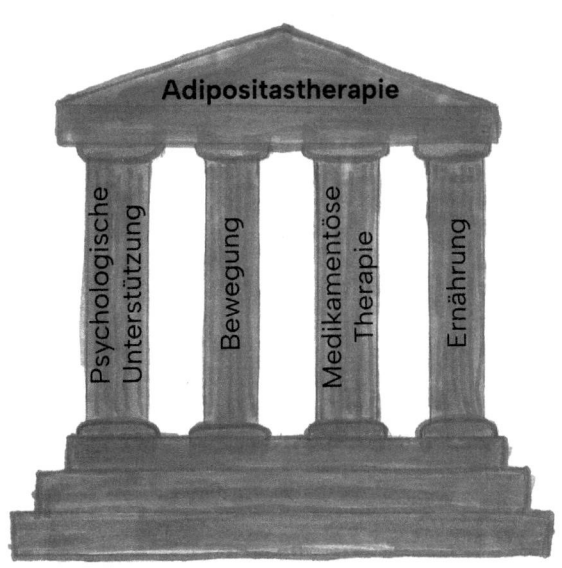

Oft werde ich gefragt, was denn für eine erfolgreiche Gewichtskontrolle am wichtigsten sei. Es ist meine feste Überzeugung, dass es darauf keine allgemeingültige Antwort gibt. Und das liegt darin begründet, dass jede Person ihre eigenen Stärken, Schwächen und Handicaps hat. Soll eine Gewichtskontrolle erfolgreich sein, dann kommt es darauf an, die Ressourcen der Patienten zu nutzen, ihnen aber nicht Unmögliches abzuverlangen. Letztlich ist es wie in der Schule: Stärken nutzen, bei Schwächen unterstützen und dabei helfen, Handicaps zu überwinden.

Im Folgenden möchte ich die vier Säulen beschreiben, basierend auf den aktuellen Empfehlungen der Fachgesellschaften. Ergänzen möchte ich jeden Abschnitt durch einen Fall aus meiner Praxis.

3.1 Ernährung

Kaum ein Thema wird so häufig und kontrovers diskutiert wie die Frage nach der „richtigen" Ernährung. Meine persönliche Einstellung ist: eine richtige/gesunde Ernährung, die für alle Menschen passt, gibt es nicht. Denn die Bedürfnisse des Individuums sind unterschiedlich und jede Person hat eine andere Stoffwechselsituation. Das gilt ebenso für den täglichen Energiebedarf, den eine Person benötigt, um ein stabiles Gewicht zu halten, ab- oder zuzunehmen. So benötigt ein Jugendlicher, der sich im Wachstum befindet und körperlich aktiv ist, eine völlig andere Energiemenge als ein älterer Mensch, der aufgrund seiner Begleiterkrankungen nur noch wenig körperlich aktiv sein kann. Auf die Frage nach einer gesunden Ernährung wird von uns Ärzten allzu häufig eine einfach praktikable und für alle gültige Antwort erwartet. Eine solche kann es aber nicht geben! Vor allem deshalb nicht, weil die Vielfalt an Lebensmitteln und Getränken es zulässt, dass man nach eigenen Vorlieben und Bedürfnissen die Auswahl trifft. Strenge Vorgaben und Regeln kennzeichnen eine Diät, ganz im Gegensatz zur ursprünglichen Bedeutung des Wortes „diataia", das aus dem griechischen kommt und übersetzt so viel bedeutet wie:

> „Die für den gesunden und kranken Menschen sinnvolle Lebens- und Ernährungsweise."

Leider sind bei vielen Empfehlungen zum Thema Ernährung kommerzielle Interessen im Spiel. Ein „Königsweg" verkauft sich eben leichter als eine differenzierte Betrachtung, die von Behandler und Patient einiges abverlangt. Wenn ein Ernährungskonzept den Namen einer berühmten Person oder gar den Namen Hollywood trägt, dann muss es ja gut sein, so die landläufige Meinung. In den 30 Jahren meiner Tätigkeit habe ich schon so manchen Trend miterlebt – es ist wie bei der Mode – ein fortwährendes Kommen und Gehen.

Grundlagen des Energiehaushaltes

Der tägliche Energieumsatz setzt sich zusammen aus dem Grundumsatz, der Thermogenese und der physischen Aktivität. Den größten Anteil hat mit 60–70 % der Grundumsatz. Dieser wiederum wird bestimmt durch die fettfreie Masse (FFM), also vor allem die Muskulatur, Knochen und Bindegewebe. Die wesentlichen Faktoren, die den Grundumsatz beeinflussen, sind Alter, Geschlecht, Körpergröße, Schilddrüsenhormone und genetische Faktoren (Bitar et al. 1999) und Freake und Oppenheimer (1995).

Der Grundumsatz ist die entscheidende Größe, die betrachtet werden muss, wenn eine Gewichtsabnahme langfristig erfolgreich sein soll. Denn bei nahezu jeder kalorischen Restriktion, egal mit welcher Diät, geht fettfreie Masse verloren, was dazu führt, dass der Grundumsatz sinkt. Nun pendelt sich der Körper auf einem niedrigeren Energieniveau ein. Nach Beendigung der kalorischen Restriktion steigt das Gewicht wieder an und liegt aufgrund des nun niedrigeren Grundumsatzes häufig sogar über dem Ausgangsgewicht. Jeder kennt dieses Phänomen unter dem Begriff "Jo-Jo-Effekt". Nur wenn es gelingt, den Abfall des Grundumsatzes durch Erhalt der fettfreien Masse (durch gezielte muskuläre Aktivität) zu verhindern, kann eine anhaltende Gewichtsreduktion erzielt werden (Weck et al. 2012).

Diese Botschaft ist für unsere Patienten schwer zu glauben. Und sie besagt, dass eine Reduktion der Kalorien alleine, ohne weitere Maßnahmen, langfristig nie erfolgreich sein kann.

Diese Zusammenhänge zu erklären kostet Zeit, und die ist bekanntlich in Arztpraxen Mangelware. Für einen Arzt-Patienten-Kontakt stehen in Deutschland im Durchschnitt knapp acht Minuten zur Verfügung (Le Ker 2017).

Es ist meine feste Überzeugung, dass unsere Zeit nirgendwo besser investiert ist, als bei der Beratung und Schulung zum Thema Lebensstilintervention. Diese beinhaltet die Themen Ernährung, Bewegung und psychische Gesundheit.

Als Ärzte orientieren wir uns den Empfehlungen von Fachgesellschaften. Maßgebend für den Bereich Ernährung ist die Deutsche Gesellschaft für Ernährung, DGE. Gesundes Essen und Trinken ist für jede Person wichtig, egal ob alt oder jung, mit oder ohne Diabetes, mit oder ohne Übergewicht. Kurz zusammengefasst könnte man sagen, dass Vielfalt und Ausgewogenheit am wichtigsten sind. Die folgenden zehn Regeln lesen sich einfach, ihre Umsetzung im Alltag ist jedoch schwierig. Das Ernährungsverhalten unserer Patienten (und teilweise auch von uns selbst) weicht erheblich davon ab.

10 Regeln zum Ernährungsverhalten (nach DGE)

1. Lebensmittelvielfalt genießen
   Nutzen Sie die Lebensmittelvielfalt und essen Sie abwechslungsreich. Wählen Sie überwiegend pflanzliche Lebensmittel.
2. Gemüse und Obst – nimm „5 am Tag"

Genießen Sie mindestens 3 Portionen Gemüse und 2 Portionen Obst am Tag. Zur bunten Auswahl gehören auch Hülsenfrüchte wie Linsen, Kichererbsen und Bohnen sowie (ungesalzene) Nüsse.
3. Vollkorn wählen
Bei Getreideprodukten wie Brot, Nudeln, Reis und Mehl ist die Vollkornvariante die beste Wahl für Ihre Gesundheit.
4. Mit tierischen Lebensmitteln die Auswahl ergänzen
Essen Sie Milch und Milchprodukte wie Joghurt und Käse täglich, Fisch ein- bis zweimal pro Woche. Wenn Sie Fleisch essen, dann nicht mehr als 300 bis 600 g pro Woche.
5. Gesundheitsfördernde Fette nutzen
Bevorzugen Sie pflanzliche Öle wie beispielsweise Rapsöl und daraus hergestellte Streichfette. Vermeiden Sie versteckte Fette. Fett steckt oft „unsichtbar" in verarbeiteten Lebensmitteln wie Wurst, Gebäck, Süßwaren, Fast-Food und Fertigprodukten.
6. Zucker und Salz einsparen
Mit Zucker gesüßte Lebensmittel und Getränke sind nicht empfehlenswert. Vermeiden Sie diese möglichst und setzen Sie Zucker sparsam ein. Sparen Sie Salz und reduzieren Sie den Anteil salzreicher Lebensmittel. Würzen Sie kreativ mit Kräutern und Gewürzen.
7. Am besten Wasser trinken
Trinken Sie rund 1,5 Liter jeden Tag. Am besten Wasser oder andere kalorienfreie Getränke wie ungesüßten Tee. Zuckergesüßte und alkoholische Getränke sind nicht empfehlenswert.
8. Schonend zubereiten
Garen Sie Lebensmittel so lange wie nötig und so kurz wie möglich, mit wenig Wasser und wenig Fett. Vermeiden Sie beim Braten, Grillen, Backen und Frittieren das Verbrennen von Lebensmitteln.
9. Achtsam essen und genießen
Gönnen Sie sich eine Pause für Ihre Mahlzeiten und lassen Sie sich Zeit beim Essen.
10. Auf das Gewicht achten und in Bewegung bleiben
Vollwertige Ernährung und körperliche Aktivität gehören zusammen. Dabei ist nicht nur regelmäßiger Sport hilfreich, sondern auch ein aktiver Alltag, indem Sie z. B. öfter zu Fuß gehen oder Fahrrad fahren (https://www.dge.de/gesunde-ernaehrung/dge-ernaehrungsempfehlungen/10-regeln/).

Wollen wir unsere Patienten zu einem erfolgreichen Gewichtsmanagement anleiten, dann ist es äußerst hilfreich, den „Ist-Zustand" zu analysieren. Mit dem guten alten Ess- und Trinkprotokoll erhalten wir einen Einblick in ihren Alltag. Nun geht es nicht darum, Verbote auszusprechen sondern mögliche Alternativen zum bestehenden Ernährungsverhalten aufzuzeigen.

Sehr hilfreich ist es auch, Patienten protokollieren zu lassen, warum gegessen wird – also beispielsweise „weil Mittagspause", „weil gerade verfügbar" oder „weil hungrig". In der Einzelberatung oder in kleinen Schulungsgruppen kann man dann gemeinsam diese Protokolle besprechen.

Die in meinen Augen zentrale Frage ist die nach dem Hunger. Denn in den allermeisten Fällen kennen übergewichtige Patienten kein echtes Hunger- und Sättigungsgefühl.

„Nur Essen wenn man Hunger hat" ist eines der Geheimnisse einer gelungenen Adipositas-Therapie.

Der große Vorteil einer Gruppe liegt in der Interaktion und dem Lernen miteinander und voneinander. In meiner Praxis bevorzugen wir immer noch Präsenzschulungen. Gerade während der Covid-Pandemie wurde deutlich, welch wichtiges Instrument fehlt, wenn der persönliche Kontakt nicht stattfinden kann. Unsere Patienten berichten regelmäßig, welchen großen Einfluss die Schulung und der Austausch unter Gleichgesinnten auf sie hatte.

Fassen wir zusammen:

- Ein langfristig erfolgreiches Gewichtsmanagement ist mit Diäten allein nicht erreichbar.
- Eine gesunde Ernährung muss eine ausgewogene Zusammensetzung der Nahrungsmittelbestandteile aufweisen.
- Jede Ernährungsberatung muss Empfehlungen zu körperlicher Aktivität enthalten; Gewichtsreduktion ist langfristig nur unter Erhalt oder Zunahme der fettfreien Masse möglich.
- Gewichtsmanagement kann nur gelingen, wenn die Betroffenen ihr Verhalten analysieren und überlegen, wo Veränderungen möglich sind.
- Hunger und Sättigung sowie die Motive zur Lebensmittelwahl müssen in einer Ernährungsberatung besprochen werden.

3.2 Bewegung

Ganz bewusst möchte ich in diesem Kapitel nicht über Sport sondern über Bewegung sprechen. Denn immer dann, wenn wir mit übergewichtigen Menschen über Sport sprechen, entsteht bei Ihnen kein positives Gefühl und man erzeugt damit Druck. Warum ist das so? Sport impliziert automatisch eine gewisse Leistung und genau das ist der Grund, warum er für Personen, die reichlich Übergewicht mit sich herumtragen, nicht vorstellbar und erst recht nicht attraktiv erscheint. Unsere ärztlichen Vorgaben dürfen sich nicht an Normalgewichtigen orientieren, sondern müssen berücksichtigen, dass man bei Übergewicht mit jeder Art von körperlicher Aktivität ein gewaltiges Handicap mit sich herumträgt. Fordern wir gar jeden Tag 30 Minuten Sport, so gehen wir mit derartigen Vorgaben völlig an den Möglichkeiten übergewichtiger Menschen vorbei.

Fakt ist auch, dass noch vor 50 Jahren – also zu meiner Schulzeit – Roller, Sprungseil und ein Ball täglich für viele Stunden unsere Begleiter waren. Heute ist es das Smartphone, und es werden meist nur noch die Finger bewegt. Zwar sind inzwischen Fitnessstudios in Mode gekommen – die Realität ist aber, dass die Aktivität dort die früher übliche tägliche Bewegung nicht ersetzen kann. Außerdem ist es nicht für jeden bezahlbar.

Wollen wir realistische Empfehlungen geben, dann sollten wir uns daran erinnern, dass es tausende von Möglichkeiten gibt sich zu bewegen und dass Bewegung nichts kosten muss.

Meine Fragen an adipöse Patienten lauten deshalb:

- Welche Art von körperlicher Aktivität im Alltag haben Sie?
- Verwenden Sie einen Schrittzähler? Wie viele Schritte machen Sie durchschnittlich an einem Tag?
- Welche Form von Bewegung haben Sie früher gern gemacht? (Gymnastik, Tischtennis, Federball, Spaziergänge, Ballspiele, Schwimmen, etc.)
- (Gymnastik, Tischtennis, Federball, Spaziergänge, Ballspiele, Schwimmen, etc.)
- Gehen Sie lieber allein oder in Begleitung spazieren?
- Warum fällt Ihnen Bewegung so schwer? (Schmerzen? Atemnot? Schwitzen? Angst vor Unterzucker? Angst vor den Blicken der Mitmenschen? etc.)
- (Schmerzen? Atemnot? Schwitzen? Angst vor Unterzucker? Angst vor den Blicken der Mitmenschen? etc.)
- Wie fühlen Sie sich nach einer kurzen Bewegungseinheit? Wie war das früher?

Fragen wir nach den Hindernissen, die unsere Patienten von Bewegung abhalten, dann sind es in den allermeisten Fällen die Folgenden:

- Keine Zeit
- Macht keinen Spaß
- Mache ich nicht gerne alleine
- Schmerzen, Atemnot, Angst vor Unterzucker
- Bin zu langsam für jede Gruppe
- Andere müssen auf mich warten, das will ich nicht
- Schlechtes Wetter

All diese Argumente zeigen, wie wichtig der „Weg der kleinen Schritte" ist. Unsere Beratung muss also derart gestaltet sein, dass sie die Bedürfnisse und Möglichkeiten unserer Patienten berücksichtigt.

Es gibt also körperliche und mentale Hindernisse, die es zu eruieren gilt. Beide sind gleichermaßen von Bedeutung. Unsere Empfehlungen könnten also lauten:

3.2 Bewegung

- Nehmen Sie sich jeden Tag ein paar Minuten für sich Zeit!
- Nützen Sie die Zeit für irgendeine Form von Bewegung – wichtig ist nur, dass es Ihnen Spaß macht!
- Es gibt kein schlechtes Wetter, nur schlechte Kleidung!
- Wenn Ihnen Bewegung in Gesellschaft leichter fällt, dann suchen Sie sich Gleichgesinnte!
- Beobachten Sie Ihre Stimmung vor und nach der Bewegung!
- Trauen Sie sich etwas Neues zu, seien Sie neugierig!
- Sie entscheiden, wann und was sich verändern kann!
- Lassen Sie Unterstützung zu!

Immer dann, wenn es darum geht, eine Verhaltensveränderung zu erzielen, können ganz praktische Ideen helfen. Bewegung stellt sich bei folgenden Anregungen von alleine ein:

- Besuch im Tierpark
- Besuch von Museum oder Ausstellung
- Tanzkurs
- Theraband zu Hause
- Kegeln
- Den Sonnenaufgang oder Sonnenuntergang besuchen gehen
- Boccia, Cricket
- Hund des Nachbarn ausführen

Natürlich ist das nur eine kleine Auswahl, mit der wir unsere Patienten zum Nachdenken bringen. Vorgaben zum Bewegungsverhalten sollten nicht von uns Ärzten kommen sondern die Betroffenen sollten sich selbst aus der Vielzahl an Möglichkeiten etwas aussuchen, das Ihnen Freude bereitet. Dann besteht die Chance, dass es dauerhaft in ihr Verhalten integriert wird.

Das Ausmaß einer möglichen Gewichtsreduktion durch Bewegung wird vielfach überschätzt. Warum ist das so: Wenn Fettmasse abgebaut und Muskelmasse aufgebaut wird, so ist auf der Waage ein geringes plus an Kilos zu erwarten. Das frustriert viele Patienten und folglich wird die Aktivität häufig wieder eingestellt. Deshalb muss unsere Beratung auch auf diesen Punkt hinweisen. Ein Plus an Kilos durch Zuwachs an Muskelmasse (fettfreier Masse) kann sich jedoch langfristig positiv auf den Grundumsatz auswirken (s. Abschn. 3.1).

Besteht neben der Adipositas ein Diabetes, so sind die Effekte von Bewegung sehr rasch feststellbar, mehr dazu im Kapitel.

Weitere Anregungen finden Sie in der Leitlinie der Deutschen Adipositas Gesellschaft (Deutsche Adipositas Gesellschaft 2019).

3.3 Psychologische Unterstützung

Ein wesentlicher Bestandteil der Betreuung und Beratung adipöser Menschen ist die psychologische Unterstützung. Diese Aufgabe kommt nicht nur Psychologen zu, sondern insbesondere auch Hausärzten und Diabeteszentren. Da es für die Betroffenen immer schwieriger wird, therapeutische Hilfe zu finden ist es umso wichtiger , dass Ärzte aller Fachrichtungen im Rahmen ihrer Möglichkeiten Hilfe und Unterstützung anbieten. Das folgende Kapitel soll Ihnen zeigen worauf dabei zu achten ist. Stellen Sie sich vor, Sie haben zehnmal versucht, einen 10-km-Lauf unter einer Stunde zu laufen. Zwar haben Sie fleißig trainiert, aber am Wettkampftag gab es immer irgendein Handicap, sodass Ihre bislang beste Zeit bei einer Stunde und 15 Minuten liegt. Nun haben Sie mehrere Möglichkeiten:

- Variante 1: Sie sind frustriert und geben das Vorhaben endgültig auf.
- Variante 2: Sie geben nicht auf und versuchen es beim nächsten Mal mit einer anderen Vorbereitung, die Ihre Erfolgschancen erhöht.
- Variante 3: Sie passen die angestrebte Zeit auf eine Stunde und zehn Minuten an und erhöhen so die Chancen auf ein Erfolgserlebnis.

Übertragen auf die Gewichtsproblematik würde ein entsprechendes Beispiel etwa folgendermaßen aussehen: Sie wiegen aktuell 130 kg und haben unendlich viele Diätversuche hinter sich. Ihr Ziel ist es, nach der Diät unter 100 kg zu wiegen. Auch hier sehen die möglichen Varianten ähnlich aus:

- Variante 1: Sie sind frustriert und geben Ihr Vorhaben endgültig auf.
- Variante 2: Sie wollen Ihre Erfolgschancen erhöhen und gehen zu einer Ernährungsberatung/einem Psychologen/in eine Klinik
- Variante 3: Sie passen Ihr Zielgewicht an und nehmen sich zunächst 120 kg vor

Nicht nur im Sport sondern auch in vielen anderen Lebensbereichen nehmen Menschen psychologische Hilfe in Anspruch, wenn es darum geht, Zielvorgaben zu erreichen. Das gilt ebenso für den Manager, den Politiker oder auch den Personalchef einer großen Firma.

Der Druck, der entsteht, wenn Zielvorgaben nicht umgesetzt werden können, ist teilweise so groß, dass es zu gesundheitlichen Problemen kommt.

Bei meinen täglichen Gesprächen muss ich immer wieder feststellen, dass Vorhaben und Pläne vor allem deshalb scheitern, weil es keine klar umschriebenen Zielvorgaben gibt.

Arbeiten mit SMART

Der so oft zu hörende Satz „Ich will jetzt abnehmen" beinhaltet keine Zielvorgabe sondern drückt lediglich einen Wunsch aus. Damit der Wunsch einer Gewichtsabnahme realisiert werden kann, ist eine genaue Formulierung und Planung erforderlich. Es ist wie in einem großen Unternehmen – hier werden klare Zielvorgaben formuliert, die beispielsweise am Ende eines Geschäftsjahres erreicht werden sollen. Je besser die Planung ist, umso eher kann sich bei jedem beliebigen Vorhaben ein Erfolg einstellen. Deshalb arbeitet man in vielen Unternehmen mit „SMART". Der Begriff ist im Projektmanagement zu Hause und bedeutet „Specific Measurable Accepted Realistic Time Bound" (Doran 1981). In der Arbeit mit meinen Patienten erkläre ich es folgendermaßen:

Die fünf Buchstaben des Wortes SMART stehen für Eigenschaften, die definiert werden müssen (Tab. 3.1).

So könnte also eine Zielvorgabe folgendermaßen lauten: bis zu meinem Geburtstag in sechs Monaten (Termin Fernziel) am 1.1.2025 will ich 5 kg (Gewicht) abnehmen, indem ich dreimal in der Woche eine Stunde spazieren gehe (aktiv) und pro Woche nur noch eine Tafel Schokolade esse. So muss ich ein knappes Kilogramm pro Monat (Termin Nahziel) abnehmen – das habe ich schon oft geschafft (realistisch), aber nie länger als drei Monate durchgehalten. Wenn ich das geschafft habe, passe ich wieder in meine Lieblingsjeans (attraktiv).

Meine Erfahrung ist, dass viele Vorhaben scheitern, weil sie völlig unrealistisch und nicht terminiert sind. Hier benötigen unsere Patienten deshalb auch eine Anleitung. Man muss Ihnen immer wieder sagen, dass der Körper grundsätzlich sein Gewicht verteidigt und eine Gewichtsabnahme nur unter Erhalt der fettfreien Masse langfristig gelingen kann. Der Weg der kleinen Schritte ist in den allermeisten Fällen erfolgreicher als die Crash-Diät, die zu einem Jo-Jo-Effekt führt. Und wer immer wieder scheitert, gibt das Vorhaben Gewichtsreduktion irgendwann auf, das gilt es zu verhindern.

„Fight or flight"
Das Leben mit Übergewicht ist ein täglicher Kampf, begleitet von meist negativen Gefühlen. Jeder gescheiterte Versuch einer Gewichtsreduktion hinterlässt Schuldgefühle. Immer wieder aufs Neue stellt sich die Frage „fight or flight" – Kampf oder Flucht. Wer über viele Jahre, ja oft sogar Jahrzehnte erfolglos kämpft, dem geht irgendwann die Kraft aus. Und das ist dann der Augenblick, in dem jede Gewichtskontrolle entgleitet. Die Anamnese jedes übergewichtigen Patienten mit seiner Lebensgewichtskurve ist deshalb unverzichtbar. Wenn es gelingt, ein vertrauensvolles Verhältnis zum Patienten aufzubauen, dann kann er über die markanten Ereignisse berichten. Ist aber keine Zeit für ein ärztliches Gespräch, so können wir die wirklichen Ursachen für ihre Gewichtsprobleme nicht erkennen und folglich auch keine

Tab. 3.1 SMART (Specific Measurable Accepted Realistic Time Bound)

S	= spezifisch	z. B. Gewicht, HbA1c, Bewegung
M	= messbar	z. B. Kilogramm, %, Schrittzahl, Minuten Bewegung
A	= akzeptiert	Was ist ein allgemein akzeptiertes Gesundheitsziel?
	= aktiv	Wie genau will ich aktiv werden?
	= attraktiv	Welches Ziel ist für mich attraktiv?
R	= realistisch	Welches Gewicht/HbA1c/Bewegung ist erreichbar? Was ist ein realistisches Ziel?
T	= terminiert	Termin Nahziel/Termin Fernziel

zielführende Hilfe anbieten. Für viele Patienten ist es ein Lernprozess, therapeutische Hilfe zuzulassen. Denn bislang haben sie in Krisensituationen zumeist keine Hilfe zugelassen. Therapeutische und ebenso soziale Unterstützung sind aber für Menschen mit Adipositas wichtige Begleiter. Denn es liegt eben zumeist nicht nur an zu viel Essen und zu wenig Bewegung, worüber sich leicht sprechen lässt, sondern an tiefgreifenden psychosozialen Problemen. Darüber zu sprechen ist nie einfach und muss oft mühsam erlernt werden.

Das Selbstwertgefühl übergewichtiger Menschen ist selten gut. Sie zweifeln an ihren Fähigkeiten und trauen sich im Laufe der Jahre immer weniger zu. Den Glauben an die eigenen Fähigkeiten zu stärken ist deshalb ein wichtiges therapeutisches Ziel. Dazu gehört auch zu lernen, wie man mit Rückschlägen umgehen kann.

> **Erforderliche psychotherapeutische Elemente**
> In einem Übersichtsartikel zum Thema Adipositas beschreibt Prof. Hauner die erforderlichen psychotherapeutischen Elemente (Hans Hauner 2016):
>
> - Selbstbeobachtung von Verhalten und Fortschritt (Körpergewicht, Nahrungsmenge, Bewegung)
> - Einübung eines flexibel kontrollierten Ess- und Bewegungsverhaltens (im Gegensatz zur rigiden Verhaltenskontrolle)
> - Stimuluskontrolle» Strategien zum Umgang mit wieder ansteigendem Gewicht
> - Soziale Unterstützung
> - Kognitive Umstrukturierung (Modifizierung des dysfunktionalen Gedankenmusters)
> - Zielvereinbarungen
> - Problemlösungstraining/Konfliktlösungstraining
> - Soziales Kompetenztraining/Selbstbehauptungstraining
> - Verstärkerstrategien (zum Beispiel Belohnung von Veränderungen)
> - Rückfallprävention

Soweit die Theorie, wie aber sieht die Praxis aus? Kein Hausarzt kann die erforderliche Zeit aufwenden, um auch nur annähernd diese Unterstützung zu leisten. Bleiben psychotherapeutische Kollegen und Einrichtungen, die jedoch bei steigenden Zahlen an Depressionen, Angst- und Suchterkrankungen komplett überlaufen sind. Auch ist die Meinung weit verbreitet, dass man „nur wegen des Übergewichts" nicht zum Psychologen gehen muss. Was sich jedoch dahinter verbirgt, bleibt vielfach im Dunkeln. Dicke Menschen haben keine Lobby, ihre Betreuung ist zeitintensiv und wenig lukrativ. All das war für mich ausschlaggebend, dieses Buch zu schreiben. Denn ich bin mir sicher, dass wir mit einem guten Zeitmanagement und mehr Wissen zu den Ursachen der Adipositas in unserer täglichen Beratung besser werden können.

Neben dem gesprochenen Wort als Therapeutikum steht ein Markt der medikamentösen Therapieoptionen, der gerade aktuell einen extremen Boom erlebt. GLP-1-Analoga können aktuell nicht mehr in ausreichender Menge produziert werden. Es bestehen Lieferengpässe, Patienten warten oft mehrere Wochen auf ihr Präparat. Losgetreten wurde die Welle durch Elon Musk unter dem Motto „Spritz dich schlank" (https://www.presseportal.de/pm/134351/5421441).

Wann diese Präparate indiziert sind und welche Wirkungen und Nebenwirkungen sie besitzen, erfahren Sie im folgenden Abschnitt.

3.4 Medikamentöse Therapie der Adipositas

Kaum ein Thema wird derzeit so viel diskutiert wie das der medikamentösen Therapie bei Adipositas. Täglich bitten mich Patienten, Ihnen die „Spritze zum Abnehmen" zu verschreiben. Bei Fortbildungsveranstaltungen ist die häufigste Frage meiner Kollegen, wie man denn mit diesem Wunsch der Patienten umgehen soll.

Zunächst einmal muss man differenzieren, welche Produkte derzeit verfügbar sind. Eine Verordnung zulasten der gesetzlichen Krankenkassen ist bislang bei den allermeisten Präparaten nur dann möglich, wenn gleichzeitig ein Typ-2-Diabetes besteht.

Orlistat
Fast in Vergessenheit geraten ist inzwischen Orlistat. Diese Substanz ist ein Lipasehemmer, sie hemmt die Aufnahme der Nahrungsfette und führt so zu einer Reduktion der Energieaufnahme. Während der Einnahme der Substanz kann es zu Fettstühlen, Stuhlschmieren, Stuhldrang und Blähungen kommen. Auch eine verminderte Aufnahme fettlöslicher Vitamine wurde beschrieben (Sjöström et al. 1998). Kontraindikationen sind in der Schwangerschaft, Stillzeit, bei Darmerkrankungen und Gallenabflussstörungen gegeben. In Einzelfällen wurde von einer leberschädigenden Wirkung berichtet (EMA 2011).

Die Anwendung wird empfohlen ab einem BMI von 30 ohne weitere Risikofaktoren oder einem BMI von 27 mit weiteren Risikofaktoren in Verbindung mit einer „ärztlich überwachten Reduktionsdiät". Die Substanz soll abgesetzt werden, wenn der Patient nach drei Monaten Therapie nicht mehr als 5 % seines Ausgangsgewichts abgenommen hat.

Orlistat bewirkt keinerlei Hemmung des Appetits, hat also definitiv keine zentrale sondern nur eine periphere Wirkung durch die Ausscheidung von Fett über den Darm. Ellrichmann et al. berichten 2008 sogar über eine mögliche Appetitsteigerung durch eine beschleunigte Magenentleerung und Reduktion der postprandialen GLP-1-Spiegel (Ellrichmann et al. 2008). nzwischen ist die Substanz kaum noch im Einsatz, der wachsende Markt der Inkretinmemetika hat sie verdrängt.

Inkretinmemetika

Kurz ein kleiner Ausflug in die Historie: Mitte der 1960er-Jahre machte man die Beobachtung, dass bei gleichen Blutzuckerspiegeln die venöse Gabe von Glukose zu einer niedrigeren Insulinausschüttung führt als die orale Gabe von Glukose. Damit war klar, dass es im Darm Substanzen geben muss, die bei Glukosezufuhr auf die Insulinsekretion einwirken. Das beobachtete Phänomen nannte man Inkretineffekt und postulierte die Existenz von Hormonen, die im Darm gebildet werden und für die Blutzuckerregulation mitverantwortlich sind. Man fand in den 1970er-Jahren das Hormon GIP (Glukose-abhängiges insulinotropes Peptid) und Mitte der 1980er-Jahre das Hormon GLP-1 (Glucagon like Peptid). Dies war die Geburtsstunde für die Entwicklung der heute verfügbaren Inkretine.

Inkretine sind Polypeptide und müssen deshalb, ebenso wie Insulin, als Injektion verabreicht werden. Peptide können bislang nur unter Umgehung des Gastrointestinaltraktes verabreicht werden, denn sie würden durch den Kontakt mit der Magensäure denaturieren und damit ihre Wirkung verlieren.

2005 wurde Exenatide als erstes Inkretinmemetikum auf den Markt gebracht. Ursprünglich im Speichel der Krustenechse entdeckt, hatte es zum humanen GLP-1 eine Homologie von etwa 50 %. Wenige Jahre später kam mit Liraglutide das nächste Präparat, nun bereits mit einer Homologie von 97 %. Für die Verträglichkeit der Substanz spielt dies eine bedeutende Rolle (Roland et al. 2012).

Inkretine sind somit ursprünglich Antidiabetika (Tab. 3.2). Zur Therapie der Adipositas durften sie zunächst nur eingesetzt werden, wenn gleichzeitig ein Typ-2-Diabetes vorliegt. Der große Vorteil gegenüber allen anderen antidiabetischen Substanzen ist der einer Gewichtsabnahme während der Therapie. Auch gibt es inzwischen zahlreiche Stu-

Tab. 3.2 Übersicht der verschiedenen Inkretinmemetika

Wirkstoff (Zulassung)	Handelsname	Dosierung
Exenatid (2005)	Byetta/Bydureon	Byetta 5/10 mg 2 × täglich Bydureon 2 mg 1 × /Woche
Liraglutid (2009)	Victoza	0,6/1,2/1,8 mg 1 × täglich
Liraglutid (2016)	Saxenda	0,6 mg täglich in der ersten Woche 1,2 mg täglich in der zweiten Woche 1,8 mg täglich in der dritten Woche 2,4 mg täglich in der vierten Woche 3 mg täglich ab der fünften Woche
Dulaglutid (2015)	Trulicity	0,75/1,5/3,0 mg 1 × /Woche
Semaglutid (2018)	Ozempic	0,25/0,5/1,0 1 × /Woche
Semaglutid (2023)	Wegovy	0,25/0,5 /1,0/1,7/2,4 mg 1 × /Woche
Tirzepatid (2023)	Mounjaro	2,5/ 5/ 7,5/ 10/12,5/15 mg 1 × /Woche

3.4 Medikamentöse Therapie der Adipositas

dien, die eine kardiovaskuläre Protektion zeigen konnten (EXSCEL, LEADER, SUSTAIN, REWIND u. a.).

2016 erhielt Liraglutid als erstes GLP-1 die Zulassung für Adipositas, auch ohne das gleichzeitige Vorhandensein eines Diabetes.

"Zulassung" bedeutet jedoch nicht zwangsläufig, dass auch eine Kostenerstattung durch die gesetzlichen Krankenkassen erfolgt. Hier ist bislang maßgebend, was im fünften Sozialgesetzbuch geregelt ist (Bundesministerium der Justiz 1988). Es schließt Arzneimittel zur „Regulierung des Körpergewichts" und „Zügelung des Appetits" von der Kostenerstattung durch die Krankenkassen aus. Ob und wann sich das ändern wird bleibt momentan Spekulation. Mit einem Privatrezept kann letztlich jedes Produkt über eine Apotheke vor Ort oder einen Online-Anbieter bezogen werden. Die Kosten sind jedoch nicht unerheblich – sie liegen je nach erforderlicher Dosis zwischen 170 und 320 € pro Monat –, bei online-Anbietern können die Preise stark variieren.

Inkretine – Effekte und Nebenwirkungen – Praktisches Vorgehen

Inkretine haben grundsätzlich folgende Wirkungen
- Verzögerung der Magenentleerung
- Erhöhung des Sättigungsgefühls
- Hemmung des Appetits
- Glukoseabhängige Stimulation der Insulinsekretion und damit Blutzuckersenkung
- Hemmung der postprandialen Glukagonfreisetzung und damit der hepatischen Gluconeogenese

Alle diese Effekte sind für adipöse Menschen zur Gewichtsreduktion und Patienten mit Typ-2-Diabetes zur Blutzuckerregulation hilfreich.

Bevor eine der Substanzen verordnet wird, sollte jedoch mit jedem Patienten ausführlich über die möglichen Nebenwirkungen gesprochen werden. In der Mehrzahl handelt es sich um gastrointestinale Probleme. Bei wem sie sich einstellen werden und bei wem nicht, ist zu Therapiebeginn definitiv nicht vorhersehbar. Deshalb begrenze ich die Therapie initial grundsätzlich auf vier Wochen und vereinbare dann einen Kontrolltermin.

Die häufigsten Nebenwirkungen bei der Verabreichung von GLP-1-Analoga sind:
- Übelkeit
- Erbrechen
- Diarrhö
- Obstipation
- Bauchschmerzen

In den allermeisten Fällen bestehen diese Nebenwirkungen jedoch nur zu Beginn der Therapie, nach meiner Erfahrung selten länger als zwei Wochen. Eine ausführliche Beratung des Patienten vor dem Therapiebeginn ist hier extrem wichtig und trägt ganz erheblich zur Compliance und einem möglichen Therapieerfolg bei. Wird GLP-1 als wöchentliche Gabe verabreicht, so treten die Nebenwirkungen verstärkt in den ersten zwei Tagen nach der Injektion auf. Dies sollte man bei der Planung des Injektionstages berücksichtigen.

Gleichzeitig mit der Gabe eines GLP-1-Analogons sollte der Patient natürlich eine Ernährungsumstellung anstreben. Eine solche wird teilweise durch das postprandiale Völlegefühl induziert. Wünschenswert und auch in den Empfehlungen enthalten ist eine Reduktion der Kalorienaufnahme um etwa 500 kcal/Tag. So ist beispielsweise in der Schweiz die Kostenerstattung an diese Bedingung geknüpft.

Seltene Nebenwirkungen bei Gabe eines GLP-1-Analogons sind:
- Lokale Irritation an der Injektionsstelle
- Angioödeme
- Gallenerkrankungen
- Pankreatitis
- Herzrhythmusstörungen

Praxistipp

Bei der Kontrolle vier Wochen nach dem Therapiebeginn geht es mir vor allem darum, zu erfragen, welche Effekte der Patient beobachtet hat. Meine Fragen lauten:

- Wie vertagen Sie das Medikament?
- Welche Effekte/Nebenwirkungen haben Sie beobachtet?
- Wie haben sich Ihre Blutzuckerwerte verändert?
- Wie hat sich Ihr Gewicht/Hunger/Appetit/Sättigungsgefühl verändert?
- Bei Verwendung einer Wochenspritze: Wie viele Tage hält die Wirkung des Medikaments an?
- Ist Ihnen sonst noch irgendetwas aufgefallen? ◄

In der Praxis kontrollieren wir dann das Gewicht und die Blutzuckertagesprofile. Ein Kontroll-HbA1c hat erst drei Monate nach Therapiebeginn Sinn.

Die Erfahrung zeigt, dass sich zu Beginn einer Therapie mit GLP-1 sehr rasch eine Verbesserung der Blutzuckerwerte zeigt. Deshalb ist es wichtig, dass die Patienten über die Möglichkeit der Blutzuckerselbstkontrolle verfügen. Mit der Senkung des Blutzuckers und der damit verbundenen Reduktion einer Glukosurie kommt es physiologisch zu einem leichten Anstieg des Körpergewichtes. Hat also ein Patient vier Wochen nach dem Therapiebeginn ein stabiles Gewicht und deutlich bessere Blutzuckerwerte, so kann man von einem guten Therapieeffekt sprechen.

Die Gewichtsreduktion stellt sich oft erst nach der Verbesserung des Blutzuckers ein.

Bei dem Kontrolltermin nach vier Wochen wird die weitere Dosis für die nächsten zwei Monate festgelegt. Gab es bereits einen starken Effekt auf Hunger, Sättigung und Blutzucker, so bleibt man bei der initialen Dosis, andernfalls wird die Dosis erhöht.

Das beschriebene Vorgehen hat sich seit über zehn Jahren sehr gut bewährt. Vor allem das Gespräch vier Wochen nach dem Therapiebeginn ist unverzichtbar, denn in den allermeisten Fällen sind die Patienten enttäuscht, wenn sie nichts oder nur wenig an Gewicht abgenommen haben, der Blutzucker jedoch deutlich verbessert werden konnte. Es ist nun mal eine Tatsache, dass eine mögliche Gewichtsreduktion für unsere Patienten die höchste Priorität einnimmt. Dass der Blutzucker ebenso wichtig ist und sich Gewichtseffekte erst über einen längeren Zeitraum einstellen, braucht Erklärung, sonst kommt es zu Therapieabbrüchen. Es ist die ärztliche Aufgabe, die oft völlig überzogenen Erwartungen der Patienten durch seriöse Information zurechtzurücken. Hier gilt es, sich an SMART (s. Abschn. 3.3) zu erinnern. Es braucht eine Terminierung und eine realistische Therapieplanung.

Dazu gehört auch, einen Blick nach vorne zu richten, denn die Effekte einer Therapie mit Inkretinen schwächen sich leider mit der Therapiedauer ab. Patienten berichten dann, dass die initiale Dämpfung des Hungergefühls und das verstärkte Sättigungsgefühl nachgelassen haben. Dann kommen entweder eine weitere Dosissteigerung oder aber ein Wechsel auf ein anderes Präparat infrage. Warum und wann dieser Gewöhnungseffekt auftritt, ist bislang nicht bekannt. Hier gibt es wohl große individuelle Unterschiede.

Unter dem Aspekt der Wirtschaftlichkeit muss im Einzelfall auch über eine Beendigung der Therapie nachgedacht werden, wenn Effekte auf Blutzucker und/oder Gewicht nicht mehr vorhanden sind. Diese Information sollten die Patienten jedoch bereits vor dem Therapiebeginn erhalten.

Kassenärzte haben nach § 70 Abs. 1 SGB V die Verpflichtung zu einer „ausreichenden, zweckmäßigen und wirtschaftlichen" Verordnungsweise. In Anbetracht der aktuell bestehenden Lieferengpässe und des Booms um GLP-1-Analoga gibt es auch eine Verpflichtung gegenüber der Solidargemeinschaft. Hier darf man auch anstrengende Diskussionen mit den Patienten nicht scheuen.

Literatur

Bitar A, Fellmann N, Vernet J et al (1999) Variations and determinants of energy expenditure as measured by whole-body indirect calorimetry during puberty and adolescence. Am J Clin Nutr 69:1209–1216

Bundesministerium der Justiz (1988) Sozialgesetzbuch (SGB) Fünftes Buch (V) - Gesetzliche Krankenversicherung - (Artikel 1 desbGesetzes v.20.Dezember 1988, BGBl.I S.2477) § 34 Ausgeschlossene Arznei-, Heil- und Hilfsmittel https://www.gesetze-im-internet.de/sgb_5/__34.html. Zugegriffen: 13. Aug 2023

Deutsche Adipositas Gesellschaft Januar 2019 Patientenleitlinie zur Diagnose und Beghandlung der Adipositas https://register.awmf.org/assets/guidelines/050-001p_S3_Adipositas_Pr%C3%A4vention_Therapie_2019-01.pdf. Zugegriffen: 6. Aug 2023

Deutsche Gesellschaft für Ernährung, Infoblatt „Gut essen und Trinken" 2024 https://www.dge.de/gesunde-ernaehrung/dge-ernaehrungsempfehlungen/10-regeln/. Zugegriffen 20.02.2025

Doran GT (1981) There's a S.M.A.R.T. way to write management's goals and objectives. Manag Rev 70(11): 35–36

Ellrichmann M et al (2008) Orlistat inhibition of intestinal lipase acutely increases appetite and attenuates postprandial glucagon-like-peptide-1-(7-36)-amide-1, cholecystokinin, and peptide YY concentrations. J Clin Endocrinol Metabol https://pubmed.ncbi.nlm.nih.gov/18647814/. https://doi.org/10.1210/jc.2008-0924. Zugegriffen: 13. Aug 2023

European Medicines Agency (2011) European Medicines Agency starts reviwe of orlistat- containing medicines https://www.ema.europa.eu/en/news/european-medicines-agency-starts-review-orlistat-containing-medicines. Zugegriffen: 13. Aug 2011

Freake HC, Oppenheimer JH (1995) Thermogenesis and thyroid-function. Annu Rev Nutr 15:263–291

Hans Hauner (2016) Bayerisches Ärzteblatt 7-8/2016. S3-Leitlinie: Prävention und Therapie der Adipositas https://www.bayerisches-aerzteblatt.de/fileadmin/aerzteblatt/ausgaben/2016/07/einzelpdf/BAB_7-8_344_350.pdf. Zugegriffen: 6. Aug 2023

Le Ker H (2017) Ärzte haben nur wenige Minuten pro Patient, Spiegel online https://www.spiegel.de/gesundheit/diagnose/aerzte-haben-laut-weltweiter-analyse-nur-wenige-minuten-pro-patient-a-1176897.html. Zugegriffen: 3. Aug 2023

Roland Büttner,Regensburg und L. Cornelius Bollheimer Nürnberg (2012) Neue Entwicklungen in der Therapie des Diabetes mellitus mit GLP- 1-Agonisten. https://www.arzneimitteltherapie.de/heftarchiv/2012/04/neue-entwicklungen-in-der-therapie-des-diabetes-mellitus-typ-2-mit-glp-1-agonisten.html

Sjöström L et al (1998) Randomized placebo-controlled trial for orlistat for weight loss and prevention of weight regain in obese patients. European Multicentre Orlistat Study Group. Lancet 352:167–172. PMID 9683204

Weck M, Bornstein SR, Barthel A, Blüher M (2012) Wie ist Gewichtsreduktion erfolgreich möglich? Dtsch Med Wochenschr 137:2223–2228. https://doi.org/10.1055/s-0032-1327232

Chancen und Kommunikation   4

Die Betreuung adipöser Menschen wird von Ärzten leider vielfach als anstrengend und frustrierend erlebt. Deshalb soll in diesem Kapitel aufgezeigt werden, welche Voraussetzungen erfüllt sein müssen, damit die gemeinsame Arbeit nicht nur bei Patienten, sondern auch bei den Ärzten zu positiven Gefühlen und Befriedigung führen kann. Denn nur wenn es auch in Zukunft Ärzte gibt, die sich gerne der Betreuung übergewichtiger Menschen widmen, wird die Adipositas-Welle einzudämmen sein. Medikamente allein können das sicher nicht bewerkstelligen, denn sie induzieren keine Verhaltensmodifikation, dazu braucht es Gespräche.

Wenn eine gute Arzt-Patienten-Kommunikation gelingt, so ist dies eine Basistherapie für alle kardiovaskulären Risikofaktoren (Adipositas, Diabetes, Bluthochdruck, Fettstoffwechsel). Hier bietet sich eine riesige Chance.

4.1 Zeitmanagement in der Arztpraxis

Zeit ist in Arztpraxen zur Mangelware geworden. Bei knapp acht Minuten pro Patient in deutschen Arztpraxen (Ausnahme: Psychotherapeuten) braucht es ein gutes Zeitmanagement, um im Bedarfsfall auch längere Gespräche führen zu können.

Viel Zeit lässt sich im Vorfeld einsparen, wenn die wesentlichen Befunde bereits zum ersten Termin vorliegen. Das sind vor allem Vorberichte aus Kliniken und von mitbehandelnden Kollegen sowie der aktuelle Medikamentenplan (Datum beachten).

Praxistipp

Im Falle des Patienten mit Adipositas und/oder Diabetes sind die folgenden Informationen hilfreich:

- Welche Medikamente werden momentan eingenommen (Präparate einzeln abfragen!)
- Insulindosis abfragen/überprüfen (anhand von ausgestellten Rezepten)
- Nadelwechsel Pen erfragen/Kathederwechsel Pumpe erfragen
- Abfrage WHO 5 etwa einmal im Jahr
- Inspektion der Spritzstellen (Insulin, GLP 1)
- Tägliche Schrittzahl zeigen lassen (Abfrage genügt nicht)
- Bei Patienten mit Sprachbarriere Termin mit Dolmetscher
- Bei Patienten mit Demenz Termin mit Partner/Betreuer ◄

Liegen alle Befunde vor, kann man sich im Gespräch auf Verhaltensaspekte konzentrieren.

Letztlich geht es bei jedem Patienten und jedem Arztbesuch immer wieder um die gleiche Frage: Warum ist die aktuelle Therapie nicht erfolgreich? Es gilt zu hinterfragen, ob die Ressourcen des Patienten ausgeschöpft sind oder nicht, und dafür benötigt man Zeit. Therapieziele können durch Medikamente oder aber auch eine Verhaltensmodifikation erzielt werden. Das herauszufinden, ist eine der wesentlichen ärztlichen Aufgaben. Damit macht man sich als Arzt nicht immer beliebt und es setzt natürlich das Einverständnis des Patienten voraus, über seine Alltagsbedingungen zu sprechen. Die Chance auf einen Therapieerfolg erhöht sich um ein Vielfaches, wenn eine solche Kommunikation gelingt.

„Worte sind das mächtigste Werkzeug, über das ein Arzt verfügt" (Associations of grip strength with cardiovascular).

Damit die Gespräche zwischen Arzt und Patient gelingen, ist es hilfreich, klare Regeln im Vorfeld zu kommunizieren. Das spart auf beiden Seiten Ärger und Zeit. Eine gelungene Arzt-Patienten-Kommunikation beinhaltet die große Chance, Patienten zu Verhaltensänderungen zu motivieren und sie auf dem Weg zu einem gesunden Lebensstil langfristig zu begleiten.

Gesprächsregeln

- Terminabsage spätestens 24 Stunden vor dem Termin
- Pünktlicher Beginn und pünktliches Ende des Gesprächstermins
- Gesprächsunterlagen (z. B. Fragebögen) müssen vorliegen
- Beim Thema bleiben
- Über sich sprechen
- Offenheit, Ehrlichkeit
- Respektvoller Umgang miteinander ◄

Wie bei jeder anderen chronischen Erkrankung sind auch Patienten mit Adipositas in der Regel über viele Jahre in einer Praxis. Im Unterschied zu einem chirurgischen Kollegen, der dem Patienten mittels einer Spritze oder einer Operation rasche Linderung seiner

Beschwerden verschaffen kann, brauchen Internisten und Allgemeinmediziner bei der Betreuung von Patienten mit chronischen Erkrankungen viel Geduld. Das gilt natürlich ebenso für die Patienten. Schnelle Therapieerfolge stellen sich bei ihnen selten ein, dafür umso häufiger negative Gefühle wie Schuld, Versagen oder gar Resignation. Es ist extrem wichtig, den Patienten immer wieder zu sagen, dass Verhaltensänderungen viel Zeit benötigen. Hier ist Ungeduld besonders hinderlich. Unsere ärztliche Aufgabe ist es, sie auf ihrem „Weg der kleinen Schritte" zu begleiten und ihnen immer wieder aufs Neue Mut zu machen für einen nächsten Schritt.

Therapeutische Erfolge lassen sich nicht nur durch Medikamente erzielen. Eine gelungene Arzt-Patienten-Kommunikation hat heilende Kräfte, wenn sie die Seele der Patienten erreicht. In den vorangegangenen Kapiteln haben wir erfahren, welcher große Stellenwert den Stressoren im Alltag von Menschen mit Gewichtsproblemen zukommt. Folglich leidet nicht nur der Körper, sondern auch der Geist. Wollen wir die Chance für therapeutische Erfolge erhöhen, so müssen wir uns nicht nur dem Körper sondern auch der Seele zuwenden. Dies geschieht nicht nur über verbale Kommunikation, sondern auch indem wir nonverbale Signale nutzen.

Es geht in diesem Kapitel also weniger um Zahlen und Studiendaten als vielmehr um alle die Erfahrungen, die ich in über 30 Jahren sammeln durfte. Es geht um Erkenntnisse, die vor mir bereits viele Ärzte machen durften. Einer davon ist der Kardiologe Bernard Lown (1921–2021). In seinem Buch „Die verlorene Kunst des Heilens" formuliert er es folgendermaßen: „Der Mensch ist mehr als eine Summe von Organen, die man reparieren oder sogar ersetzen kann, er ist ein Ganzes aus Körper und Geist" (Associations of grip strength with cardiovascular).

4.2 Gewicht als Spiegel der Seele

Nähern wir uns dieser Thematik über zwei Extrembeispiele: eine kachektische Person und eine stark übergewichtige Person mit über 200 kg Gewicht. Beide haben definitiv ein körperliches Problem, das auf eine schwere Grunderkrankung hindeuten kann, aber nicht muss. So tritt eine Kachexie beispielsweise bei einer Anorexie auf, eine Adipositas per magna z. B. bei einer Bulimie. Die Ursachen für beide Krankheitsbilder sind psychischer Natur, sie zu behandeln ist oft ein langwieriger Prozess.

Als Ärzte sind wir es gewohnt, jede körperliche Auffälligkeit zu hinterfragen. Das ist gut und richtig so. Dafür stehen uns heute neben umfangreichen Labortests auch zahlreiche technische Verfahren (CT, MRT u. v. a.) zur Verfügung. Oft bin ich erstaunt, wie viele Vorbefunde Patienten zu einem Ersttermin mitbringen. Darunter befinden sich leider auch unendlich viele Doppeluntersuchungen – dies ist in meinen Augen aktuell ein großes Problem in der Medizin. Eine elektronische Gesundheitsakte könnte hier definitiv hilfreich sein. Was jedoch Mangelware ist, sind die Gespräche, die wir mit unseren Patienten führen. Hier fehlt es in den allermeisten Fällen an der Zeit. Lediglich beim Psychologen gibt es etwa 45 Minuten pro Besuch, jedoch ist es vielen Patienten nicht möglich, dort in absehbarer Zeit einen Termin zu bekommen. Das liegt vor allem daran, dass psychische Erkrankungen erheblich zugenommen haben, zuletzt vor allem durch die Corona-Pandemie. Das Dilemma ist auf kurze Sicht nicht zu lösen. Jedoch bin ich der festen Überzeugung, dass wir durch eine gut strukturierte Vorgehensweise Zeit einsparen können, die uns dann für ein Gespräch zur Verfügung steht. Eine solche Struktur betrifft vor allem die Anamnese. Wichtige Eckdaten können anhand eines Fragebogens erfasst werden. Diese Vorgehensweise zwingt den Patienten, ganz konkret zu seiner Person Stellung zu nehmen. Die Selbstwahrnehmung ist oft ein erster wichtiger Schritt im therapeutischen Prozess.

Fragebogen

- Wie war Ihr Gewicht in der Grundschule? (dünn, normal, dick)
- Wie war Ihr Gewicht beim Schulabschluss (Hauptschule, Realschule, Abitur)?
- An welche markanten Ereignisse in Ihrem Leben können Sie sich erinnern und wie war damals Ihr Gewicht? (Hochzeit, Scheidung, Geburt von Kindern)
- Gab es Schicksalsschläge in Ihrem Leben? Falls ja wann? Wie war damals Ihr Gewicht? (Unfälle, Tumorerkrankung, Todesfall in der Familie?)
- Wie viel haben Sie in den letzten zehn Jahren an Gewicht zugenommen/abgenommen?
- Was war Ihr Maximalgewicht?
- Gibt es andere Ereignisse, die im Zusammenhang mit Ihrer Gewichtsentwicklung standen? ◄

Wie groß ist der Leidensdruck
Immer wieder wird argumentiert, dass stark übergewichtige Menschen keinen Leidensdruck haben könnten, denn wäre das so, dann würden sie ja etwas gegen das Übergewicht unternehmen. Nach meiner Erfahrung trifft das in den allermeisten Fällen nicht zu. Starkes Übergewicht führt nicht nur zu Krankheitsbildern wie Bluthochdruck, Diabetes, einer Fettstoffwechselstörung oder Gelenkbeschwerden, sondern auch zu psychischen Krankheitsbildern. Am häufigsten treten Depressionen auf. Oft finden wir ein fehlendes Selbstwertgefühl und sozialen Rückzug bis hin zur Isolation. In der Praxis treffe ich häufig auf Menschen, die hinsichtlich ihres Gewichtes resigniert haben und sich nicht mehr zutrauen, an der bestehenden Situation etwas verändern zu können. Deshalb versuchen sie, sich mit der Situation zu arrangieren und lernen, mit dem Leidensdruck zu leben.

Es gibt keinen Königsweg, den wir als Ärzte anbieten können, und das ist auch nicht unsere Aufgabe. Aber wir können dazu beitragen, dass unsere Patienten sich nicht verlassen fühlen, und sie dazu anleiten, sich erneut und vielleicht von einer anderen Seite mit ihren Problemen auseinander zu setzten.

„Love it or leave it" ist ein sehr bekanntes Motto. Inzwischen spricht man von der LCL-Methode: love it – change it – leave it. Die entscheidende Komponente ist die Veränderung. Ohne eine Veränderung im Alltag bleibt alles beim Alten, nur mit neuen Verhaltensmustern kann sich etwas ändern. Als Ärzte können wir dazu anleiten, nach Optionen zu Veränderungen zu suchen. Diese liegen im medikamentösen aber auch im psychologischen Bereich. Wenn es uns gelingt, die Betroffenen aus der Isolation und Resignation herauszuholen, dann haben wir ihnen zu einem ersten wichtigen Schritt verholfen. Das gelingt aber immer nur dann, wenn unsere Patienten dazu bereit sind, Unterstützung anzunehmen. Die Basis dafür ist gegenseitiges Vertrauen.

4.3 Gesellschaftliche Normen und Zielvorgaben

Wie zufrieden sind die Deutschen mit ihrem Körpergewicht? In einer Forsa-Umfrage der DAK aus dem Jahr 2019 kann man zu dieser Fragestellung einiges erfahren. Rund ein Drittel der Bevölkerung über alle Altersgruppen hinweg bezeichnet sich diesbezüglich als unzufrieden.

Zufriedenheit mit dem eigenen Körper steht in direktem Zusammenhang mit dem aktuellen Trend. Blickt man zurück in die Geschichte, so hat jede Epoche andere Körperideale. Das traf insbesondere für das weibliche Geschlecht zu. Das Mittelalter war geprägt vom christlichen Glauben. Hier war Körperlichkeit verpönt, in der Öffentlichkeit sollte man sich möglichst schlicht und unauffällig zeigen. Ganz anders in der Renaissance. Hier durften Künstler auch unverhüllte Körper darstellen. Das ideale Körperbild waren grazile Arme und Beine. Bauch, Gesäß und Taille durften ruhig ein paar Rundungen aufweisen. Im Barock schließlich waren die mittels Korsett erzwungene Wespentaille und das wallende gelockte Haar das Ideal. Das Rokoko gilt als Geburtsstunde des Parfums, da dem Körpergeruch erstmals ein großer Stellenwert zukam und Perücken bei Männern groß in Mode waren. Während im 20. Jahrhundert nach Ende des zweiten Weltkriegs noch üppige Körperformen als Zeichen des Wohlstands angesagt waren (Grace Kelly, Gina Lollobrigida, Sophia Loren, Marilyn Monroe) änderte sich das plötzlich mit dem britischen Model Twiggy (geb. 1949). Nun war ein knochiger, flachbusiger und hagerer Körpertyp angesagt.

In den 90er-Jahren schließlich kam der „Magersucht-Schick". Schönheit definierte sich damals über schlank sein. Seitdem entwickelte sich auch die Schönheitschirurgie, die ein „zu viel" entfernt und ein „zu wenig" ergänzt: Falten unterspritzen, Fett absaugen, Nase operieren, Brustverkleinerungen oder Silikonimplantate, Penisvergrößerung oder -verlängerung um nur ein paar Beispiele zu nennen.

Inzwischen ist fast alles machbar, der eigene Körper kann derart umgestaltet werden, dass er dem persönlichen Ideal entspricht. Allerdings sind alle diese Optionen zumeist nur für diejenigen möglich, die über das nötige Geld verfügen, denn im Regelfall sind sie keine Kassenleistungen.

Soweit der Exkurs in die Geschichte. Nun aber zurück zu unseren Patienten und der Frage, wie Selbstwahrnehmung, Selbstwertgefühl und Gewicht zusammenhängen.

4.4 Selbstwahrnehmung und Selbstwertgefühl

Zunächst eine kurze Definition der Begriffe.

Eine gute Selbstwahrnehmung hat, wer seine eigenen Fähigkeiten, Gefühle, Emotionen und seine Ausstrahlung richtig einschätzen kann. Diese Fähigkeit ist ein wichtiges Element für das Selbstbewusstsein einer Person.

Das Selbstwertgefühl beinhaltet drei Eigenschaften: Selbstliebe, Selbstvertrauen und Selbstbewusstsein.

In den allermeisten Fällen haben dicke Menschen ein schlechtes Selbstwertgefühl. Sie können sich selbst so wie sie sind nicht lieben, haben wenig Vertrauen in ihre eigenen Fähigkeiten, eine schlechte Selbstwahrnehmung und damit auch ein schlechtes Selbstbewusstsein. (Abb. 4.1)

Will man ermessen, wie sich dicke Menschen fühlen, dann kommt man nicht umhin, sich mit ihren Emotionen und Gefühlen zu beschäftigen. Aus einer negativen Selbstwahrnehmung resultiert ein schlechtes Selbstbewusstsein. Wer über viele Jahre immer wieder dabei scheitert, Gewicht zu reduzieren kann sich selbst nicht mehr lieben und traut es sich auch irgendwann nicht mehr zu. Wichtig zu wissen ist, dass das Ausmaß des Übergewichtes nicht zwangsläufig mit der Intensität der Gefühle korrelieren muss.

Praxistipp

Mit den folgenden Fragen kann man sich der Gefühlswelt des Patienten nähern:

- Wie wohl fühlen Sie sich momentan in ihrem Körper auf einer Skala von 1 (miserabel) bis 10 (perfekt)?
- Wann haben Sie sich zuletzt in ihrem Körper rundherum wohl gefühlt?
- Was an Ihrem Körper stört Sie am meisten?
- Warum fühlen Sie sich in Ihrem Körper nicht wohl?
- Wie haben Sie sich als Kind/Jugendlicher in Ihrem Körper gefühlt?

SELBSTWERTGEFÜHL
=
Selbstliebe   +   Selbstvertrauen   +   Selbstbewusstsein

Selbstwahrnehmung

Abb. 4.1 Zusammensetzung des Selbstwertgefühls

- Was an Ihrem Körper mögen Sie?
  - Welche Signale erhalten Sie von Ihrer Umwelt bezüglich Ihres Körpers? (Partner, Freunde, Arbeitskollegen) ◂

Gelegentlich begegnen wir übergewichtigen Menschen, die sich chic und farbenfroh kleiden und so eine positive Ausstrahlung auf ihre Umwelt erzielen. Sie haben sich ihr Selbstwertgefühl trotz ihres Übergewichtes erhalten. Durch ihre positive Ausstrahlung erhalten sie weniger negative Signale durch ihre Mitmenschen als diejenigen, die mit dunkler Kleidung ihre negative Stimmung nach außen tragen.

4.5 Nonverbale Kommunikation

Die Körpersprache einer Person erzählt uns häufig mehr als ein kurzes oberflächliches Gespräch. Der Gestik, Mimik und Kleidung einer Person können wir wertvolle Informationen entnehmen. Die Beobachtung der Körpersprache kann uns den Einstieg in ein erstes Gespräch ganz erheblich erleichtern. Vor allem dann, wenn wir einen Patienten noch nicht gut kennen, ergibt sich mit der Körpersprache ein Türöffner.

In diesem Kapitel geht es um Körpersignale und damit um nonverbale Kommunikation. Sie kann den Weg zu einem Gespräch ebnen, denn Patienten fühlen sich „wahrgenommen und abgeholt", wenn man ihnen ein Feedback zu ihren Körpersignalen gibt.

An einem kurzen Beispiel möchte ich das illustrieren: ich hole meinen nächsten Patienten aus dem Wartezimmer ab und beobachte auf dem Weg zu meinem Sprechzimmer einen hinkenden Gang, der auf ein Hüftproblem hindeutet. Nach der Begrüßung frage ich deshalb: „Kann es sein, dass Sie Schmerzen haben? So, wie Sie gehen, könnte es die Hüfte sein, die Ihnen Probleme macht." Jede Art von Schmerz hat enorme Auswirkungen auf das Bewegungsverhalten und den Blutzuckerverlauf.

In einer Zeit der Technisierung und Digitalisierung kommt der Körpersprache leider kaum noch Beachtung zu. Sie liefert uns jedoch wertvolle Informationen über unsere Patienten. Deshalb geht es nun um folgende Signale:

- Gangbild
- Händedruck
- Haut
- Gesicht
- Kleidung
- Körpergeruch

Gangbild
Aus dem Gangbild einer Person können wir auf zahlreiche Grunderkrankungen schließen. Es sind dies Gelenkprobleme (Hüfte, Knie, Sprunggelenk), muskuläre Erkrankungen oder neurologische Erkrankungen. Jeder kennt das Gangbild nach einem

Schlaganfall mit Arm- oder Beinparese oder den kleinschrittigen Gang bei Morbus Parkinson. Auch eine Polyneuropathie (häufigste Ursache bei chronischem Alkoholkonsum oder einer diabetischen Neuropathie) ist gut am Gangbild zu erkennen. Seltener sind Auffälligkeiten durch zentrale Prozesse (neurodegenerative Erkrankungen oder nach Hirnoperationen). Auch bei Körperprothesen (Unterschenkelprothese, Oberschenkelprothese) kann das Gangbild verändert sein.

Differenzialdiagnostisch muss bei einem hinkenden Gang auch an Fußverletzungen gedacht werden. Viele unserer Adipositas- und Diabetespatienten entwickeln aufgrund unzureichender Fußhygiene oder eines diabetischen Fußsyndroms im Fußbereich Hyperkeratosen oder Ulzera, die sie ohne Einbeziehung des Arztes versorgen. Die hohen Amputationsraten könnten erheblich reduziert werden, wenn dem Fuß mehr Aufmerksamkeit zukäme. Deshalb kommt diesem Themenbereich in Patientenschulungen ein hoher Stellenwert zu.

Händedruck
Dieses so wertvolle Element der Körpersprache war in Zeiten der Corona-Pandemie verlorengegangen. Ich bin sehr froh, dass es nun wieder möglich ist, meinen Patienten zur Begrüßung die Hand zu geben. Denn mit dem Händedruck erhalten wir wichtige Informationen über unsere Patienten. Die Hand kann trocken oder feucht, ruhig oder zittrig sein, der Druck schwach oder fest. Hat ein Patient Angst, so ist die Haut schweißig, was jeder schon einmal bei Prüfungsangst erlebt hat. Eine erhöhte Schweißsekretion kann man ebenso bei einer Schilddrüsenüberfunktion finden. Studien zur Griffkraft haben gezeigt, dass diese wichtige Hinweise auf den Gesundheitszustand einer Person geben kann. Die Bewegungs- und Haltefunktion der Hand bei gut ausgebildeter Muskulatur liefert einen Hinweis auf die Fähigkeit des Körpers, Eiweiß und vor allem Glukose aus dem Muskel mobilisieren zu können. Je geringer die Griffkraft, desto höher ist das Risiko für kardiovaskuläre, respiratorische oder auch Tumorerkrankungen (Celis-Morales et al. 2018).

Geben Sie also ihren Patienten zur Begrüßung wieder die Hand und erhalten Sie so wichtige Informationen ohne jeglichen Zeitaufwand!

Haut
Die Haut einer Person ist ein sehr aussagekräftiges Organ. Dazu zählen auch die Hautanhangsgebilde wie Haare oder Nägel und Drüsen.

Haarausfall finden wir bei Schilddrüsenerkrankungen, hormonellen Störungen, Infekten, Autoimmunprozessen, als Nebenwirkung von Medikamenten, bei einer Chemotherapie oder aber auch bei Stress. Eine Vitiligo, also Depigmentierung von Hautarealen finden wir bei Typ-1-Diabetes etwa zehnmal so häufig wie bei der nicht betroffenen Bevölkerung. Dokumentiert ist ebenso eine Assoziation zu Typ-2-Diabetes, Adipositas und Hypertonie (Pan Kang 2022).

Bei rezidivierenden Abszessen muss immer an einen erhöhten Blutzucker gedacht werden. Solche treten gerne in intertriginösen Arealen auf oder es kommt zu rezidivierenden Harnwegs- und Genitalinfektionen (Vulvovaginitis, Balanitis. Das gilt auch für Abszesse im Zahnbereich (Wurzelabszess) oder eine Paradontitis.

Die Inspektion der Fingernägel kann ebenfalls sehr aufschlussreich sein – Nagellack erschwert hier die Diagnostik. Wir kennen die Uhrglasnägel bei Herz- und Lungenerkrankungen, Tüpfelnägel bei Psoriasis, Spaltnägel bei Vitaminmangelerkrankungen, blasse Nägel bei Anämie und viele weitere Auffälligkeiten.

In meinem Sprechzimmer sehe ich die Fingernägel häufig nicht, aber zur Begrüßung beim Händedruck oder bei der Blutabnahme kann ich einen Blick darauf werfen.

Gesicht

Gesichter sind wie Bücher, in denen man lesen kann. Die genaue Beobachtung von Augen- und Mundpartie lässt Rückschlüsse auf die Gefühlslage einer Person zu. Gesichtszüge können angespannt oder locker sein, die Mimik starr und der Blick kalt sein oder aber ein Lächeln zeigen. Ein freundlich zugewandtes Gesicht des Arztes dem Patienten gegenüber kann den Behandlungserfolg erhöhen. Wie wichtig das ist, haben wir in der zurückliegenden Zeit der Corona-Pandemie erfahren. Damit sich zwischen Arzt und Patient ein Gefühl von Vertrauen aufbauen kann, ist es wichtig, sich gegenseitig ins Gesicht schauen zu können. Das Tragen einer FFP2-Maske stellt dabei definitiv ein Handicap dar (s. a. Abschn. 2.5).

In jedem Gesicht sind Gefühle wie Trauer, Wut, Enttäuschung, Freude, Angst oder Ärger zu erkennen. Eine großartige Lektüre dazu ist „Gefühle lesen" von Paul Ekmann (2017). Er schreibt: „Die von anderen Menschen ausgesandten Emotionssignale bedingen in vielen Fällen, wie wir ihre Worte und Taten interpretieren. Sie lösen bei uns gleichfalls eine emotionale Reaktion aus, und das wiederum färbt unsere Interpretation dessen, was die betreffende Person sagt, und unsere Einschätzung ihrer Motive, ihrer Haltungen und Absichten".

Dass es für die Interpretation von Gesichtsausdrücken etwas Übung braucht kann man sehr gut am „Lächeln" aufzeigen. Dieses kann flüchtig oder anhaltend sein und sowohl Zufriedenheit, Genuss, Erleichterung, Erstaunen, Freude, Dankbarkeit und eine Reihe weiterer positiver Emotionen vermitteln. Allerdings kann ein Lächeln auch verwirrend und zum Beispiel aus Höflichkeit aufgesetzt sein, obwohl die betreffende Person gar keine positive Emotion empfindet. Der französische Neurologe Duchenne de Boulogne (1806–1875) widmete sich der Frage, worin sich ein „echtes" von einem „künstlichen" Lächeln unterscheidet. Er führte Elektrostimulationen unterschiedlicher Gesichtsmuskeln durch und fand heraus, dass sich der Muskel, der das Auge umgibt (Musculus orbicularis oculi) nicht durch den Willen steuern lässt sondern nur durch ein echtes Gefühl stimuliert werden kann. Seine Unbeweglichkeit bei einem Lächeln entlarvt das „künstliche" Lächeln. Während der innere Ringmuskel des Auges am „echten" Lächeln mit leicht angehobenen Wangen und leicht gesenkte Augenbrauen beteiligt ist sind beim „künstlichen" Lächeln nur die Lippen beteiligt, Wangen und Augenbrauen verändern ihre Position nicht (Lown 2004). Ein echtes Lächeln wird deshalb auch „Duchenne-Lächeln" genannt.

Auch internistische Krankheitsbilder sind im Gesicht erkennbar, so zum Beispiel der Morbus Basedow durch seine hervortretenden Augen, die Leberzirrhose durch den Sklerenikterus, die Anämie durch blasse Skleren oder die Sklerodermie durch eine straffe Haut und fehlende Mimik.

Kleidung

Kleidung ist nicht nur eine Frage des Geldes sondern auch der Grundstimmung, in der sich eine Person befindet. Depressive Menschen wählen selten kräftige Farben, sondern eher blasse Farben, Grautöne oder Schwarz. Mit der Kleidung senden wir ein Signal an unsere Umwelt, und so war seinerzeit das Tragen schwarzer Kleidung im Trauerfall durchaus sinnvoll. Denn so konnte man seinen Mitmenschen auf nonverbalem Weg mitteilen, dass man trauert und erhielt auch ohne Worte Zuwendung und Mitgefühl. Interessant sind hier kulturelle Unterschiede. So ist die Trauerfarbe in Asien und buddhistisch geprägten Ländern Weiß, im alten Ägypten war es die Farbe Gelb (Wikipedia Motivation 2023).

Auch der Stil der Kleidung verrät uns etwas über die Person. So kann man sportlich, lässig oder elegant gekleidet sein. In zahlreichen Berufen gelten Anzug oder Kostüm immer noch als eine Art Berufskleidung, in Arztpraxen z. B. wandelt sich das Bild immer mehr, und von uniformer Kleidung für das gesamte Team bis hin zu „jeder trägt was er will" ist alles vertreten.

Wichtig ist auch der Blick auf die Schuhe, denn hier verbergen sich große gesundheitliche Risiken. Wenn Schuhe zu eng sind, können Hyperkeratosen oder Ulzera entstehen, die das Auftreten von Infektionen fördern. Das gilt ebenso für Strümpfe. Die Inspektion der Füße sollte also grundsätzlich auch eine Betrachtung von Schuhen und Strümpfen mit einbeziehen.

Körpergeruch

Mit unserer Nase können wir definitiv Diagnostik betreiben. Das ist zwar nicht immer angenehm, oft aber sehr aufschlussreich. Der Geruch von Alkohol, Nikotin, Urin oder Schweiß ist nicht selten wegweisend für die Diagnose. Besonders wichtig wird unser Geruchssinn, wenn wir es mit einer bewusstlosen Person zu tun haben, denn hier versagt jede verbale Kommunikation. Nun sind wir auf unsere Sinne angewiesen. Eine Alkoholvergiftung oder Ketoazidose kann man am Geruch des Patienten erkennen. Keton riecht fruchtig-säuerlich, denn der Körper versucht, die überschüssigen Säuren durch die Atmung zu reduzieren. Im Diabetesteil dieses Buches werde ich auf das Krankheitsbild näher eingehen.

Harnwegsinfekte kann man häufig bereits mit der Nase diagnostizieren, das gilt ebenso für pathogene Keime bei Fußulzera. Da wir Ärzte nicht jeden Patienten bei jedem Termin persönlich sehen, ist hier auch Teamarbeit gefragt.

4.6 Verbale Kommunikation

Positiv statt negativ formulieren
Die Sprache ist für viele Berufe das wichtigste Handwerkszeug. Lehrer, Professoren, Pädagogen, Ärzte und viele andere Berufsbilder sind auf die Vermittlung von Wissen durch Sprache angewiesen. Neben der reinen Wissensvermittlung, wie sie vor allem auch in Diabetesschulungen geschieht, sollen die Gespräche unsere Patienten aber auch motivieren, sich mit ihrer Stoffwechselstörung auseinanderzusetzen und eine Lebensstilveränderung herbeizuführen. So wie ein Lehrer seine Schüler zum Selbststudium führt und motiviert, sollte der Arzt auch seine Patienten anleiten, eigene Aktivitäten zu ergreifen, um die Gewichtssituation oder den Diabetes besser in den Griff zu bekommen.

Leider gibt es in unserer ärztlichen Ausbildung keinen Abschnitt Kommunikationslehre. Hier besteht definitiv Handlungsbedarf, denn bereits die Wortwahl kann darüber entscheiden, ob ein Patient zur Mitarbeit bereit ist oder nicht.

Auch hier nochmal ein Beispiel aus dem Alltag. Jeder gute Verkäufer weiß um den Stellenwert seiner Wortwahl. Egal ob er Ihnen einen Kühlschrank, ein Auto oder eine Versicherung verkauft – das Produkt ist immer mindestens „einmalig", wenn nicht sogar „einzigartig" oder „sensationell". Negative Formulierungen findet man in einem guten Verkaufsgespräch nicht.

Nun verkaufen wir Ärzte zwar kein Produkt, jedoch ist Gesundheit im weitesten Sinne nichts anderes. Wir benötigen die Mitarbeit des Patienten, wenn es um die Zuverlässigkeit der Medikamenteneinnahme oder eine Lebensstilintervention geht. Deshalb ist es wichtig, den Patienten nicht mit negativen Formulierungen zu überhäufen. Wozu solche führen, kennen wir nur allzu gut aus Nachrichtensendungen oder Zeitschriften. Je öfter wir mit Schreckensnachrichten konfrontiert werden, umso eher stellt sich Angst ein. Viele Menschen meiden auch immer stärker die sozialen Netzwerke, weil sie spüren, wie ihre Gesundheit darunter leidet. Im Arzt-Patienten-Gespräch sollten also negative Formulierungen durch positive ersetzt werden. Hierzu ein paar Beispiele:

- Statt „Ihr Blutdruck ist eine Katastrophe" besser „Wir können Ihren Blutdruck sicher besser einstellen"
- Statt „Ihr hoher HbA1c muss Ihnen Angst machen" besser „Wir können den Blutzucker mit Medikamenten und Ihrer Mitarbeit in den Zielbereich bekommen"
- Statt „Ihre Herzkranzgefäße sind eine einzige Baustelle" besser „durch die geplanten Maßnahmen kann sich der Herzmuskel wieder erholen"

Negative Schlagzeilen prägen leider unsere Zeit, denn Negatives verkauft sich offensichtlich immer noch sehr gut. Als Ärzte sind wir täglich damit konfrontiert, unseren Patienten negative Befunde mitzuteilen. Handelt es sich zum Beispiel um eine Diabetesmanifestation bei einem Kind, so ist die ganze Familie in das Krankheitsgeschehen eingebunden. Wichtig ist deshalb, unsere Patienten zu vertreten wie ein Anwalt seine

Klienten. Neben der Übermittlung von Befunden kommt dem Aufzeigen einer Perspektive im Krankheitsprozess die wohl entscheidende Rolle zu. Unsere Patienten sollen sich an die Hand genommen fühlen und benötigen stets ein offenes Ohr. Ihnen immer wieder aufs Neue Mut zu machen, bedeutet Therapie im eigentlichen Sinne, nämlich Begleitung im Krankheitsprozess. Dr. Edward Trudeau (1848–1915) hat diese unsere Aufgabe vor etwa einem Jahrhundert als Maxime formuliert: „Mitunter heilen, oft lindern und immer trösten."

Motivation bedeutet Perspektiven aufzeigen
Immer wieder werde ich gefragt, wie es mir gelingt, meine Patienten zu mehr Mitarbeit zu bewegen und zu Verhaltensänderungen zu motivieren. Dabei stellt sich die Frage, was Motivation eigentlich ist. Für mich ist sie kein Zustand sondern ein Prozess. Es gibt Lebensphasen, in denen man mehr Motivation hat als in anderen. Eine einheitliche Definition für Motivation gibt es nicht. Bei Wikipedia findet sich folgende Beschreibung:

Motivation ist das, was erklärt, warum Menschen oder Tiere ein bestimmtes Verhalten zu einem gewissen Zeitpunkt beginnen, fortsetzen oder beenden. Sie umfasst die Gesamtheit aller Motive oder Beweggründe, die zur Handlungsbereitschaft führen, und das auf emotionaler und neuronaler Aktivität zurückzuführende Streben des Menschen nach Zielen oder wünschenswerten Zielobjekten

Damit wird klar, dass Motivation

- kommt und geht (beginnt, besteht, beendet wird),
- mehrere Beweggründe braucht (Gesamtheit der Motive),
- zielorientiert ist (Zielobjekt).

Setzen wir das auf unsere Patienten mit Adipositas und Diabetes um, so bedeutet es: Ein konstantes Gewicht oder eine stabile Blutzuckereinstellung zu erzielen ist ein kontinuierlicher Prozess. Der Wille allein zur Veränderung von Verhaltensweisen genügt nicht, es müssen ihm konkrete Handlungen folgen. Diese zu initiieren und zu begleiten ist Therapie im eigentlichen Sinne. Dabei müssen realistische Zielvorgaben gemacht und im Laufe der Zeit angepasst werden (s. a. Abschn. 3.3)

Immer dann, wenn Veränderungen ausbleiben, gilt es zu eruieren, wo die Handicaps der Patienten liegen. Ich habe die Erfahrung gemacht, dass man konkret nachfragen muss, denn viele Probleme werden uns Ärzten nicht mitgeteilt. Folgende Fragen, die einfach nur mit ja oder nein zu beantworten sind, können aufschlussreich sein (siehe Tab. 4.1). Je einfacher die Vorgabe ist, desto leichter tun sich die Patienten mit der Bearbeitung des Fragebogens. Die Beantwortung kann bereits vor dem Termin erfolgen und erleichtert den Einstieg in einen Gesprächstermin.

In der Arztpraxis haben wir in jedem Gespräch mit dem Patienten die Chance, uns ein Bild darüber zu verschaffen, wie es um seine Motivation steht. So kann es nötig sein, Motivation zu wecken oder aber aufrecht zu erhalten. Wir können den Patienten

Tab 4.1 Fragebogen bei Motivationsschwierigkeiten

Fühlen Sie sich gelegentlich depressiv?	Ja	Nein
Haben Sie Schmerzen?	Ja	Nein
Falls ja, wo sind die Schmerzen?		
Haben Sie finanzielle Sorgen?	Ja	Nein
Haben Sie Probleme in Ihrer Partnerschaft?	Ja	Nein
Haben Sie Probleme am Arbeitsplatz?	Ja	Nein
Gibt es Probleme in Ihrer Familie?	Ja	Nein
Gibt es Probleme im Freundeskreis?	Ja	Nein
Können Sie gut schlafen?	Ja	Nein
Gibt es irgendetwas, das Ihnen große Sorgen bereitet?	Ja	Nein
Falls ja, können Sie sagen was es ist?	Ja	Nein

dabei helfen herauszufinden, welche Beweggründe es für eine Verhaltensänderung geben könnte. Und schließlich gilt es, mit ihnen gemeinsam realistische Ziele zu erarbeiten und sie zur Eigeninitiative anzuleiten. Wir nennen das heute gerne „Empowerment", was nichts anderes bedeutet als die Fähigkeit, selbstbestimmt und autonom zu handeln.

Gesundheit entsteht immer dann, wenn Menschen lernen, eigenverantwortlich mit ihrem Körper umzugehen. Wir Ärzte geben dabei Hilfestellung, mit Medikamenten und vor allem auch mit Worten.

Mein persönliches Fazit:

Die große Konstante unserer ärztlichen Arbeit ist das Gespräch! Es ist die Basis für alle möglichen Veränderungen und damit für Gesundheit.

Literatur

Associations of grip strength with cardiovascular, respiratory, and cancer outcomes and all cause mortality: prospective cohort study of half a million UK Biobank participants
Celis-Morales, C. et al (2018) https://pubmed.ncbi.nlm.nih.gov/29739772/. Zugegriffen: 27. Aug 2023
Duchenne de Boulogne GB (1990) The Mechanism of Human Facial Expression. (Übersetzt und herausgegeben von A.Cuthbertson). Cambridge University Press (Original Publikation 1862)
Lown B (2004) Die verlorene Kunst des Heilens – 1. Aufl. 2004 suhrkamp taschenbuch
Paul Ekmann(2017) Gefühle lesen. 2. Aufl. Springer 2010, S.77
Pan Kang et al (2022) https://pubmed.ncbi.nlm.nih.gov/35578427/. Zugegriffen: 27. Aug 2023
Wikipedia Motivation https://de.wikipedia.org/wiki/Motivation. Zugegriffen: 28. Aug 2023
Wikipedia Trauerkleidung https://de.wikipedia.org/wiki/Trauerkleidung. Zugegriffen: 28. Aug 2023
https://www.dak.de/dak/download/dak-studie-forsa-umfrage-2149718.pdf. Zugegriffen: 19. Aug 2023

Teil II
Diabetes

Basiswissen Diabetes

5.1 Diabetesdiagnostik

Diabetes mellitus ist eine heterogene Stoffwechselstörung. Der wesentliche Befund ist die Hyperglykämie. Diese kommt durch unterschiedliche Pathomechanismen zustande. So finden sich entweder ein Insulinmangel, eine Insulinresistenz oder einer Kombination aus beidem in unterschiedlich starkem Ausmaß.

Zunächst stellt sich die Frage, welche Patienten man im Praxisalltag einem Diabetesscreening zuführen soll. Angesichts der zunehmenden Diabetesprävalenz besteht im Bereich der Prävention definitiv Handlungsbedarf und leider decken Vorsorgemaßnahmen den Bedarf an einer rechtzeitigen Diagnosestellung nicht ab.

Derzeit die einzige Vorsorgeuntersuchung zur Früherkennung eines Diabetes mellitus Typ 2 ist der „Check-up 35", der von Kassenpatienten alle drei Jahre in Anspruch genommen werden kann (Bundesministerium für Gesundheit 2023). Jedoch wird hier der Blutzucker lediglich nüchtern bestimmt. Wie ich später noch darstellen werde, ist bei einem Prädiabetes oder Typ 2 Diabetes der Nüchternblutzucker unter Umständen noch völlig unauffällig, während sich in einer oralen Glukosetoleranztestung (oGTT) bereits eine Pathologie zeigt. Somit ist dieser Check für eine Diabetesprävention unzureichend und ungeeignet.

Welche Patienten soll man also einem Screening zuführen? Es sind dies alle Personen, die ein hohes Diabetesrisiko haben. Um dieses zu verifizieren, wurde der FINDRISK-Fragebogen entwickelt. Anhand der Beantwortung von acht Fragen kann jeder sein persönliches Risiko bestimmen. Dabei fließen in die Bewertung ein: Alter, Familienanamnese, Geschlecht, Taillenumfang, Minuten Bewegung pro Tag,

Ergänzende Information Die elektronische Version dieses Kapitels enthält Zusatzmaterial, auf das über folgenden Link zugegriffen werden kann https://doi.org/10.1007/978-3-662-69897-6_5.

Ernährungsverhalten, Blutdruck, Vorbefunde bezüglich des Blutzuckers und der Body-Mass-Index (BMI). Auf der Internetseite der Deutschen Diabetesstiftung kann man so in wenigen Minuten sein ganz persönliches Diabetesrisiko bestimmen.

> **Praxistipp**
>
> Folgende Parameter sollten immer zu einem Diabetesscreening führen:
>
> - Positive Familienanamnese für Diabetes
> - Erhöhter BMI
> - Bewegungsmangel
> - Ungesunde Ernährung
> - Fettleber (erhöhte Transaminasen)
> - Erhöhte Triglyceride
> - Symptome wie Durst, Gewichtsabnahme, Sehverschlechterung
> - Rezidivierende Infekte
> - Hautabszesse
> - Zahnherde
> - Chronischer Alkoholkonsum
> - Steroidtherapie
> - Einnahme von Psychopharmaka
> - Einnahme von Immunsuppressiva ◄

Präanalytik

Bevor wir uns mit den Diagnosekriterien beschäftigen möchte ich ein paar Fakten zur Präanalytik beleuchten.

Eine korrekte Diagnosestellung setzt voraus, dass die gemessenen Glukosewerte keinen Fehlerquellen unterliegen, dass bedeutet, nicht falsch hoch oder falsch niedrig gemessen werden.

Zur Blutzuckerdiagnostik wird venöses Plasma verwendet. Grundsätzlich kann eine Sofortdiagnostik in der Praxis mittels POCT-Verfahren erfolgen oder in einem Labor. Zum Versand dürfen nur Blutentnahmeröhrchen mit einem Zusatz von Zitrat plus Fluorid verwandt werden, denn nur diese führen zu einer vollständigen Hemmung der Glykolyse. Eine Diagnostik mittels Blutzuckermessgerät verbietet sich, leider wird das immer noch vielfach so praktiziert.

5.1 Diabetesdiagnostik

Methoden zur Diabetesdiagnostik

- Venöses Plasma
- POCT-Verfahren
- Laborbestimmung – Versand in Röhrchen mit Zitrat plus Fluorid

Jede Glukosebestimmung ist abhängig von der Nahrungsaufnahme und Muskelarbeit in den Stunden vor der Bestimmung. Auch individuelle Tagesschwankungen spielen eine erhebliche Rolle. Eine Gelegenheitsplasmaglukose von ≥200 mg/dl (≥11,1 mmol/l) oder Nüchtern-Plasmaglukose von >126 mg/dl (≥7,0 mmol/l) erlaubt die Diagnose Diabetes mellitus, es muss jedoch sichergestellt sein, dass keine Fehlbestimmung vorliegt.
Im Idealfall wird deshalb zur Diagnostik eines Diabetes mellitus ein standardisiertes Verfahren herangezogen. Ein solches steht uns mit der oralen Glukosetoleranztestung zur Verfügung.

HbA1c

Die Verwendung des HbA1c als Diagnosekriterium ist problematisch, denn dabei handelt es sich um ein Hämoglobin, das zahlreichen Störfaktoren unterliegt. Die nachfolgend aufgeführten Krankheitsbilder können zu einer Veränderung des Hb führen und damit die Aussagekraft des HbA1c verfälschen. In jedem Fall sollte der aktuelle Hämoglobinwert bekannt sein, bevor das HbA1c als Diagnosekriterium herangezogen wird. Können die nachfolgenden Faktoren ausgeschlossen werden, so wird bei einem HbA1c ≥ 6,5 % ein Diabetes mellitus diagnostiziert.

Tab. 5.1 gibt einen Überblick über die wichtigsten Faktoren, die den HbA1c-Wert senken oder erhöhen.

Nicht geeignet zur Diagnostik ist die Messmethode bei

- Neugeborenen (HbF etwa 90 %)
- Diagnose eines Gestationsdiabetes (GDM)
- Frauen bis etwa zwei Monate post partum

Tab. 5.1 Überblick über Faktoren, die den HbA1c-Wert senken oder erhöhen

Faktoren, die HbA1c-Wert senken (Erythrozyten-Turnover erhöht)	Faktoren, die HbA1c-Wert erhöhen (Erythrozyten-Turnover erniedrigt)
Hämolytische Anämie Behandlung von Eisen- und Vitaminmangelanämie durch Medikamente Schwere Leber- und Niereninsuffizienz Thalassämien Pathologische Hämoglobine	Anämien Splenektomie Alter Ethnizität (z. B. Afroamerikaner etwa 0,4 %)

- Steroidtherapie oder Therapie mit Psychopharmaka
- Pankreaserkrankungen
- Zustand nach Bluttransfusionen, Blutspenden oder größeren Blutverlusten (z. B. OP)

Die korrekte Diagnostik erfolgt also im Idealfall mittels venöser Plasmaglukosebestimmung. Einmalig erhöhte Gelegenheitsglukosewerte sollten mittels oGTT verifiziert werden. Der HbA1c ist kein zuverlässiger Parameter, da er zahlreichen Störfaktoren unterliegt. Jedoch ist er unabhängig von Muskelarbeit, Nahrungsaufnahme oder Blutprobe (kapillär und venös sind möglich). Im Idealfall ergänzen sich also Glukose und HbA1c. Eine Übersicht bietet Tab. 5.2.

Diagnosekriterien
Folgende Kriterien werden verwendet, um einen Diabetes mellitus Typ 2 zu diagnostizieren:

- Venöse Gelegenheitsplasmaglukose (GPG) ≥ 200 mg/dl (≥11,1 mmol/l)
- Venöse Nüchternplasmaglukose (NPG) ≥126 mg/dl (≥7,0 mmol/l)
- oGTT-2-h-Wert im venösen Plasma ≥200 mg/dl (11,1 mmol/l)
- HbA1c ≥ 6,5 % (≥48 mmol/mol Hb)

Dabei ist die Nüchternplasmaglukose nach einer Fastenzeit von acht bis zwölf Stunden zu bestimmen.

Gestörte Glukosetoleranz
Von einer gestörten Glukosetoleranz spricht man, wenn der Zwei-Stunden-Plasmaglukosewert im oGTT zwischen 140 und 199 mg/dl (7,8–11,0 mmol/l) liegt. Wir sprechen dann von einer IGT (impaired glucose tolerance). Eine solche ist häufig vergesellschaftet mit einer erhöhten Nüchternglukose von 100 bis 125 mg/dl (5,6–6,9 mmol/l), die auch als IFG (impaired fasting glucose) bezeichnet wird. Problematisch

Tab. 5.2 Einflussfaktoren auf die Bestimmung von Glukose und HbA1c (nach Praxisleitlinie DDG). Plus (+): Einfluss auf die Bestimmung; Minus (−): kein oder kaum Einfluss auf die Bestimmung

	Glukose	HbA1c
Muskelarbeit	+	−
Nahrungsaufnahme	+	−
Ort der Blutabnahme	+	−
Hämoglobinopathien	−	+
Hämatologische Erkrankungen	−	+
Erythrozyten-Turnover	−	+
Alter	−	+
Individuelle Variation von Tag zu Tag	+	−
Blutprobe	+	−

5.1 Diabetesdiagnostik

ist in der täglichen Praxis der Begriff „nüchtern". Denn hier sollte der Blutzuckerbestimmung eine Nahrungskarenz von mindestens acht Stunden vorausgehen.

Eine gestörte Glukosetoleranz wird häufig auch als „Prädiabetes" bezeichnet.

Eine genaue Abgrenzung der Entwicklungsstadien eines Diabetes mellitus ist in mehrfacher Hinsicht von Bedeutung. Zum einen kann die Effizienz von Interventionen darüber beurteilt werden, zum anderen sind Diabetesmedikamente nur für den manifesten Diabetes zugelassen und im Fall eines Einsatzes bei einem Prädiabetes „off label". Für Kassenärzte besteht bei jeder Off-label-Verordnung die Gefahr eines Regresses.

Will man also eine korrekte Diagnostik betreiben, so ist der orale Glukosetoleranztest das bevorzugte Verfahren. Damit er aussagekräftig ist, müssen zahlreiche Punkte im Vorfeld beachtet werden. Wir verwenden dazu in unserer Praxis ein Informationsblatt (Abb. 5.1). Hier kann der Patient zeitnah nachlesen, was vor Durchführung des Tests zu

Vorbereitung und Durchführung Orale Glukosebelastung (OGTT)

Mit dem oralen Glukosetoleranztest wird untersucht, ob bei Ihnen ein Risiko für eine Zuckerstoffwechselstörung (Diabetes mellitus) besteht oder Sie bereits an einem Diabetes mellitus erkrankt sind.

Zur Vorbereitung auf den Test beachten Sie bitte Folgendes:

- Keine Änderung ihrer Ernährungsgewohnheiten drei Tage vor dem Test, insbesondere **nicht fasten**.
- Der Test sollte nicht durchgeführt werden, wenn ein fieberhafter Infekt oder Magen-Darm-Beschwerden bestehen.
- Der Test darf nicht durchgeführt werden, wenn sie in der Vorgeschichte eine Magenoperation hatten.
- Falls Sie in den Tagen vor dem Test Cortison in Form von Tabletten oder Spritzen erhalten haben, muss der Test verschoben werden.
- Testbeginn ist um 8 Uhr, bitte ab Mitternacht nichts mehr Essen und Trinken (notfalls ein Glas Wasser).

Der Testablauf in der Praxis sieht folgendermaßen aus:

- Bestimmung des Nüchtern-Blutzuckers (venöse Blutabnahme).
- Trinken einer Traubenzuckerlösung (300 ml)
- Bestimmung des Blutzuckers nach 1 Stunde (venöse Blutabnahme).
- Bestimmung des Blutzuckers nach 2 Stunden (venöse Blutabnahme).

Während der gesamten Testzeit müssen Sie im Wartezimmer sitzen bleiben. Damit der Test aussagekräftig ist, dürfen Sie nichts essen oder trinken, nicht rauchen und sich nicht körperlich betätigen.

Das Testergebnis wird anschließend mit Ihnen besprochen und Sie erhalten einen Bericht für den überweisenden Arzt/Hausarzt.

Abb. 5.1 Patientenmerkblatt zum oralen Glukosetoleranztest

beachten ist. Das Informationsblatt steht unter unter der Überschrift „Elektronisches Zusatzmaterial" zum kostenlosen Download zur Verfügung.

> **Vorbereitung und Durchführung oGTT**
>
> - Testbeginn am Morgen um 8 Uhr nach mindestens acht Stunden Nahrungskarenz
> - Mindestens drei Tage vor dem Test Einhaltung einer kohlenhydratreichen Ernährung mit ≥150 g Kohlenhydrate pro Tag
> - Nikotin- und Alkoholkarenz vor dem Test
> - Während Testdurchführung keine muskuläre Aktivität und kein Nikotinkonsum (Sitzenbleiben in der Praxis bis zum Testende)
> - Der Test ist kontraindiziert nach Magen-Darm-Resektionen oder bei gastrointestinalen Erkrankungen mit veränderter Resorption
> - Keine Testdurchführung bei akuten Infekten, Fieber, nach oder während laufender Kortisontherapie

Tab. 5.3 gibt einen Überblick über die unterschiedlichen Befundkonstellationen, wenn Nüchternplasmaglukose, Gelegenheitsplasmaglukose oder HbA1c zur Diagnosestellung herangezogen werden.

▶ **Wichtig** Eine normale Nüchternglukose schließt einen Diabetes nicht aus. Bei entsprechenden Risikofaktoren oder Befundkonstellationen (erhöhte Triglyceride, erhöhte Transaminasen, Adipositas, positive Familienanamnese, Bewegungsmangel, rezidivierende Infekte u. v. a.) sollte trotzdem eine oGTT durchgeführt werden.

Tab. 5.3 Befundkonstellationen zur Diagnosestellung Diabetes

Diagnosekriterium	Kein Diabetes	Graubereich (Prädiabetes)	Diabetes
NPG	<100 mg/dl	IFG: 100–125 mg/dl	≥126 mg/dl
	<5,6 mmol/l	5,6–6,9 mmol/l	≥7,0 mmol/l
GPG			≥200 mg/dl
			≥11,1 mmol/l.
HbA1c	<5,7 %	5,7 bis <6,5 %	<6,5 %
Für den 2-h-Plasmaglukosewert im oGTT gilt:			
	Kein Diabetes	Graubereich (IGT Prädiabetes)	Diabetes
	<140 mg/dl	140–199 mg /dl	≥200 mg/dl
	<7,8 mmol/l	7,8–11,0 mmol/l	>11,1 mmol/l

Der Standarttest erfolgt mit 75 g Glukose, Kinder erhalten 1,75 g/kg bis maximal 75 g Glukose.

Als Suchtest bei Verdacht auf Gestationsdiabetes wird ein 50-g-Test durchgeführt.

Mehr zum Thema Gestationsdiabetes siehe Abschn. 10.1.

5.2 Diabetesklassifikation

Diabetes ist eine heterogene Stoffwechselerkrankung. Im Wesentlichen unterscheiden wir vier Typen:)

- Typ-1-Diabetes
- Typ-2-Diabetes
- Andere spezifische Diabetestypen (Erkrankungen des exokrinen Pankreas, MODY, Steroiddiabetes, Immunsuppressiva u. v. a.)
- Gestationsdiabetes (GDM)

Betrachtet man die Diabetespopulation, so entfällt der Großteil auf den Typ-2-Diabetes. Hier ist der entscheidende Befund eine mehr oder weniger stark ausgeprägte Insulinresistenz. Das gilt auch für den Gestationsdiabetes. Im Unterschied dazu ist der vorherrschende Befund bei einem Typ-1-Diabetes ein absoluter Insulinmangel.

Inzwischen wissen wir jedoch, dass es auch in der Gruppe der Typ-2-Patienten ausgeprägte Unterschiede bei der Pathophysiologie gibt. Eine Klassifikation, die diesen Gesichtspunkten Rechnung trägt, wurde erstmals 2018 von Ahlkvist vorgeschlagen. Er beschreibt fünf „Cluster", die sich durch ein unterschiedliches Ausmaß der Insulinresistenz voneinander unterscheiden (Kenneth et al. 1984):

- Milder altersabhängiger Diabetes (mild age-related diabetes, MARD)
- Milder Adipositas-bedingter Diabetes (mild obesity-related diabetes, MOD)
- Schwerer Autoimmun-Diabetes (severe autoimmune diabetes, SAID)
- Schwerer Insulin-resistenter Diabetes (severe insulin-resistent diabetes, SIRD)
- Schwerer Insulin-defizienter Diabetes (severe insulin-deficient diabetes, SIDD)

Bislang ist diese sehr sinnvolle Klassifikation noch wenig bekannt und in den Leitlinien nicht abgebildet. Auch die bislang verfügbaren Diabetesstrukturprogramme (DMP 1 und DMP 2) lassen keine nähere Differenzierung der Diabeteserkrankung zu. Für die tägliche

Praxis ist das immer wieder ein Dilemma, denn wir kennen eben auch Patienten, bei denen ein Insulinmangel mit einer schweren Insulinresistenz vergesellschaftet ist.

> **Praxisbeispiel**
>
> Wie schwierig es im Einzelfall sein kann, zu einer korrekten Diagnose zu gelangen soll der folgende Fall illustrieren:
> Bei einer Patientin wird 2018 im Alter von 27 Jahren in einem auswärtigen Diabeteszentrum ein Diabetes mellitus Typ 1 diagnostiziert. Ausschlaggebend für die Diagnose war zum damaligen Zeitpunkt bei einem HbA1c von 10,5 % der Nachweis von ZnT8-Autoantikörpern. Zum Zeitpunkt der Diagnosestellung hatte die Patientin einen BMI von 52 kg/m^2 und es wurde mit einer intensivierten Insulintherapie begonnen.
> Vier Jahre später stellte sich die Patientin erstmals in unserem Diabeteszentrum vor. Der BMI lag nun bei 51, der HbA1c bei 11,1 % und es wurden täglich etwa 110 Einheiten prandiales Analoginsulin sowie 30 E analoges Langzeitinsulin gespritzt. Die Spritzstellen waren unauffällig, die Ketonkörper im Blut lagen im Normalbereich.
> Die Familienanamnese war im Hinblick auf das Vorliegen einer Diabeteserkrankung negativ. Erwähnenswert in der Anamnese der Patientin ist ein PCO-Syndrom.
> Die Patientin beklagte eine starke Müdigkeit sowie die erfolglosen Bemühungen zu einer Gewichtsreduktion. Deshalb habe sie bereits mehrfach über eine Magenoperation nachgedacht.
> Aufgrund des klinischen Bildes und der Anamnese (PCO-Syndrom, fehlende Blutzuckereinstellbarkeit mit hohen Insulindosen) musste differenzialdiagnostisch an einen Typ-2-Diabetes gedacht werden. Die angeforderten Vorbefunde bestätigen schwach positive ZnT8-Antikörper bei negativen GADA, IA-2A, ICA und IAA. Zum Zeitpunkt der Diagnosestellung erfolgte keine Bestimmung des C-Peptids. Die erneute Bestimmung der Antikörper ergab negative Befunde, das C-Peptid lag mit 3,65 im Normbereich. Somit lautete die Diagnose Diabetes mellitus Typ 2 und es eröffnen sich damit für die Therapie zahlreiche Optionen (Metformin, SGLT2-Inhibitoren und GLP-1-Analoga).
> Bereits drei Monate nach der Therapieumstellung (schrittweise Zugabe SGLT2 und GLP1) lag das HbA1c bei 9,7 %, die Patientin hatte 6 kg Gewicht reduziert und der tägliche Insulinbedarf konnte halbiert werden. ◄

> **C-Peptid**
>
> Mit dem C-Peptid, das morgens nüchtern bestimmt werden sollte, verfügen wir über einen Marker für die körpereigene Insulinsekretion. Es kann auch bei insulinbehandelten Patienten zur Differenzialdiagnose verwendet werden, denn

therapeutische Insulingaben beeinflussen den Wert nicht (Brändle 2013). Bei Vorliegen einer höhergradigen Niereninsuffizienz kann der Wert falsch hoch sein, da C-Peptid renal eliminiert wird.

C-Peptid

- Maß für die endogene Insulinsekretion,
- muss morgens nüchtern bestimmt werden,
- wird renal eliminiert,
- ist auch bei insulinbehandelten Patienten aussagekräftig.

Mehr zum Thema C-Peptid und dessen Bedeutung für Therapieentscheidungen finden Sie in Abschn. 7.8.

Der obige Fall zeigt, wie schwierig es sein kann, zu einer korrekten Diagnose zu gelangen.

Mit der Antikörperbestimmung steht uns ein Tool zur Verfügung, dass eine autoimmune Diabetesgenese absichern kann. Wir kennen jedoch auch Diabetes-Mischformen, also zum Beispiel einen Typ-1-Diabetes mit Insulinresistenz. Für die Frage der möglichen Therapieoptionen ist der C-Peptidwert die entscheidende Größe. Er ist ein Maß für die ß-Zellfunktion. Da sich diese über die Jahre verändern kann, ist es durchaus sinnvoll, den C-Peptid-Wert etwa alle zwei bis drei Jahre zu kontrollieren.

5.3 Physiologie des Glukosestoffwechsels

Definition und Historie

Die Physiologie und Pathophysiologie des Glukosestoffwechsels zu verstehen, ist nicht nur für uns Ärzte von Bedeutung, auch unsere Patienten sollten ein Verständnis dafür entwickeln.

In Kap. 2 habe ich dargestellt, wie die Lerninhalte für Patienten aufbereitet werden können.

Glukose ist der wichtigste Energielieferant für den Organismus. Bei einer Diabeteserkrankung kann Glukose nicht normal verstoffwechselt werden.

Der Begriff „Diabetes" stammt aus dem Griechischen und bedeutet so viel wie „hindurchfließen", „mellitus" bedeutet „honigsüß". Wörtlich übersetzt wäre Diabetes mellitus folglich „honigsüßer Durchfluss". Die Erkrankung wurde bereits im 4. Jahrhundert v. Chr. von alten Indianerstämmen beschrieben und in der Antike an einer verstärkten Zuckerausscheidung über den Urin erkannt. Dort wo Tiere oder Menschen, die an Diabetes erkrankt waren, ihren Urin hinterlassen, finden sich gerne Ameisenhaufen. Diese Beobachtung legte nahe, dass es ein Substrat geben muss, was dafür verantwortlich ist, dass sich Ameisen an diesen Orten so wohl fühlen. Und dieses Substrat ist nichts anderes als Glukose. Sie verlässt den Organismus immer dann über den Urin, wenn sie aufgrund von Insulinmangel nicht in die Zellen eingeschleust werden kann. So wusste man seit dem 17. Jahrhundert, dass der Urin einer an Diabetes erkrankten Person süßlich schmeckt. Damals gab es weder Urinteststreifen noch eine Blutglukosemessung zur Bestimmung des Blutzuckers.

Wichtig: Auch durch die Gabe eines SGLT2-Inhibitors erscheint viel Glukose im Urin!

Physiologie und Pathophysiologie
Schauen wir uns zunächst an, wie der Glukosestoffwechsel bei einer gesunden, nicht diabetischen Person funktioniert. Die mit der Nahrung zugeführten stärkehaltigen Lebensmittel bezeichnen wir als Kohlenhydrate. Sie liegen zunächst in Form von Polysacchariden = Vielfachzuckern vor und müssen im oberen Verdauungstrakt mithilfe von Enzymen zu Oligosacchariden (Mehrfachzucker), Disacchariden (Zweifachzucker) und letztlich Monosacchariden (Einfachzucker) abgebaut werden. Dieser Verdauungsprozess beginnt bereits im Mund. Hier übernimmt die Alpha-Amylase im Speichel die Spaltung der Polysaccharide.

▶ **Tipp** Wenn man ein Stück Brot im Mund lange genug kaut, so wird die Stärke aufgespalten und das Brot beginnt süßlich zu schmecken. Patienten verstehen mit diesem Experiment, dass Kohlenhydrate primär nicht süß schmecken müssen.

Nur Monosaccharide können letztlich aus dem Duodenum ins Blut gelangen. Dort herrscht bei einer gesunden Person ein konstanter Blutzuckerspiegel, denn mithilfe von Insulin wird die zugeführte Glukose als Energielieferant den Körperzellen zugeführt oder in die Glukosespeicher abtransportiert. Dieser Prozess läuft kontinuierlich rund um die Uhr ab und ist notwendig, um Tag und Nacht eine Energieversorgung unserer Organe sicherzustellen: Gehirn, Herz, Lunge, Niere, Leber, Muskulatur und alle anderen Organe kennen keinen Schlaf.

Die in der Muskulatur und der Leber als Glykogen gespeicherte Glukose kann bei Bedarf auch wieder abgerufen werden.

Es gibt aber noch einen zweiten Stoffwechselweg, über den Glukose in die Blutbahn gelangen kann. Wir bezeichnen diesen als Gluconeogenese.

Glukoseversorgung der Muskulatur
Die Muskulatur bedient sich zur Energieversorgung verschiedener Quellen. Dabei spielt es eine Rolle, ob sie nur kurzfristig Leistung bringen muss oder über einen längeren Zeitraum beansprucht wird, wie zum Beispiel beim Sport.

Gluconeogenese und Glykogenolyse

Kohlenhydrate sind die Energiequelle für sämtliche Körperzellen. Mithilfe von Insulin werden sie den Zellen zugeführt. Ist der Energiebedarf der Zellen gedeckt, so wird Glukose in Form von Glykogen in Leber und Muskulatur gespeichert. Glykogen ist also sozusagen unsere Vorratskammer für Energie. Immer dann, wenn kein ausreichendes Glukoseangebot vorhanden ist, kann der Organismus auf zweierlei Art an Glukose gelangen:

- Glykogenolyse: Abbau von Glykogen
- Gluconeogenese: Produktion von Glukose aus Nicht-Kohlenhydrat-Quellen

Die Glykogenvorräte werden je nach Dauer und Intensität der Muskelarbeit zur Energiegewinnung herangezogen. Dauert die Muskelarbeit nur kurz, ist das Muskelglykogen ausreichend, dauert sie länger, wird zusätzlich auf das Leberglykogen zugegriffen.

Parallel zur Glykogenolyse wird auch die Gluconeogenese aktiviert.

Entwicklungsgeschichtlich war es von großer Bedeutung, dass auch in Zeiten von Nahrungsengpässen die Energieversorgung des Organismus gesichert war. Hunger war an der Tagesordnung und mittels Gluconeogenese kann der Körper Energie ($=$ Glukose) auch selbst aus Nicht-Kohlenhydrat-Vorstufen synthetisieren.

Gluconeogenese findet vor allem in der Leber und der Niere statt. Zahlreiche Hormone fördern die Zuckerneubildung, die bekanntesten sind Glukagon, Stresshormone und Cortisol. Betrachtet man die Tagesrhythmik der Cortisolproduktion, so finden wir die höchsten Spiegel morgens zwischen etwa 6 und 8 Uhr. Dies ist der Grund dafür, dass der Blutzucker in den frühen Morgenstunden ab etwa 3 Uhr ansteigt, auch wenn nichts gegessen wird. Ist dieses Phänomen sehr stark ausgeprägt, so nennen wir es Dawn-Phänomen (Abb. 5.2).

Dawn-Phänomen

Als Dawn-Phänomen bezeichnet man einen Anstieg der Blutzuckerwerte in den frühen Morgenstunden ab etwa 3 Uhr, also zur Zeit der Dämmerung. Ein solcher ist bedingt durch einen relativen Insulinmangel zu dieser Tageszeit. Ursächlich dafür ist eine erhöhte Ausschüttung von Somatotropin und Cortisol, den natürlichen Gegenspielern von Insulin.

Bei stoffwechselgesunden Personen kann durch eine ausreichende Bereitstellung von Insulin ein Blutzuckeranstieg vermieden werden.

Will man einem Dawn-Phänomen auf die Spur kommen, so sind entweder nächtliche Blutzuckermessungen oder im Idealfall eine kontinuierliche Glukosemessung mittels rtCGM hilfreich. Therapeutisch kann in den allermeisten Fällen durch die Gabe eines NPH-Insuline, gegebenenfalls auch 30/70-Mischinsuline gegen 22 Uhr der morgendliche Blutzuckeranstieg abgefangen werden.

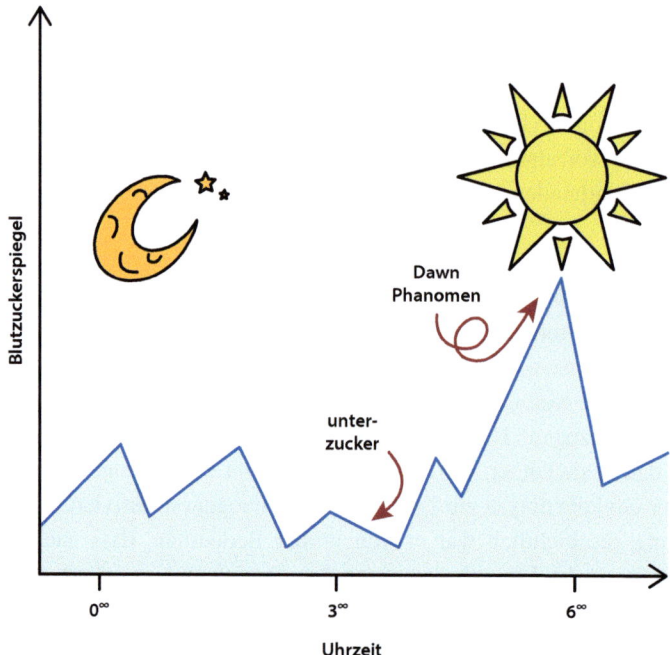

Abb. 5.2 Glukoseversorgung der Skelettmuskulatur und Dawn-Phänomen

Nierenschwelle

Steigt der Blutzuckerspiegel über einen Schwellenwert von etwa 180 mg/dl an, so hat unser Körper die Fähigkeit, einen Teil der überschüssigen Glukose über den Urin auszuscheiden. Durch diesen Notfallmechanismus wird zumindest vorübergehend eine Hyperglykämie kompensiert. Symptomatisch finden wir bei unseren Patienten eine Polyurie, häufig begleitet von Harnwegs- und Genitalinfekten, denn der erhöhte Glukosegehalt des Urins ist ein guter Nährboden für Keime aller Art. Bei zunehmendem Insulinmangel und weiter steigenden Blutzuckerwerten gelangt jedoch die Kompensation über die Nieren in Form der Glukosurie an ihre Grenzen. So steigen die Blutzuckerwerte weiter und es kommt zu den typischen Symptomen wie Durst, Müdigkeit, Abgeschlagenheit und Gewichtsabnahme. Letztere resultiert aus dem permanenten Energieverlust, den die Glukosurie darstellt. Leider ist diese Tatsache vielen Patienten nicht bekannt, ja oft freuen sie sich über die Gewichtsabnahme, die sich ohne eigene Anstrengung von allein einstellt.

> **Das sollte Patienten erklärt werden:**
> - Glukose ist der Energielieferant für sämtliche Körperzellen.
> - Glukose kann nur mithilfe von Insulin in die Zellen gelangen.
> - Die Glukoseversorgung der Zellen muss kontinuierlich erfolgen (24 h).

- Mittels Gluconeogenese kann der Körper Glukose selbst herstellen. Dies geschieht vor allem in Leber und Niere.
- Zahlreiche Hormone fördern die Gluconeogenese. Dies sind vor allem Glukagon, Stresshormone und Cortisol.
- Bei Insulinmangel kann die Glukose nicht mehr adäquat abtransportiert werden, die Folge ist ein erhöhter Blutzuckerspiegel.
- Die Ausscheidung von Glukose über den Urin erfolgt immer dann, wenn der Blutzuckerspiegel über 180 steigt (Nierenschwelle).

5.4 Physiologie der Insulinsekretion

Glukose ist der Stimulus für die Insulinsekretion, die in den Betazellen des Pankreas stattfindet. Als Maß für die Insulinsekretion einer Person haben wir bereits das C-Peptid kennengelernt. (s. Abschn. 5.2)

Bei einer gesunden Person erfolgt die Insulinausschüttung jedoch nicht linear, sondern in Form einer doppelgipfligen Kurve. Dabei ist der erste Peak bereits drei bis fünf Minuten nach Beginn der Nahrungsaufnahme und endet nach etwa zehn Minuten. Der zweite Peak hingegen erstreckt sich über mindestens 60 Minuten und ist abhängig davon, wann die Nahrungsaufnahme endet (Ward 1984).

Bei jedem oralen Glukosetoleranztest messen wir den Blutzucker nüchtern, nach 60 und nach 120 Minuten. Als Diagnosekriterium dienen der Nüchtern- und Zweistunden-Wert. Der Wert eine Stunde nach der Glukosezufuhr ist – auch wenn er nicht als Diagnosekriterium herangezogen wird – von großer Relevanz, denn er bildet indirekt die Integrität der Betazelle ab und sagt uns, ob der erste Peak der Insulinsekretion früh genug einsetzt und adäquat ist. Ist dies nicht der Fall, liegt der Ein-Stunden-Blutzuckerwert beispielsweise über 200 – kann sich aber bis nach zwei Stunden wieder normalisieren und unter 140 liegen. Bei einer solchen Konstellation liegt formal kein Diabetes mellitus vor, man muss jedoch von einer Insulinresistenz ausgehen. Eine 2018 in Diabetes care veröffentlichte Langzeitstudie an knapp 5000 Individuen hat gezeigt, dass der Ein-Stunden-Glukosewert eine höhere prädiktive Wertigkeit hat als der bislang verwendete Zwei-Stunden-Glukosewert. Der Ein-Stunden-Glukosewert war auch signifikant mit vaskulären Komplikationen und vorzeitigem Tod assoziiert (https://pubmed.ncbi.nlm.nih.gov/15968156/).

Einen derartigen Befund sollte man engmaschig, etwa jährlich, kontrollieren. Auch muss der Patient im Hinblick auf sein Bewegungs- und Ernährungsverhalten beraten werden.

Die physiologische Insulinsekretion hat also zwei Peaks, wobei der erste über die Schnelligkeit der Insulinsekretion und eine mögliche Insulinresistenz Auskunft gibt. Im Frühstadium eines Typ-2-Diabetes ist der erste Peak geringer und erfolgt verspätet, im

Spätstadium eines Typ -2-Diabetes fehlt der erste Peak vollständig. Folglich kommt es zu einem raschen Blutzuckeranstieg nach der Zufuhr von Kohlenhydraten. Dieser kann auch nicht durch einen höheren zweiten Peak kompensiert werden.

Im späten Stadium eines Typ-2-Diabetes finden wir eine ausgeprägte Hyperinsulinämie. Diese ist mittels C-Peptid-Bestimmung verifizierbar. In dieser Phase versucht der Organismus, den Wirkverlust des Insulins durch eine verstärkte Insulinproduktion zu kompensieren. Während wir noch bis vor etwa zehn Jahren in solchen Stadien sehr rasch auf Insulin eingestellt haben, findet allmählich ein Umdenken statt. Das liegt vor allem an den zahlreichen neuen Substanzen, die zur Behandlung des Typ-2-Diabetes in den letzten Jahren zugelassen wurden. Sie zielen letztlich alle darauf ab, die bestehende Insulinresistenz zu reduzieren und so dem körpereigenen Insulin wieder einen höheren Wirkungsgrad zu verschaffen. Erst wenn sich dadurch keine blutzuckersenkende Wirkung mehr erzielen lässt, kommt therapeutisch Insulin zum Einsatz.

Im Kapitel 8.6 wird das Thema Insulinwirkung erneut behandelt.

Das sollte Patienten erklärt werden:
- Die physiologische Insulinsekretion verläuft als zweigipflige Kurve.
- Der erste Peak der Insulinsekretion wird mit dem Ein-Stunden-Wert in der oGTT abgebildet.
- Im frühen Stadium des Typ 2 ist der erste Insulinpeak verspätet und abgeschwächt.
- Im späten Stadium des Typ-2-Diabetes fehlt der erste Insulinpeak vollständig, der zweite wird kompensatorisch verstärkt.
- Eine Hyperinsulinämie ist mittels erhöhtem C-Peptid messbar.

5.5 Symptome der Hyperglykämie

Insulin ist das Transportprotein für Glukose. Liegt es nicht in ausreichender Menge vor oder kann es aufgrund einer Resistenz seine normale Funktion nicht ausüben, so kann die Glukose nicht mehr adäquat aus dem Blut in die Zellen transportiert werden. Die Folge ist eine Hyperglykämie.

Ein entscheidender Unterschied zwischen einem Typ-1- und Typ-2-Diabetes ist, dass ein Insulinmangel entweder langsam entsteht (Typ 2) oder aber rasch progredient verläuft (Typ 1). Die Symptome, die sich im Rahmen der Hyperglykämie einstellen sind prinzipiell gleich. Sie beginnen meist schleichend und werden von den Betroffenen oft über Wochen oder Monate nicht ernst genommen. Während es bei einem Typ-2-Diabetes sehr selten zu einer Entgleisung des Stoffwechsels in Form einer Übersäuerung kommt, ist dies bei der Erstmanifestation eines Typ-1-Diabetes sehr häufig der Fall und kann zu

5.5 Symptome der Hyperglykämie

einer lebensbedrohlichen Situation führen. Die Symptome einer Hyperglykämie zu kennen ist also von großem Nutzen, deshalb möchte ich sie kurz im Einzelnen darstellen.

Müdigkeit, Abgeschlagenheit, Antriebslosigkeit
Jede Hyperglykämie führt dazu, dass den Körperzellen aufgrund des Glukosemangels weniger Energie zur Verfügung steht. Patienten berichten, dass sie sich zu nichts mehr aufraffen können, ja sich tagsüber sogar zum Schlafen hinlegen. Man könnte den Zustand vergleichen mit einem Akku, der nur noch eine minimale Kapazität hat. Die Schwäche betrifft gleichermaßen Muskulatur und Gehirn: körperliche und geistige Leistungsfähigkeit lassen nach. Leider wird diese Symptomatik allzu oft mit dem höheren Lebensalter begründet: „Ich werde eben älter und deshalb langsamer und schwächer" ist ein häufiger Satz von Patienten.

Beklagen Patienten eine allgemeine Schwäche und zunehmende Müdigkeit, so muss grundsätzlich an eine Hyperglykämie gedacht werden.

Gewichtsabnahme
Wie in Abschn. 1.3 beschrieben hat unser Körper mit der Nierenschwelle einen Notfallmechanismus, der eine bestehende Hyperglykämie durch eine Glukosurie vorübergehend kompensieren kann. Die ausgeschiedene Glukose ist sozusagen Energie, die zwar zugeführt, nicht aber verstoffwechselt und so dem Organismus als Energiequelle zur Verfügung gestellt werden kann. Das bedeutet einen permanenten Energieverlust in Verbindung mit einem Flüssigkeitsverlust. Die Folge ist eine Gewichtsabnahme, ohne dass die Betroffenen etwas an ihrem Ernährungs- oder Bewegungsverhalten verändert haben. Jede „ungewollte" Gewichtsabnahme muss also als Warnsignal für eine Hyperglykämie beachtet werden.

Eine Polyurie führt in der Regel zu einem verstärkten Durstgefühl, denn der Körper versucht, den Volumenverlust durch eine erhöhte Trinkmenge auszugleichen. Werden dann kohlenhydratreiche Getränke wie Säfte, Limonaden, Cola oder zuckerhaltige Energydrinks konsumiert, trägt das erheblich zur Blutzuckerentgleisung bei.

So wie sich bei einer Hyperglykämie eine Gewichtsabnahme einstellt wird sich umgekehrt im Fall einer Verbesserung der Blutzuckereinstellung eine Gewichtszunahme einstellen. Sobald es zu einer Reduktion der Glukosurie kommt, werden wieder mehr Kohlenhydrate im Organismus verbleiben und der Flüssigkeitsverlust geht zurück. Diese Tatsache muss jedem Patienten im Rahmen der Blutzuckereinstellung erklärt werden. Grob geschätzt nimmt das Gewicht um 1,5 kg zu, wenn das HbA1c um 1 % abgesenkt wird. Hat also ein Patient beispielsweise einen HbA1c von 9 % bei Therapiebeginn und erreicht nach drei Monaten einen HbA1c von 7 %, so würde eine Gewichtszunahme von etwa 3 kg physiologisch sein. Diese kann jedoch durch eine Veränderung des Ernährungs- und Bewegungsverhaltens kompensiert werden.

Sehverschlechterung
Immer wieder erlebe ich Patienten, die aufgrund einer Sehverschlechterung eine Brille erhalten, ohne dass zuvor eine Überprüfung des Blutzuckerspiegels stattfand. Wir wissen, dass erhöhte Blutzuckerwerte zu einer Veränderung der Refraktion führen können. Experimentelle Beobachtungen haben gezeigt, dass eine Hyperglykämie zu einer übermäßigen Aufnahme von Zucker in die Zellen und Fasern der Linse führt. Das führt zu Veränderungen im osmotischen Druck wodurch die Linse anschwillt und myope Refraktionsveränderungen auslösen kann (Sonmez et al. 2005; Huntjens et al. 2012).

In Abhängigkeit von der individuellen Refraktionsstörung kann sich mit starken Veränderungen des Blutzuckerspiegels der Visus verbessern oder verschlechtern (Hatziisaak et al. 2013).

Eine Sehverschlechterung kann somit ein erster Hinweis auf einen Diabetes mellitus sein. Ebenso kann es aber auch im Rahmen einer Blutzuckereinstellung zu einer Visusveränderung kommen. Dabei kann der Visus Schwankungen von mehreren Dioptrien unterliegen. In der Regel handelt es sich dabei um transiente Refraktionsstörungen. Deshalb sollte mit einer eventuell erforderlichen Brillenversorgung mindestens drei Monate zugewartet werden, denn bis dahin normalisiert sich der Visus in den allermeisten Fällen. Wichtig ist jedoch die Kommunikation an den betreuenden Augenarzt. Im Idealfall sollte es einen entsprechenden Vermerk auf der Überweisung geben mit Angabe des HbA1c und der zu erwartenden Dauer bis zu einer Blutzuckerrekompensation. Geschieht dies nicht und erfolgt die Brillenverordnung zu früh, so muss unter Umständen nach abgeschlossener Blutzuckernormalisierung eine erneute Anpassung der Brille erfolgen.

Ketonämie und Ketoazidose
Eine Übersäuerung des Organismus kann immer dann auftreten, wenn die Zufuhr von Kohlenhydraten drastisch reduziert wird. Das ist zum einen bei einer ketogenen Ernährung der Fall, zum anderen aber auch bei einem Insulinmangel. Steht nicht ausreichend Glucose als Energielieferant zur Verfügung, so bedient sich der Organismus über einen anderen Stoffwechselweg, die Lipolyse. Beim Fettabbau kommt es zur Bildung von Abfallprodukten, die wichtigsten darunter sind Aceton, Acetoacetat und ß-Hydroxybutyrat. Die häufigsten Ursachen einer Übersäuerung sind entweder eine ketogene Ernährung (s. Abschn. 1.6) oder ein relativer und im Extremfall absoluter Insulinmangel. Letzteres findet man bei der Erstmanifestation eines Typ-1-Diabetes sowie bei unzureichender therapeutischer Insulinzufuhr. Das kann beispielsweise auch bei einer Insulinpumpentherapie der Fall sein, wenn es zu einem Katheterverschluss oder einem technischen Defekt der Insulinpumpe kommt. Eine solche Situation kann unter Umständen lebensbedrohlich und nur unter intensivmedizinischen Maßnahmen in den Griff zu bekommen sein. Mehr dazu in einem späteren Kapitel.

Wie entsteht die Übersäuerung? Und wann spricht man davon? Normal ist ein pH-Wert im Blut von 7,35–7,45. Liegt der pH-Wert unter 7,35, spricht man von Azidose, das Blut ist übersäuert. Bei einem pH-Wert über 7,45 spricht man von einer Alkalose, das Blut ist zu basisch. Sind die Glukosedepots vollständig aufgebraucht, so kann der

Tab. 5.4 Selbstkontrolle der Ketonkörper

Keton im Urin	Keton im Blut
Erfasst nur Azetoazetat : +/++/+++	Kapilläre Messung mit Messgerät : Skala von 0 bis 6 mmol/l
	Erfasst Azetoazetat und 3-Hydroxybutyrat

Organismus den Versorgungsengpass nur beheben, wenn Fett in Glukose umgewandelt wird. Wie oben beschrieben, entstehen bei diesem Umbauprozess Ketonkörper, die zu einer Übersäuerung des Organismus führen. Als indirekte Nachweißmethode dient die Bestimmung der Ketonkörper im Urin sowie im Kapillarblut. Während im Urin nur Acetoazetat nachweisbar ist, kann im Kapillarblut auch 3-Hydroxybutyrat nachgewiesen werden. Zur Selbstkontrolle von Patienten mit Typ-1-Diabetes ist deshalb eine Ketonmessung im Kapillarblut zu bevorzugen, weil sie wesentlich aussagekräftiger ist (Tab. 5.4).

5.6 Möglichkeiten der Blutzuckerselbstkontrolle

Grundsätzlich gibt es zwei Methoden zum Nachweis einer Hyperglykämie: im Urin oder im Blut.

Was heute für die allermeisten Patienten selbstverständlich ist, nämlich eine Messung des Blutzuckerwertes im Kapillarblut, war zum Zeitpunkt meines Studiums noch gar nicht möglich.

Gehen wir zurück in der Geschichte der Selbstkontrolle, dann finden wir seit 1956 mit dem „Clinistix" einen Urinteststreifen, der sich bei einer Glukosurie blau verfärbte. War keine Glukosurie vorhanden, so kam es auch zu keiner Verfärbung des Teststreifens. Etwas genauer war dann der „Glukotest" – hier gab es immerhin eine Farbskala zur Abschätzung der Glukosurie.

Bekanntlich liegt aber die Nierenschwelle einer gesunden Person bei etwa 180, sodass bei Blutzuckerwerten darunter keinerlei Aussage über die Höhe des Blutzuckers getroffen werden konnte. Mit einer starken Verfärbung konnte natürlich auch nur eine sehr grobe Abschätzung der Hyperglykämie erfolgen. Für heutige Verhältnisse ist es unvorstellbar, dass man zum damaligen Zeitpunkt keine andere Möglichkeit hatte, um die Insulindosierung zu steuern.

Das erste Blutzuckermessgerät wurde 1965 vom Erfinder H. Clemens auf den Markt gebracht. Es wog fast 1,5 kg, kostete 650 $ und war ausschließlich für den Gebrauch in Kliniken und Arztpraxen gedacht. Erst 1980 kamen mit dem Dextrometer, 1981 dem Glucometer und 1983 mit dem Reflolux die ersten Geräte zur Selbstkontrolle für Patienten auf den Markt. Ich kann mich noch gut daran erinnern, welche großen Blutmengen auf den Teststreifen aufgetragen werden mussten. Auch dauerte es zwei Minuten, bis ein Blutzuckerwert ablesbar war. Die Krankenkassen übernahmen die Kosten zur damaligen

Zeit nur dann, wenn wir den Patienten eine Farbsehschwäche attestierten, andernfalls mussten sie weiter mit der Urinzuckerkontrolle arbeiten. Niemand hätte sich damals vorstellen können, dass sich bereits 40 Jahre später der Paradigmenwechsel zum Glukosesensor vollzieht. Welche Optionen sich hier bieten und welche Vor- und Nachteile sich daraus ergeben, werde ich in Kap. 13 beschreiben.

Wer bekommt was?
Nicht alle verfügbaren Optionen der Selbstkontrolle sind für jeden Diabetespatienten eine Leistung der Krankenkasse. Hier wird je nach Diabetestherapie differenziert. Auch gibt es bezüglich der Kostenerstattung für Hilfsmittel zur Blutzuckerkontrolle aktuell leider große kassenspezifische und regionale Unterschiede. Im Zweifelsfall sollte man sich als behandelnder Arzt nicht auf mündliche Informationen verlassen.

Patienten sind als Empfänger von medizinischen Hilfsmitteln zu einer Dokumentation verpflichtet. Diese muss bei Beantragung des Hilfsmittels vorgelegt werden.

Praxistipp

- Urinzuckerkontrolle: alle Patienten
- Blutzuckerkontrolle: alle Patienten mit Insulintherapie, Menge je nach Therapie (BOT, CT, SIT, ICT) und Bundesland
- Ketonkörperkontrolle: Patienten mit intensivierter Insulintherapie und Insulinpumpentherapie
- Glukosesensor (FGM/rtCGM): Patienten mit ICT/CSII ◄

Die Blutzuckerselbstkontrolle durch den Patienten sollte strukturiert erfolgen. Viele Patienten messen täglich immer zu der gleichen Uhrzeit, was wenig Informationen über den Blutzuckerverlauf liefert. Abb. 5.3 zeigt eine Vorlage, die zur Erstellung des Blutzuckertagesprofils verwendet werden kann. Diese steht zudem unter unter der Überschrift „Elektronisches Zusatzmaterial" zum kostenlosen Download zur Verfügung.

Je nach Art der Therapie wird die Häufigkeit der Blutzuckermessung festgelegt. Bewährt hat sich für mich folgende Vorgehensweise:

- Patienten mit BOT-Therapie messen einmal im Monat ein Blutzuckertagesprofil.
- Patienten mit CT-Therapie messen vor den beiden Insulingaben morgens und abends.
- Patienten mit ICT-Therapie messen vor jeder Mahlzeit und vor dem zu Bett gehen.

Zusätzliche Messungen sollten immer dann erfolgen, wenn Symptome einer Unter- oder Überzuckerung vorhanden sind. An den Tagen, an denen ein Blutzuckertagesprofil gemessen wird, kann ergänzend ein Ess- und Trinkprotokoll geführt werden.

Bei Patientinnen mit Gestationsdiabetes sind auch postprandiale Messungen eine oder zwei Stunden nach den Mahlzeiten erforderlich.

Blutzuckertagesprofil

Name: _____ geb.: _____

Aktuelle Therapie: _____

_____

Datum							
BZ nüchtern [mg/dl]							
BZ 2 Std. nach FS [mg/dl]							
BZ vor ME [mg/dl]							
BZ 2 Std. nach ME [mg/dl]							
BZ vor AE [mg/dl]							
BZ 2 Std. nach AE [mg/dl]							
BZ vor dem Zubettgehen [mg/dl]							

BZ: Blutzucker

FS: Frühstück

ME: Mittagessen

AE: Abendessen

© Springer-Verlag GmbH Deutschland, ein Teil von Springer Nature 2025. Aus: Hollenrieder: *Adipositas und Diabetes*

Abb. 5.3 Vorlage zur Erstellung eines Blutzuckertagesprofils

In Sonderfällen und wenn kein Glukosesensor verwendet wird, können auch nächtliche Blutzuckermessungen sinnvoll sein.

Literatur

Baris Sonmez et al. (2005) Effect og glycemic control on refractive changes in diabetic patients with hyperglycemia https://pubmed.ncbi.nlm.nih.gov/15968156/ https://doi.org/10.1097/01.ico.0000151545.00489.12. Zugegriffen am 11. Sept 2023

Brändle HM (2013) Schweiz Med Forum 13(38):758–760. https://pdfs.semanticscholar.org/8b70/e20ce357fc2018ab53b162733503186ff734.pdf

Bundesministerium für Gesundheit Gesundheits-Check-up https://www.bundesgesundheitsministerium.de/checkup.html. Zugegriffen: 4. Sept 2023

Byki Huntjens et al. (2012) Short-term stability in refractive status despite large fluctuations in glucose levels in diabetes mellitus type 1 and 2 https://pubmed.ncbi.nlm.nih.gov/23285232/.https://doi.org/10.1371/journal.pone.0052947. Zugegriffen: 11. Sept 2023

Deutsche Diabetes Stiftung DDS https://www.diabetesstiftung.de/findrisk. Zugegriffen: 4. Sept 2023

Deutsche Diabetesgesellschaft Praxisempfehlungen Aktualisierte Version 2020 https://www.ddg.info/fileadmin/user_upload/05_Behandlung/01_Leitlinien/Praxisempfehlungen/2020/dus_2020_S01_Praxisempfehlungen_Klassifikation-und-Diagnostik_Schleicher_01.pdf. Zugegriffen: 3. Sept 2023

Emma Ahlqvist et al. (2018) Novel subgroups of adult-onset diabetes and their association with outcomes: a data-driven cluster analysis of six variables https://pubmed.ncbi.nlm.nih.gov/29503172/. https://doi.org/10.1016/S2213-8587(18)30051-2. Zugegriffen: 5. Sept 2023

Kenneth W, Ward, MD et al. (1984) Pathophysiology of Insulin Secretion in Non-insulin-depemndent Diabetes Mellitus https://www.researchgate.net/profile/W-Ward/publication/17092434_Pathophysiology_of_Insulin_Secretion_in_Non-insulin-dependent_Diabetes_Mellitus/links/56e3417308ae98445c1b2dc1/Pathophysiology-of-Insulin-Secretion-in-Non-insulin-dependent-Diabetes-Mellitus.pdf. Zugegriffen: 7. Sept 2023

Pareek M, Bhatt DL, Nielsen ML et al (2018) Enhanced predictive capability of a 1-hour oral glucose tolerance test: a prospective population-based cohort study. Diabetes Care 41:171–177

Roden M (2004) Diabetes mellitus - Definition, Klassifikation und Diagnose https://www.oedg.at/pdf/xxxxxxxxxx62xxxxxx367109_1.pdf. Zugegriffen: 5. Sept .2023

Thomas L (2012) Labor und Diagnose: Indikation und Bewertung von Laborbefunden für die medizinische Diagnostik. 8. Aufl., Band 1, Th Books 2012. S. 242 ff

Strukturierte Patientenschulung 6

Das folgende Kapitel ist der Patientenschulung gewidmet. Schulung ist ein wesentliches Element der Diabetestherapie und sollte deshalb jedem Patienten angeboten werden. Je umfassender Schulungsmaßnahmen ausfallen, umso größer wird das Verständnis des Patienten für seine Stoffwechselstörung. Die Schulung fördert aber nicht nur das Wissen, sie hilft auch Ängste abzubauen und die Akzeptanz des Diabetes zu erhöhen. Das wirkt sich positiv auf die Lebensqualität der Betroffenen und ihrer Familien aus.

Die Schulung kann Patienten eine Orientierungshilfe bieten, so wie ein Leuchtturm auf See (Abb. 6.1). Sie gibt Werkzeuge an die Hand, um das Management der Diabeteserkrankung erlernen zu können. Auch bietet eine Schulungsgruppe den Austausch unter Betroffenen.

Mit den DMP-Programmen (Kulzer et al. 2017) wurde 2002 eine strukturierte Vorgehensweise geschaffen, die zur Verbesserung der Versorgung von Patienten mit chronischen Erkrankungen dienen soll. Ein wesentliches Element der Diabetesprogramme ist die Patientenschulung. Inzwischen stehen zahlreiche Schulungsprogramme zur Vermittlung von Wissensinhalten zur Verfügung.

Die Zusammenstellung der Schulungsgruppen orientiert sich in den allermeisten Fällen an der aktuellen Therapie des Patienten. Es ist sinnvoll, folgende Unterscheidung zu treffen:

- Typ-2-Patienten ohne Insulintherapie
- Typ-2-Patienten mit BOT-Therapie
- Patienten mit ICT-Therapie und Insulinpumpentherapie (Typ 1 und Typ 2)

Ergänzende Information Die elektronische Version dieses Kapitels enthält Zusatzmaterial, auf das über folgenden Link zugegriffen werden kann https://doi.org/10.1007/978-3-662-69897-6_6.

© Der/die Autor(en), exklusiv lizenziert an Springer-Verlag GmbH, DE, ein Teil von Springer Nature 2025
V. Hollenrieder, *Adipositas und Diabetes,* https://doi.org/10.1007/978-3-662-69897-6_6

Abb. 6.1 Leuchtturm

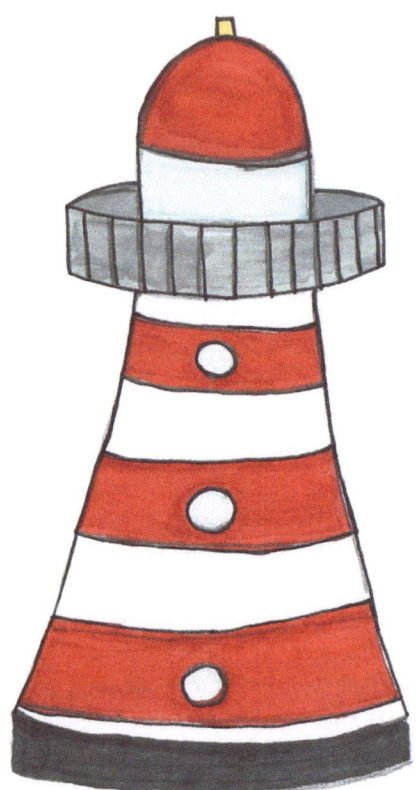

Darüber hinaus gibt es Schulungsprogramme, die sich mit einem speziellen Thema beschäftigen, so zum Beispiel mit der Neuropathie (Neuros) oder dem Thema Hypoglykämie (Hypos). Auch gibt es spezielle Programme für geriatrische Patienten oder Kinder und Jugendliche mit Typ-1-Diabetes.

Schulungen sollten jedoch nicht nur Wissen vermitteln. Vielmehr trägt der Austausch in kleinen Gruppen zur Akzeptanz der Stoffwechselstörung bei und fördert die Bereitschaft zu Verhaltensänderungen.

Diabetespatienten können sowohl Schulungen bei Hausärzten als auch in Diabeteszentren besuchen. In jüngster Zeit, vor allem getriggert durch die Covid-19-Pandemie, werden auch immer häufiger Videoschulungen angeboten. Dies ist vor allem in ländlichen Regionen sinnvoll, wo Patienten weite Wege in Kauf nehmen müssten oder wegen der schwirigen Erreichbarkeit einer entsprechenden Einrichtung keine Schulung erhalten könnten. Videoschulungen werden sich in den kommenden Jahren vermutlich gleichberechtigt neben Präsenzschulungen etablieren.

Was eine Schulung grundsätzlich so wertvoll macht ist der Kontakt und die Interaktion in der Gruppe. Wenn sich Betroffene untereinander austauschen und gegenseitig motivieren, dann ist das durch nichts zu ersetzen. Oft entstehen daraus auch Kontakte, die über lange Zeit bestehen bleiben.

Im Folgenden möchte ich die wesentlichen Themen behandeln, die in Schulungsprogrammen vermittelt werden. Es sind dies Inhalte, die sowohl für Patienten mit Diabetes Typ 1 als auch mit Typ 2 von Bedeutung sind. Da ich nach wie vor auch selbst Gruppenschulungen leite, weiß ich um deren hohen Stellenwert für die Motivation und Einstellungsqualität von Patienten. Damit können Schulungen auch einen Beitrag zur finanziellen Entlastung des Gesundheitssystems leisten.

Diabetesschulungen sind unverzichtbarer Bestandteil der Leitlinien zur Diabetestherapie. Sie sollen Patienten dazu befähigen, zu einem bewussten Umgang mit ihrer Stoffwechselstörung zu gelangen. Auch sollen durch Wissensvermittlung die Ängste der Patienten reduziert und sie aktiv in die Behandlungsmaßnahmen eingebunden werden. Eine gute Blutzuckereinstellung reduziert das Risiko für Diabetesfolgeerkrankungen und Diabeteskomplikationen.

In der PROMASCOPE-Studie wurde untersucht, wie häufig Patienten mit Diabetes mellitus Typ 2 eine Schulung erhalten. Dazu wurden Daten aus 818 Diabetesschwerpunktpraxen ausgewertet. Die Ergebnisse waren ernüchternd: jeder dritte Patient mit Diabetes Typ 2 ist nicht geschult und bei mehr als 20 % der Patienten liegt die letzte Schulung mehr als zehn Jahre zurück. Auch wenn diese Daten aus dem Jahr 2014 stammen, die Situation dürfte sich bis heute nicht wesentlich gebessert haben. Dafür gibt es mehrere Gründe: die Patienten scheuen den Zeitaufwand und sie stellen den Nutzen einer solchen Maßnahme infrage. Aufseiten der Arztpraxen sind die Handicaps ein hoher Zeitaufwand und eine dementsprechend schlechte Honorierung. Stellt man diesen Tatsachen die Evidenz des Nutzens von Diabetesschulungen gegenüber (Kulzer et al. 2017), so wird klar, dass hier Handlungsbedarf besteht. Diabetestherapie beschränkt sich nicht auf die Einnahme von Medikamenten oder die Gabe von Insulin. An der Basis der Therapie muss grundsätzlich eine Schulung stehen, im Idealfall unverzüglich nach der Diagnosestellung. Auch Wiederholungsschulungen sind sinnvoll, da Gelerntes nach einigen Jahren in Vergessenheit gerät und für die allermeisten Patienten die Motivation zur Lebensstilintervention immer wieder aufs Neue sinnvoll ist.

Die Schulung ist integraler Bestandteil jeder Diabetestherapie. Deshalb möchte ich in diesem Kapitel aufzeigen, wie sie praktisch umgesetzt werden kann und welche Themen sie behandeln sollte.

Bei der Zusammenstellung der Gruppen sollte man auf die Vorgaben der Krankenkassen achten, um die Schulung auch adäquat abrechnen zu können. In den einzelnen Bundesländern gelten unterschiedliche Voraussetzungen und Abrechnungsmodalitäten.

6.1 Vorbereitung einer Gruppenschulung

Im Folgenden schildere ich ein paar Anregungen, die meinen langjährigen Erfahrungen entspringen.

Viele Patienten sind nur schwer zu motivieren, wenn es um die Teilnahme an einer strukturierten Schulung geht. Oft sind sie dazu leider erst bereit, wenn sich diabetesbedingte Probleme einstellen. Es braucht ein wenig Erfahrung, um die Patienten frühzeitig zu einer Schulungsteilnahme zu bewegen.

Für Hausärzte sind Schulungen oft schwer in den Praxisalltag zu implementieren. Hier ist es hilfreich, wenn regionale Netze bestehen und Patienten nach der Erstmanifestation eines Diabetes in Zentren zur Schulung überwiesen werden können.

Viele Patienten, die zu uns kommen, haben noch nie etwas von einer Diabetesschulung gehört. Diese so elementare Leistung wird leider nicht annähernd so gut beworben wie zahlreiche Diabetesmedikamente. Wir Ärzte müssen lernen, Schulungsangebote ebenso gut zu „verkaufen" wie die Pharmaindustrie ihre Produkte. Selten sieht man in Arztpraxen einen Hinweis auf Diabetesschulungen. Möglichkeiten dazu bieten zum Beispiel das Wartezimmer oder eine Pinnwand im Eingangsbereich. In unserer Praxis rekrutieren wir die Patienten für Schulungen im persönlichen Gespräch. Zunächst ist das Interesse oft nur gering und die Patienten scheuen den Zeitaufwand. Die Attraktivität einer Schulung steigt, wenn man sich die Zeit nimmt, über deren Nutzen zu sprechen. Leider sind es unsere Patienten nicht mehr gewohnt, sich Zeit für ihre Gesundheit zu nehmen. Ein Schulungskurs wird oft auch dann interessant, wenn er bereits ausgebucht ist und es eine Warteliste gibt, vergleichbar mit einem ausverkauften Konzert, und damit sind wir bei einem weiteren wichtigen Punkt: den Kosten.

Unsere Patienten sind inzwischen mit „IGeL-Leistungen" vertraut, und deshalb sollte man vorab grundsätzlich kommunizieren, dass die Teilnahme an einer Schulung im Rahmen der Teilnahme an einem strukturierten Diabetesprogramm (DMP) für den Patienten kostenlos ist. Die Praxis erhält ihre Vergütung von der Krankenkasse. Da die finanziellen Ressourcen vieler Patienten geringer werden, erwähne ich diesen Punkt immer gleich zu Beginn, wenn ich Patienten auf die Teilnahme an einem Schulungskurs anspreche.

Die Planung einer Gruppenschulung kann von der Schulungskraft oder dem gesamten Diabetesteam übernommen werden. Folgende Punkte müssen im Vorfeld festgelegt werden:

- Teilnehmerzahl (einschließlich Partner) je nach Größe des Schulungsraumes
- Anzahl der Schulungseinheiten
- Wochentag und Uhrzeit
- Themen der Unterrichtseinheiten
- Teilnahme des Partners (ja oder nein)
- Schriftliche Zusage des Patienten
- Schriftliche Bekanntgabe der Schulungstermine und Schulungsinhalte vor Beginn des Kurses (ideal etwa eine Woche vor Kursbeginn)

Im Laufe der Jahre habe ich gelernt, wie wichtig diese Vorbereitung ist. Deshalb werden Schulungskräfte bei Ihrer Ausbildung auch auf dieses Thema vorbereitet. Wenn Gruppen zu klein oder zu groß sind, ergeben sich daraus abrechnungstechnische aber auch personelle Probleme. Eine Schulungskraft wird nur dann gerne und effektiv arbeiten können, wenn die Rahmenbedingungen stimmen.

Jede Schulungsgruppe entwickelt ihre eigene Dynamik. Eine solche kann jedoch nur entstehen, wenn die Teilnehmer über den Zeitraum der Schulung gemeinsam anwesend sind. Man könnte es ein wenig vergleichen mit einer Schulklasse oder einer Sportgruppe. Zwar dauert ein Schulungskurs in der Regel nur vier bis sechs Wochen, der maximale Effekt für den Einzelnen tritt jedoch nur dann ein, wenn die Gruppe zu den einzelnen Unterrichtseinheiten vollständig ist.

Trifft sich eine Gruppe zum ersten Mal, so vergleiche ich das gerne mit einer Talkshow im Fernsehen. Es braucht eine gute Moderation, damit jeder zu Wort kommt, ein konstruktiver Austausch stattfindet und die Gesprächsanteile gerecht verteilt werden.

Gruppenregeln

Jede Schulungskraft hat in ihrer Ausbildung gelernt, wie wichtig das Einhalten von Regeln für den Erfolg einer Schulung ist. Diese sollten im Idealfall bereits beim Kennenlernen der Teilnehmer in der ersten Gruppenstunde kurz erläutert werden. Sind die Regeln klar, erspart das der Schulungskraft und den Teilnehmern unnötige Ärgernisse. Die folgende Auflistung enthält die für mich und unser Team wichtigsten Punkte.

- Pünktlicher Beginn und pünktliches Ende
- Verschwiegenheit – Gesprächsinhalte werden nicht nach außen an Dritte weitergegeben
- Redezeit beachten (kann gemeinsam festgelegt werden)
- Keine Monologe
- Gegenseitige Akzeptanz, Respekt, Toleranz
- Jeder soll zu Wort kommen
- Ausreden lassen, nicht ins Wort fallen

Gerade dann, wenn die Gruppe aus Teilnehmern unterschiedlichen Alters und sozialer Herkunft zusammengesetzt ist, sind Respekt und Toleranz gefragt. Je mehr Erfahrung eine Schulungskraft hat, umso eher wird sie auch mit sehr heterogen zusammengesetzten Gruppen arbeiten können. Ist das noch nicht der Fall, sollte man auf eine eher homogene Zusammenstellung der Teilnehmer achten. Jede Schulungskraft sollte die Möglichkeit haben, jederzeit Unterstützung von ihrem Team zu erhalten. Bei Fragen braucht sie einen Ansprechpartner – entweder im Kollegenkreis oder einen Arzt der Praxis.

6.2 Basiswissen Normwerte

Man möchte meinen, dass in Zeiten von Multimedia alle Patienten ein solides Basiswissen zu einem Krankheitsbild wie Diabetes haben. Im Rahmen der Recherche zu diesem Buch war ich überrascht zu entdecken, wie viele Materialien einschließlich Videos es dazu im Internet gibt.

Mit einfachen Fragen versuche ich, mir ein Bild über das Basiswissen meiner Patienten zu machen. Vor allem dann, wenn eine gute Blutzuckereinstellung nicht zu erzielen ist, liegt es vielfach nicht an der falschen Therapie, sondern am mangelnden Grundwissen. Auch mir gelingt es leider nicht immer, bei meinen Patienten Interesse für ihre Stoffwechselstörung zu wecken und sie zu einem eigenverantwortlichen Handeln zu führen. Oft ist das ein langer Prozess. Das ganze Diabetesteam darf nicht müde werden in seinen Bemühungen. Therapie bedeutet Begleitung, auch wenn der Weg oft lang ist.

Folgende Normwerte sollten bekannt sein:

- Blutzucker
- HbA1c
- TIR/TBR
- Blutdruck
- HDL-/LDL-Cholesterin

Blutzucker
Bei vielen Patienten herrscht die Vorstellung, dass der Blutzucker eine stabile, konstante Größe sein muss. Es ist wichtig, zu vermitteln, dass Schwankungen über den Tag völlig normal sind und sich auch ohne Zufuhr von Kohlenhydraten ein Blutzuckeranstieg einstellen kann (Gluconeogenese, kontrainsulinäre Hormone). Mit dem zunehmenden Einsatz von Blutzuckermesssystemen (Blutzuckermessgerät, Glukosesensor) ist der Gesprächsbedarf gestiegen, denn was früher nicht messbar war, konnte auch nicht hinterfragt werden.

„Mein Blutzucker schwankt so stark" ist ein typischer Satz, den ich oft zu hören bekomme. Gemeint ist dann zum Beispiel, dass der Blutzucker zwischen 80 und 160 liegt, was für eine gute Einstellung spricht, dem Patienten jedoch unnötig Sorge bereitet, wenn er nicht erfährt, das solche Schwankungen völlig normal sind. Daraus resultieren dann auch unnötige Mehrfachmessungen oder gar Vergleichsmessungen mit unterschiedlichen Blutzuckermessgeräten. Leider besorgen sich viele Patienten ohne unser Wissen ein Zweit- oder Drittgerät. Sowohl Apotheken als auch Discounter verkaufen diese gerne.

Befassen wir uns zunächst mit den Fehlerquellen bei der Bestimmung des Blutzuckers mit einem klassischen Blutzuckermessgerät.

Die Entnahmestelle, zumeist die Fingerbeere, muss sauber sein. Deshalb sind vor der Messung die Hände gut zu waschen und abzutrocknen. Auch sollten die Finger warm sein, denn ein zu starkes Pressen zur Blutgewinnung kann den Blutzuckerwert nach unten verfälschen. Die weiteren Fehlerquellen ergeben sich aus dem Material, also dem Messgerät bzw. den Teststreifen. Letztere müssen korrekt gelagert werden, die Dose muss also nach Entnahme eines Streifens sofort wieder verschlossen werden. Andernfalls kann durch das Eindringen von Feuchtigkeit der Teststreifen kaputtgehen. Starke Hitze, Kälte oder der Aufenthalt in großen Höhen über 3000 m kann ebenfalls zu einer fehler-

6.2 Basiswissen Normwerte

Tab. 6.1 Umrechnung von mg/dl in mmol/l

Umrechnungstabelle	mg/dl	mmol/l
	40	2,2
	60	3,3
	70	3,9
	80	4,4
	100	5,6
	120	6,7
	140	7,8
	160	8,9
	180	10,0
	200	11,1
	300	16,7
	400	22,2

haften Messung führen (falsch hoch oder niedrig) (DBL-diabetes by Diabeloop 2022). Messgeräte gibt es in zwei Varianten: sie messen in mg/dl oder mmol/l (Tab. 6.1). Hier habe ich bereits häufiger Verwechslungen erlebt, deshalb ist es wichtig, dass Patienten ihr Messgerät zu den Kontrollterminen dabei haben. Dazu ein Beispiel: Im Tagebuch des Patienten stehen Werte zwischen 60 und 200 – der Patient hat einen HbA1c von 9,5 %, hier kann nur eine Verwechslung vorliegen (oder auch selten eine Manipulation bei der Eintragung). Der Langzeitwert passt zu einem Blutzucker zwischen 6,0 und 20,0 mmol/l, der Patient hat das Komma nicht protokolliert.

> **Fehlerquellen bei der Bestimmung des Blutzuckers**
>
> - Entnahmestelle nicht sauber (Finger)
> - Zu starkes Pressen bei der Blutgewinnung (Plasma)
> - Defekter Teststreifen
> - Hitze/Kälte/große Höhe
> - Verwechslung der Einheit (mg/dl versus mmol/l)

HbA1c und Fructosamin

Der HbA1c ist das sogenannte Blutzuckerlangzeitgedächtnis. Die Bestimmung erfolgt im Vollblut, der Patient muss dafür nicht nüchtern sein, da es sich um einen Langzeitwert handelt. Gemessen wird das verzuckerte = glykierte Hämoglobin. Das Ausmaß der Glykierung ist abhängig von der Höhe des Blutzuckerspiegels. Je höher die Blutzuckerwerte sind, desto mehr Glykierung findet statt und umso höher wird der HbA1c. Wie bereits in Abschn. 1.1. beschrieben wurde, unterliegt er zahlreichen Störfaktoren. Die häufigsten sind eine Anämie, eine schwere Niereninsuffizienz oder eine schwere Lebererkrankung. Auch wird der Wert zur Diagnosestellung mit herangezogen. Ab einem HbA1c >6,5 % kann die Diagnose Diabetes mellitus gestellt werden.

Wichtig zu wissen ist, dass es für die Bestimmung mehrere Methoden gibt. So kann es sein, dass in einem Labor eine andere Messmethode verwendet wird als in einem anderen oder als bei uns in der eigenen Praxis. Damit können bei gleicher Blutprobe die Ergebnisse differieren.

Die Höhe des HbA1c gibt Auskunft über die Höhe des Blutzuckers in den vergangenen acht bis zwölf Wochen. Gesunde Personen haben einen Wert unter 5,7 %.

Was der Langzeitwert nicht abbildet, ist das Ausmaß der Blutzuckerschwankungen sowie die Anzahl und Dauer von Hypoglykämien. So spricht ein HbA1c von unter 6,5 % bei einem Patienten mit Typ-1-Diabetes zwar grundsätzlich für eine gute Blutzuckereinstellung. Es können sich hinter diesem Wert jedoch häufige und/oder schwere Unterzuckerungen verbergen. Vor der Einführung der Glukosesensoren war der HbA1c der einzige messbare Wert zur Therapiekontrolle. Die Bestimmung erfolgt üblicherweise alle drei Monate. Häufigere Bestimmungen haben wenig Sinn, da sich der Wert nur langsam ändert und immer die letzten acht bis zwölf Wochen abbildet. Möchte man kürzere Zeiträume beurteilen, kann alternativ Fructosamin, ein Aminozucker der Fructose, gemessen werden. Fructosamin bildet die Blutzuckereinstellung über die letzten ein bis drei Wochen ab. Er wird immer dann als Alternative zur Überprüfung der Blutzuckereinstellung verwendet, wenn der HbA1c aufgrund von Fehlerquellen (z. B. Anämie, Nephropathie, Lebererkrankung) keine verlässliche Aussage zulässt. Normal ist ein Wert von <285 µmol/l. Indikationen sind spezielle Situationen, in denen man kurze Zeiträume bezüglich der Blutzuckerkontrolle überprüfen möchte, also zum Beispiel in der Schwangerschaft oder bei Beginn einer Insulintherapie. Mit der Einführung der Glukosesensoren ist jedoch inzwischen eine gute Überprüfung kürzerer Zeiträume möglich, sodass eine Fructosamin-Bestimmung nur noch sehr selten erforderlich ist.

HbA1c und Fructosamin

- HbA1c: erfasst die Blutzuckereinstellung der letzten acht bis zwölf Wochen
- Kann zu jeder Tageszeit bestimmt werden
- Unterliegt zahlreichen Störfaktoren
- Lässt keine Aussage über Anzahl, Schwere und Dauer von Hypoglykämien zu
- Fructosamin: erfasst Blutzuckereinstellung der letzten ein bis drei Wochen

Time in Range (TIR), Time below Range (TBR), Time above Range (TAR)

Glukosesensoren sind seit September 2016 in der Regelversorgung von Patienten mit intensivierter Insulintherapie (ICT) etabliert. Die Kosten für dieses Hilfsmittel werden in der Regel von den gesetzlichen Krankenkassen übernommen.

Mit der Einführung der Glukosesensoren wurde es möglich, eine kontinuierliche Darstellung des Blutzuckerverlaufs über 24 Stunden zu erhalten. Gemessen wird nun nicht mehr im Blut, sondern im Gewebe. Die Plasmaglukose spiegelt die Blutglukose wider, allerdings zeitversetzt. Der Glukosesensor zeigt neben dem aktuellen Blutzuckerwert grundsätzlich einen Trendpfeil, der eine Vorhersage bezüglich der Entwicklung des Blutzuckers trifft.

Vor dem Einsatz eines Glukosesensors ist es wichtig, den Anwender zu schulen. Dabei sollten folgende Punkte besprochen werden:

- Blutglukose und Gewebeglukose können in den postprandialen Phasen differieren. Der Trendpfeil des Sensors steigt oder fällt in diesen Phasen.
- Im Nüchternzustand (nachts bzw. mindestens vier Stunden nach einer Mahlzeit) sollten Blutglukose und Gewebeglukose übereinstimmen. Der Trendpfeil des Sensors ist dann gerade.
- Der Glukosezielbereich ist definiert als Blutzuckerwert zwischen 70 mg/dl und 180 mg/dl (3,9 mmol/l und 10,0 mmol/l).
- Die Zeit im Zielbereich (TIR) sollte mindestens 70 % betragen, die Zeit unter dem Zielbereich (TBR) sollte unter 4 % liegen.
- Ausnahmen: Bei einem Gestationsdiabetes (GDM) sollte die TIR über 85 % liegen, die TBR unter 4 % liegen.
- Bei multimorbiden Patienten kann eine TIR von 50 % und eine TBR unter 1 % als Zielbereich gelten (5).

Der wesentliche Vorteil gegenüber einer Therapiekontrolle mittels klassischer Blutzuckermessung ist die kontinuierliche Darstellung des Blutzuckerverlaufs. Es werden sowohl postprandiale Blutzuckerspitzen als auch Unterzuckerungen sichtbar. Auch die Darstellung der Nacht bietet eine bedeutende Zusatzinformation für Patienten und Behandler. So kann zum Beispiel ein Dawn-Phänomen erkannt werden. Während die untere Alarmgrenze vor allem einen Zugewinn an Sicherheit bringt, kann die obere Alarmgrenze auf eventuell notwendige Blutzuckerkorrekturen hinweisen. Es ist jedoch wichtig, die Patienten im Umgang mit Korrekturmaßnahmen ausgiebig zu schulen. Dazu müssen Insulinwirkdauer und Korrekturfaktoren bekannt sein. Mehr dazu im Kapitel 8.6 Insulin.

Der Umgang mit einem Glukosesensor ist für Patienten jeden Alters einfach zu erlernen. Er erhöht die Sicherheit im Alltag von Patienten mit ICT-Therapie. Darüber hinaus erleben die Patienten einen deutlichen Gewinn an Lebensqualität. Auch für pflegebedürftige Patienten, deren Angehörige und Pflegedienste stellt er eine Entlastung dar (Abb. 6.2).

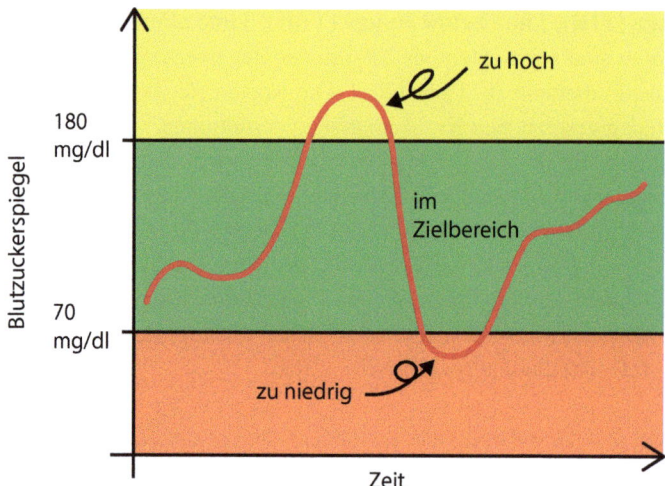

Abb. 6.2 TIR/TBR/TAR

6.3 Basiswissen Symptome (s. a. Kap. 5)

Ein erhöhter Blutzucker kann, muss aber keine Symptome verursachen. Steigen die Blutzuckerwerte über Wochen oder Monate langsam an, wie es zumeist bei Patienten mit Typ-2-Diabetes der Fall ist, so wird das von den Betroffenen oft nicht bemerkt. Anders ist es im Fall eines Typ-1- Diabetes. Hier steigen die Blutzuckerwerte innerhalb eines kurzen Zeitraums stark an und es kommt sehr rasch zu Symptomen. In beiden Fällen sind dies die häufigsten Symptome:

- Starker Durst
- Häufiges Wasserlassen (tagsüber und nachts)
- Starke Müdigkeit
- Sehverschlechterung
- Stimmungsschwankungen/depressive Symptomatik
- Harnwegsinfekte
- Juckreiz, trockene Haut
- Schlecht heilende Wunden oder Abszesse

Jeder Patient hat individuelle Symptome im hohen oder niedrigen Blutzuckerbereich. Es erfordert etwas Übung, um die Signale des Körpers einem Blutzuckerbereich zuordnen zu können. Vor allem bei Patienten mit Typ-1-Diabetes und einer hohen TBR ist deshalb ein Hypoglykämie-Wahrnehmungstraining zum Anheben der Wahrnehmungsschwelle sinnvoll, mehr dazu in Kapitel.

6.4 Basiswissen Glukosestoffwechsel

Die Vermittlung von Grundkenntnissen zum Glukosestoffwechsel ist in meinen Augen eine der wichtigsten Aufgaben im Rahmen einer Patientenschulung, nach meiner Erfahrung herrschen hier die größten Defizite. Leider wird in den Medien der Stoff "Zucker" grundsätzlich schlecht gemacht. Folglich sind viele Patienten der Meinung, sie müssten ihn wo immer möglich meiden und greifen zu Lebensmitteln mit hohem Eiweiß- und Fettgehalt. Dies ist einer der Gründe für die steigende Prävalenz adipöser Patienten.

Für die Schulung ist es hilfreich, wann immer möglich mit Bildern oder Beispielen zu arbeiten.

Zucker – also Glukose – ist der Energielieferant für unseren Körper. So, wie ein Auto nicht ohne Benzin fahren kann, können sämtliche unserer Organe ohne Glukose keine Leistung vollbringen. Leber, Muskulatur, Niere, Herz, Darm und Gehirn – sie alle benötigen Energie um funktionieren zu können. Spannend ist, dass unser Gehirn zwar nur etwa 2 % unseres Körpergewichtes ausmacht, jedoch etwa 20 % der Energie verbraucht (Science Advances 2021). Auch im Ruhezustand, also im Schlaf, ist der Grundumsatz des Gehirns hoch. Kommt es zu Versorgungsengpässen, zum Beispiel durch Fastenperioden, ist unser Gehirn besonders anfällig für Schäden. So gibt es zahlreiche Hinweise darauf, dass ein Glukosemangel in neuronalen Zellen ein wichtiger Faktor in der Pathogenese von Alzheimer sein könnte (Lauretti et al. 2017).

Rund um die Uhr muss unser Körper mit Energie versorgt werden, damit lebenswichtige Funktionen wie Herzschlag, Atmung, Nierenfunktion und viele andere erhalten bleiben. Ein Versorgungsengpass hat Fehlfunktionen zur Folge.

Folglich ist Glukose primär ein für unseren Organismus wichtiges Substrat, ohne das wir nicht überlebensfähig sind.

In Abschn. 1.3 habe ich kurz die Physiologie des Glukosestoffwechsels beschrieben. In unserer Patientenschulung versuchen wir mit Bildern darzustellen, wie Glukose mithilfe von Insulin in die Zelle transportiert wird. Das Schlüssel-Schloss-Modell ist weit verbreitet und in meinen Augen leicht verständlich. Man kann darauf immer wieder zurückgreifen und sowohl eine Insulinresistenz als auch einen Insulinmangel in ihren Auswirkungen darstellen.

Als Beispiel erwähne ich gerne, was ein Marathonläufer am Tag vor und während dem Wettkampf zu sich nimmt: Nudeln am Vorabend und Bananen und kohlenhydratreiche Getränke während des Laufs. Hier werden schnell verfügbare Energieträger benötigt, und es ist von Vorteil, wenn die Glukosedepots gut gefüllt sind.

Glukosestoffwechsel ist Energiestoffwechsel

Die Schulung sollte folgende Punkte vermitteln:

- Die Zellen benötigen Glukose
- Glukose gelangt mithilfe von Insulin in die Zellen
- Übergewicht und Bewegungsmangel stören die Insulinwirkung
- Gewichtsreduktion und Bewegungsintensivierung verbessern die Insulinwirkung
- Bei Insulinresistenz oder Insulinmangel resultiert daraus eine Hyperglykämie

Dawn-Phänomen

Eine Besonderheit des Glukosestoffwechsels ist, dass der Blutzucker auch ohne Zufuhr von Kohlenhydraten ansteigen kann. Besonders häufig findet man dieses Phänomen in den frühen Morgenstunden, das sogenannte Dawn-Phänomen, es bereitet sowohl uns Ärzten als auch den Patienten immer wieder Probleme. Um es zu verstehen, müssen wir einen kleinen Ausflug in die Chronobiologie machen. Dabei geht es um die „innere Uhr", also die tageszeitliche Programmierung des Menschen. Sie ist für die Ausschüttung zahlreicher Hormone, den Blutdruck, die Körpertemperatur und den Schlaf-Wach-Rhythmus zuständig.

Betrachtet man die zirkadiane Rhythmik von Cortisol, so produziert unser Organismus davon in den frühen Morgenstunden von etwa 3 bis 8 Uhr besonders viel. Es ist dies ein steinzeitlicher Regulationsmechanismus, den wir nicht verloren haben. Mit Beginn der Dämmerung stieg die Angriffsgefahr für den steinzeitlichen Menschen – er musste jederzeit fluchtbereit sein oder aber auch bereit zur Jagd. Dafür benötigen die Muskelzellen ausreichend Glukose, die durch eine vermehrte Bereitstellung aus der Leber sichergestellt wird (Gluconeogenese). Ein gesundes Individuum kann dieser Gluconeogenese mit einer ausreichenden Insulinproduktion entgegenwirken und der Blutzucker wird dadurch normal reguliert. Liegt jedoch ein Diabetes vor, also ein Insulinmangel (Typ 1) oder eine Insulinresistenz (Typ 2), so kann der morgendliche Blutzuckeranstieg nicht ausreichend kompensiert werden. Die Ursache dafür ist also das Cortisol als kontrainsulinäres Hormon, das zu dieser Tageszeit die Gluconeogenese erhöht. Seinen Namen verdankt dieser Regulationsmechanismus der Tageszeit, zu der er auftritt, nämlich während der Morgendämmerung.

Spannend ist, dass er nicht bei allen Diabetespatienten zu beobachten ist. Seit dem Einsatz von Glukosesensoren können wir gerade dieses Zeitfenster sehr gut erfassen. Warum es verschiedene Chronotypen gibt – auch dafür gibt es eine Erklärung: die Natur hat zwei verschiedene Aktivitäts-Typen vorgesehen: die „Lärche" und die „Eule", also

6.4 Basiswissen Glukosestoffwechsel

den Frühaufsteher und den Langschläfer. Auch das war für die Evolution sinnvoll, denn die Lärchen waren morgens aktiv und gingen zur Jagd, die Eulen waren nachts aktiv und beobachteten das Lagerfeuer. Heute können wir mit Messungen von Hormonspiegeln bestätigen, dass es diese beiden Chronotypen gibt (8). Sie zeigen Veränderungen mit zunehmendem Alter und auch geschlechtsspezifische Unterschiede. Ein „Dawn-Phänomen" finden wir also eher bei den Lärchen – Ausnahmen bestätigen die Regel.

Ein Blutzuckeranstieg in den frühen Morgenstunden ohne Zufuhr von Kohlenhydraten ist also nicht außergewöhnlich, bereitet jedoch bei der Blutzuckereinstellung gern Probleme.

Und damit komme ich zu dem vielleicht wichtigsten Geheimnis für eine gute Blutzuckereinstellung: Ein guter Nüchtern-Blutzucker erleichtert die Blutzuckereinstellung für den gesamten Tag.

Welche therapeutischen Optionen sich bieten, um zu einem guten Nüchtern-Blutzucker zu gelangen, werde ich im Kapitel 8 Insulintherapie besprechen.

Nierenschwelle

Seit der Nutzung von Glukosemessgeräten und, insbesondere in den vergangenen Jahren, von Glukosesensoren ist die Urindiagnostik in den Hintergrund getreten. Umso mehr sollte man in einer Schulung den Begriff der Nierenschwelle erläutern. Der Körper hat mit diesem Mechanismus sozusagen ein Ventil, das bei steigendem Blutzucker zumindest über einen begrenzten Zeitraum die Überschwemmung des Körpers mit Glukose verhindern kann. Ich vergleiche diese Situation gerne mit einem Waschbecken. Bei alten Modellen findet man häufig einen mittigen Überlauf. Dieser verhindert eine Überschwemmung im Bad, wenn der Wasserzulauf bei verstopftem oder geschlossenem Abfluss nicht rechtzeitig zugedreht wird. Übertragen auf den Menschen wäre der Abfluss die Insulinresistenz oder der Insulinmangel, der Überlauf die Nierenschwelle. Es ist dies also ein sinnvoller Notfallmechanismus: eine einfache Urinzuckerbestimmung gibt Auskunft über das Ausmaß der Glukosurie.

Wichtig ist für Patienten auch, zu wissen, dass es bei der Einnahme von SGLT2-Inhibitoren zu einer Erhöhung der Glukosurie kommt. Glukose im Urin taucht immer dann auf, wenn der Blutzucker oberhalb der Nierenschwelle liegt, die sich etwa bei 180 mg/dl (10,0 mmol/l) befindet. Die Nierenschwelle kann im Alter höher liegen, in der Schwangerschaft niedriger. Die Einnahme von SGLT2-Inhibitoren führt zu einer erwünschten Glukosurie und damit einer Blutzuckersenkung.

Infolge einer erhöhten Zuckerausscheidung über den Urin können sich Harnwegsinfekte und Genitalinfektionen wie Vulvovaginitis oder Balanitis einstellen. Deshalb sollten auch Urologen und Gynäkologen bei gehäuften Infekten in ihrem Fachgebiet nach dem Vorhandensein eines Diabetes oder einer Therapie mit SGLT2-Inhibitoren fragen. Für Patienten ist es wichtig, über Hygienemaßnahmen unterrichtet zu werden. Leider werden gerade Genitalinfektionen aus Scham dem Behandler gegenüber verschwiegen.

Wird dieser Sachverhalt in einer Schulung besprochen, so können Patienten einen Zusammenhang herstellen und frühzeitig darüber berichten. Claude Bernard (1813–1878) hat diesen Zusammenhang bereits sehr früh erkannt: „Le germe n'est rien, le terrain est tout!" also „Der Keim ist nichts, das Milieu ist alles!"

Es ist das Milieu, das einem Keim seine Pathogenität verleiht, in diesem Fall der glukosehaltige Urin, der auch auf der Haut ein glukosereiches Milieu schafft und damit den Nährboden für Keime. Eine schlechte Blutzuckereinstellung prädisponiert darüber hinaus für Infekte aller Art (z. B. Pneumonie, Erysipel, Abszesse), denn das Immunsystem ist bei einem glukosehaltigen Milieu ebenfalls geschwächt.

> **Nierenschwelle und Glukosurie**
>
> - Die Nierenschwelle liegt bei etwa 180 mg/dl (10,0 mmol/l).
> - Die Nierenschwelle kann im Alter höher liegen, in der Schwangerschaft niedriger.
> - Auch eine Therapie mit SGLT2-Inhibitoren kann zu einer Glukosurie führen.
> - Eine Glukosurie prädisponiert für das Auftreten von Harnwegs- und Genitalinfektionen.
> - Hygienemaßnahmen (Urogenitalbereich, Zahn, Haut) sind bei schlechter Blutzuckereinstellung von besonderer Bedeutung.

6.5 Basiswissen Ernährung

Müsste ich mich festlegen, welche Frage ich am häufigsten gestellt bekomme, so würde ich sagen es ist die Frage: „Was darf ich denn nun essen und was nicht?" Patienten sind häufig der Meinung, mit der Diagnose Diabetes auf bestimmte Lebensmittel verzichten zu müssen. Gott sei Dank haben wir uns in der Beratung mittlerweile von Verboten entfernt. Es geht nicht darum, Vorschriften bezüglich der Ernährung auszusprechen. Vielmehr sollen Diabetespatienten lernen, welche Lebensmittel sich auf ihren Blutzucker auswirken und wie energiereich sie sind. Deshalb geht es nicht nur um Nahrungsmittel allein, sondern auch um deren Zubereitung.

An einem kurzen Beispiel möchte ich das erläutern: Eine übergewichtige Patientin hat mit der Diagnosestellung Diabetes Typ 2 weitgehend auf Kohlenhydrate verzichtet. Ihre Mahlzeiten bestehen nun überwiegend aus fett- und eiweißhaltigen Mahlzeiten. Sie wundert sich, dass ihr Gewicht in einem halben Jahr um mehrere Kilos gestiegen ist. Deshalb stellt sie sich schließlich doch bei ihrem Hausarzt vor und wird von uns der Schulung zugewiesen.

6.5 Basiswissen Ernährung

Eine ähnliche Vorgeschichte bringen viele Patienten mit. Sie sind fokussiert darauf, Kohlenhydrate um jeden Preis zu meiden – ein Vorgehen, das in den allermeisten Fällen zwar die Blutzuckersituation stabilisieren kann, in puncto Gewicht jedoch nicht zum gewünschten Ziel führt. Außerdem beinhaltet es die Gefahr einer Ketonämie (s. Abschn. 5.5).

Immer wieder machen wir die Erfahrung, dass es Patienten an Grundwissen mangelt, deshalb ist es wichtig, grundsätzlich mit der Vermittlung von Basiswissen zu beginnen.

Die Nahrungsmittelbestandteile jedes Lebensmittels sind Fett, Eiweiß und Kohlenhydrate. So besteht ein Ei aus Fett (Eigelb) und Eiweiß (Eiklar). Wird es jedoch zu einem Eierpfannkuchen verarbeitet, so enthält dieser auch Mehl, also Kohlenhydrate.

Patienten sollen die Nahrungsmittelbestandteile kennen und auch lernen, wie deren Zubereitung den Gehalt an Fett, Eiweiß oder Kohlenhydraten verändern kann. Für mich ist das beste Beispiel die Kartoffel, die primär ein stärkehaltiges Lebensmittel, also reines Kohlenhydrat ist. Sie kann jedoch zu Kartoffelsalat, Kartoffelbrei, Folienkartoffel, Pommes frites, Kroketten oder Chips verarbeitet werden, womit der Fettgehalt erheblich steigt.

Nahrungsmittelbestandteile

Betrachtet man den jeweiligen Energiegehalt in einem Gramm, so gilt:

- 1 g Kohlenhydrat (KH) = 4 kcal
- 1 g Eiweiß = 4 kcal
- 1 g Fett = 9 kcal

In Ergänzung sollte auch der Energiegehalt von Alkohol bekannt sein:

- 1 g Alkohol = 7 kcal

Während Kohlenhydrate den Blutzucker ansteigen lassen, ist dies bei Fett und Eiweiß nicht oder nur in sehr geringem Ausmaß der Fall. Jedoch ist der Energiegehalt bei gleicher Menge Fett gegenüber Eiweiß und Kohlenhydraten doppelt so hoch. Da die allermeisten Diabetespatienten auch ein Gewichtsproblem haben, muss die Schulung auch darauf Bezug nehmen.

Dazu wieder ein Beispiel, diesmal aus Bayern: Der Schweinebraten mit Semmelknödel und Bier. Der Braten allein würde – weil aus Eiweiß und Fett bestehend – kaum einen Blutzuckeranstieg bewirken. Semmelknödel und Bier hingegen sind die Kohlenhydrate, die den Blutzucker ansteigen lassen. Das Ausmaß der Blutzuckererhöhung ist abhängig von der Menge der Kohlenhydrate, also dem Knödel und dem Bier.

Besonders groß sind die Wissenslücken bei den „gesunden" Lebensmitteln, wie vor allem Obst.

Viele Patienten wissen leider nicht, dass Obst ebenso zu den Kohlenhydraten gehört wie Brot, Reis, Nudeln oder Kartoffeln. Das gilt natürlich ebenso für Säfte, die durch den fehlenden Ballaststoffanteil des Obstes einen noch schnelleren Blutzuckeranstieg bewirken als die Frucht.

Lernen an Beispielen
Natürlich ist es in einer Gruppenschulung unmöglich, alle verfügbaren Lebensmittel im Detail zu besprechen. Zwar gibt es jede Menge Broschüren und Bücher – diese stehen jedoch erfahrungsgemäß ungelesen zu Hause.

Jede Schulungskraft ist gefordert, in einem begrenzten Zeitrahmen einen umfassenden Überblick zu geben und gleichzeitig auf die individuellen Fragen der Teilnehmer einzugehen. Am besten gelingt dies an Beispielen. Für uns hat sich folgende Vorgehensweisen bewährt:

- Klassische Lebensmittel besprechen – diese befinden sich in unserem Lebensmittelkorb als Attrappen oder Verpackungsmaterialien
- Frühstück, Mittagessen, Abendessen, Zwischenmahlzeiten und Getränke einzeln durchgehen
- Patienten bitten, Verpackungen von häufig verwendeten Lebensmitteln mitzubringen

Auf diese Weise wird die Schulung alltagsnah und die Schulungskraft erhält einen Einblick in die Ernährungsgewohnheiten der Patienten.

Bevor wir also Empfehlungen geben, analysieren wir das Ess- und Trinkverhalten unserer Patienten. Dies kann auch im Einzelgespräch erfolgen. Außerordentlich hilfreich sind hier Ernährungsprotokolle, die jedoch auch Mengenangaben enthalten sollten. Besteht ein gutes Vertrauensverhältnis zum Patienten, so wird zumeist auch ehrlich protokolliert.

Im zweiten Schritt kann man dann gemeinsam überlegen, welche Alternativen es zu dem bisherigen Ernährungsverhalten gibt. Wie schwierig und zeitaufwendig das sein kann illustriert das folgende Beispiel zu dem Frühstück eines Patienten:

„Zwei Scheiben Brot, eines mit Käse, eines mit Marmelade, ein Joghurt, Tee mit Zucker."

Folgende Angaben fehlen:

- welches Brot (Mischbrot, Vollkornbrot, Weißbrot)
- wie viel Gramm Brot
- wie viel und welcher Käse
- wie viel und welche Marmelade
- welcher Joghurt (Sorte, Gramm)
- wie viel Zucker im Tee

6.5 Basiswissen Ernährung

Ein derartiges Nachfragen ist für unsere Patienten oft ungewohnt. Es führt jedoch dazu, dass sie sich mit ihrem eigenen Ess- und Trinkverhalten näher auseinandersetzen. Vor allem die Mengenangaben sind wichtig. Oft kann durch eine Anpassung der Portionen eine erhebliche Verbesserung von Blutzucker und Gewicht erreicht werden.

Wird im Verlauf der Diabeteserkrankung eine prandiale Insulintherapie erforderlich, so ist es ebenfalls von großem Vorteil, wenn die Patienten bereits Kenntnisse zu Kohlenhydratmengen erworben haben.

Häufige Fragen (FAQ)
Es gibt Fragen, die immer wieder auftauchen und Mythen, die sich hartnäckig halten. Auch unter Experten werden manche Fragen kontrovers diskutiert. Oft gibt es kein „richtig" oder „falsch", sondern vielmehr ein „für" und „wider". Deshalb ist eine neutrale und wissenschaftlich fundierte Antwort auf manche Fragen schwierig, vor allem dann, wenn es dazu keine Evidenz gibt.

1. Muss ich frühstücken?
2. Welche Mahlzeit ist die wichtigste?
3. Kann ich eine Mahlzeit ausfallen lassen?
4. Muss ich Zwischenmahlzeiten machen?
5. Warum steigt der Blutzucker morgens ohne dass ich etwas gegessen habe?
6. Sind Weißmehlprodukte verboten?

Bei der Beantwortung dieser Fragen muss differenziert werden, welche Diabetestherapie ein Patient bekommt. Werden keine oralen Antidiabetika eingenommen, so ist das Auslassen von Mahlzeiten unproblematisch. Bei allen anderen Therapien sollte diese Frage mit dem behandelnden Diabetesteam besprochen werden.

Bezüglich der Anzahl von Mahlzeiten gibt es unter den Meinungsbildnern wenig Konsens. In meinen Augen sollte man nicht versuchen, die Lebensgewohnheiten und Vorlieben von Patienten im Hinblick auf die Anzahl der Mahlzeiten allzu sehr verändern zu wollen. Zielführender ist es, über die Zusammensetzung von Haupt- und Zwischenmahlzeiten zu sprechen. So kann eine Zwischenmahlzeit aus einem Proteinriegel, einem Stück Obst oder einem Donut bestehen – entscheiden sie selbst, was am gesündesten ist.

Wer kleine Hauptmahlzeiten hat, kann durchaus auch kleine Zwischenmahlzeiten oder eine Spätmahlzeit zu sich nehmen. Entscheidend für das Gewicht ist letztlich, wie hoch die am Tag insgesamt zugeführte Kalorienzahl ist und wie viel demgegenüber durch körperliche Aktivität verbraucht wird. Für den Insulinbedarf sind die täglich zugeführte Menge an Kohlenhydraten sowie ebenso die körperliche Aktivität entscheidend.

Sehr kontrovers diskutiert wird auch die Frage nach der Notwendigkeit eines Frühstücks. Es gibt Hinweise darauf, dass die Glukoseregulation tagsüber stabiler ist, wenn ein kleines Frühstück eingenommen wird, insbesondere dann, wenn ein Insulinmangel vorliegt, also bei Typ-1-Diabetes und in späten Stadien eines Typ-2-Diabetes.

Die morgendlichen Blutzuckeranstiege können wir bei Patienten, die eine ICT-Therapie haben, mithilfe von Glukosesensoren inzwischen hervorragend visualisieren. Die Ursache für einen Blutzuckeranstieg ohne Frühstück ist ein Glukosemangel der Zellen, den der Organismus mittels Gluconeogenese zu beheben versucht. Da morgens der Energiebedarf der Zellen und ebenso der Spiegel kontrainsulinärer Hormone besonders hoch sind, fällt ein Insulinmangel hier besonders ins Gewicht.

In der Beratung von Patienten ist es deshalb besonders wichtig, zu fragen wie das Frühstück aussieht. Für mich ist es die „Schlüsselmahlzeit", die die Weichen für den weiteren Tag stellt.

Zum Frühstück sollte man Lebensmittel mit einem niedrigen glykämischen Index bevorzugen, also Beispielsweise Vollkornbrot, im Idealfall Haferflocken. Obst und vor allem Säfte sollte man zum Frühstück meiden. Auch ist es sinnvoll, die Kohlenhydratmenge zu begrenzen. Besser eine kleine Zwischenmahlzeit am Vormittag als ein allzu üppiges Frühstück.

Grundsätzlich gilt für alle Mahlzeiten, dass die Frage nach dem „wie viel" bedeutender ist als die Frage nach dem „was". Dazu ein Beispiel:

Das Frühstück eines Patienten sieht folgendermaßen aus:

2 Scheiben Pfisterbrot (je 75 g), 20 g Butter, 50 g Wurst, 2 Teelöffel Marmelade, 125 g Fruchtjoghurt, Kaffee schwarz ohne Zucker.

Das entspricht 6 BE Brot, 2 BE Marmelade, 1 BE Joghurt, in Summe also 9 BE.

Wesentlich günstiger für den Insulinbedarf und damit den Blutzuckerverlauf wäre es, die zweite Scheibe Brot im Verlauf des Vormittages zu essen oder gegen eine Eiweißmahlzeit zu ersetzen.

Die Frage nach Weißmehlprodukten wird häufig gestellt. In unserer Beratung legen wir Wert darauf, keine Verbote auszusprechen. Patienten sollen lernen, dass sämtliche Weißmehlprodukte, aber auch Obst und vor allem Säfte zu extrem schnellen Blutzuckeranstiegen führen. Wenn gelegentlich eines dieser Produkte auf dem Speiseplan erscheint, dann ist dagegen nichts zu sagen. Wichtig sind Bewusstmachung und der Erhalt von Lebensqualität.

Grundsätzlich gilt für alle Lebensmittel: „Die Menge macht das Gift" Dazu ein letztes Beispiel:

Mit dem Nutri-Score (Wikipedia Circadiane Rhythmik 2023) wurde eine Nährwertkennzeichnung von Lebensmitteln geschaffen, die beim Einkauf eine Orientierungshilfe hinsichtlich einer ausgewogenen Ernährung sein soll. Von A bis E gibt es fünf Kategorien, A dunkelgrün, B hellgrün, C gelb, D orange, E rot.

Meine Packung Walnüsse ist mit A gekennzeichnet, was also höchste Nährwertqualität bedeutet. Der hohe Gehalt an Omega-3-Fettsäuren macht Walnüsse definitiv zu einem gesunden Lebensmittel. Jedoch: in 100 g Walnüssen sind 712 kcal enthalten bzw. 69,1 g Fett, 3,7 g Kohlenhydrate und 15,5 g Eiweiß. Der Verbraucher sollte also bedenken, dass es sich dabei um ein hochkalorisches Lebensmittel handelt. Ein grünes A beim Nutri-

Score gibt dem Verbraucher leider keinen Hinweis darauf, dass es sich dabei um ein Produkt handelt, dass extrem kalorienreich ist.

Fazit: – und damit wieder eines der Geheimnisse für Patienten mit Adipositas und Diabetes – beim Essen gilt: Wichtiger als „was" ist „wieviel", also die Menge macht das Gift.

6.6　Basiswissen Bewegung

Blicke ich zurück in meine Schulzeit, so wird mir bewusst, wie extrem sich unser Leben in den vergangenen 50 Jahren verändert hat. Das gilt natürlich für Menschen jeden Alters, für junge Menschen ist es jedoch ein in puncto Diabetesprävention besonders problematisch, wenn Bewegung immer seltener stattfindet. Während ich als Teenager jede freie Minute im Freien unterwegs war und hervorragend ohne Smartphone zurechtkam, sind junge Menschen heute vor allem in den sozialen Netzwerken unterwegs. Bewegung findet, wenn überhaupt, stundenweise im Fitnessstudio statt. Natürliche körperliche Aktivität war noch vor 50 Jahren in vielen Berufen garantiert, inzwischen wird vieles davon durch Maschinen erledigt. Der elektrische Rasenmäher oder Staubsauger ist ein gutes Beispiel für die zunehmende Immobilisierung des Menschen. Wer einen Eindruck davon bekommen möchte, was körperliche Arbeit vor gut 100 Jahren bedeutete, dem empfehle ich das Wendelstein-Museum an der Bergstation der Seilbahn. Hier kann man sehen, mit welchen Werkzeugen zur damaligen Zeit gearbeitet wurde. Im Alltag gab es damals kaum jemand, der eine Waschmaschine oder einen Kühlschrank besaß – körperliche Arbeit war also auch ohne Fitnessstudio garantiert und Lebensmittel nicht rund um die Uhr verfügbar.

Für uns Therapeuten ist es wichtig eine Vorstellung davon zu haben, welche Art von körperlicher Aktivität unsere Patienten ausüben. Ein Austausch darüber in einer Schulungsgruppe liefert der Schulungskraft wichtige Informationen und den Teilnehmern Anregungen für ihre möglichen Aktivitäten.

Obwohl es heute kaum noch Personen gibt, die kein Smartphone besitzen, haben sich nur die wenigsten eine Schrittzähler-App installiert. Während sich eine Smart-Watch nicht jeder leisten kann, ist ein Schrittzähler auch ohne Mobiltelefon für wenige Euros zu kaufen, die App ist sogar kostenlos.

Immer wieder erleben wir, wie motivierend der Gebrauch eines Schrittzählers sein kann. Oft sind es weniger als 2000 Schritte die pro Tag erreicht werden. Man sollte deshalb keine zu ehrgeizigen Ziele vorgeben sondern besser auf eine realistische Erhöhung der Schrittzahl hinarbeiten. Dann geht so mancher Patient zu Fuß zum Einkaufen statt mit dem Auto oder steigt auf dem Weg zur Arbeit oder nach Hause eine Station früher aus, um den Rest des Weges zu Fuß zu gehen. Natürlich ist Radfahren oder Schwimmen ebenso hilfreich wie jede andere Art von Bewegung, nicht alles lässt sich mit einem Schrittzähler erfassen.

Bewegung muss Freude machen – tut sie das nicht, wird sie nicht dauerhaft in das Verhaltensmuster integriert. Dem Ideenreichtum sind keine Grenzen gesetzt – hier nur ein paar Beispiele:

- Hund des Nachbarn spazieren führen
- Einkäufe zu Fuß oder mit dem Rad statt mit dem Auto erledigen
- Einen Tanzkurs machen
- Tischtennis im Park
- Federball spielen
- Im Wald ein Baumhaus bauen
- Sportverein

Bewegung erhöht nicht nur den Energieverbrauch und senkt damit den Blutzuckerspiegel, sie wirkt sich auch positiv auf die Stimmung aus. Viele Menschen tun sich schwer mit Bewegung, können sich dazu nicht aufraffen, beklagen den „inneren Schweinehund". Dass Bewegung Freude machen kann und das Wohlbefinden steigert, haben viele Patienten noch nie erlebt. Ich halte es für wichtig, dass zu diesem Thema ein Austausch in Schulungsgruppen stattfindet und dass man als Schulungskraft auch Anregungen geben kann.

Da ich selbst sehr gerne im Wald unterwegs bin und immer wieder spüre, wie positiv sich ein Waldspaziergang auf meine Stimmung auswirkt, erwähne ich gerne das in Japan praktizierte „Shirin-yoku", was nichts anderes bedeutet als „Waldbaden". Es gibt inzwischen zahlreiche Studien, die positive Effekte auf unser Wohlbefinden, das Immunsystem und das Stresssystem belegen (Wikipedia Nutri-Score 2023).

Letztlich geht es darum, Patienten zu Aktivitäten zu motivieren und ihr Interesse für neue Verhaltensweisen zu wecken. Wenn dies im Rahmen einer Schulung gelingt, dann darf man das als wichtigen Erfolg verbuchen.

Ein großes Handicap für die Aufnahme körperlicher Aktivitäten sind Schmerzen. Oft wird darüber nicht berichtet, weil die Patienten bereits viele Jahre erfolgloser Therapieversuche hinter sich haben. Wir sollten deshalb gezielt danach fragen und gegebenenfalls Vorbefunde anfordern. Gelenkerkrankungen, Wirbelsäulenveränderungen und rheumatische Erkrankungen sind häufig mit zunehmendem Alter, und auch bei normalgewichtigen Patienten, nicht selten der Grund, warum körperliche Aktivitäten gemieden werden. Wenn möglich ist in solchen Fällen ein interdisziplinärer Austausch wichtig, um therapeutische Optionen zu eruieren. Auch verbirgt sich hinter chronischen Schmerzen nicht selten eine Depression.

Abschließend noch ein paar Bemerkungen zum Thema Bewegung und Gewicht. Leider ist die Auffassung weit verbreitet, dass Bewegung sehr rasch zu einer Gewichtsabnahme führt und leider fallen auch von Ärzten Sätze wie: „Sie müssen sich nur bewegen, dann nehmen Sie schon ab". Besucht man ein Fitnessstudio, dann wird einem zumeist – aber leider auch nicht immer – erklärt, dass mit regelmäßiger Bewegung ein

Abbau von Fett und Aufbau von Muskulatur zu erzielen ist. Das macht sich auf der Waage zunächst mit einem Gewichtsanstieg bemerkbar, denn Muskeln sind schwerer als Fett (s. Abschn. 3.1 Adipositas). Erst sehr viel langfristiger kommt es dann durch das Plus an Muskulatur zu einer Erhöhung des Grundumsatzes und damit einer langsamen Gewichtsabnahme – eine gleichbleibende Ernährung vorausgesetzt. Viele Patienten sind frustriert, wenn man Ihnen diese Zusammenhänge nicht erklärt und beenden sehr rasch wieder ihre Aktivitäten, weil es „ja doch nichts bringt". Hier ist in der Beratung sehr viel Geduld gefragt, aufseiten der Patienten ebenso wie aufseiten der Therapeuten.

Fazit:

- Der Einsatz eines Schrittzählers kann zu Bewegung motivieren.
- Bewegung verbessert das körperliche und seelische Wohlbefinden.
- Bewegung muss Freude machen, sonst wird sie nicht in das Verhaltensmuster integriert.
- Beim Beginn körperlicher Aktivität kann es initial zu einem Gewichtsanstieg kommen.

6.7 Basiswissen Folgeerkrankungen

Immer wieder wird kontrovers diskutiert, wie man den Patienten die möglichen diabetischen Folgeschäden vermitteln soll. Die Diskussion erinnert mich an die Abbildungen auf Zigarettenschachteln, denen man eine abschreckende Wirkung nachsagt. Einen klassischen Raucher beeindrucken solche Bilder eher nicht – er sieht nur den Inhalt. In meinen Augen sollte man sämtliche möglichen Folgeschäden gut verständlich darstellen, dazu kann man durchaus auch das ein oder andere Bild verwenden.

Diabetes wird gemeinhin als „Zuckerkrankheit" bezeichnet. Letztlich handelt es sich jedoch um eine Stoffwechselstörung, die bei unzureichender Einstellung und entsprechender Disposition zu mikro- und makrovaskulären Komplikationen führt. Dies ist den meisten Patienten so nicht bewusst. Es geht also um das Thema Blutgefäße. Wie bei Patienten mit Bluthochdruck oder einer Fettstoffwechselstörung muss die Beratung auf mögliche Endorganschäden abzielen. Diese sind im Falle des Diabetespatienten:

- Arterielle Verschlusskrankheit (AVK)
- Koronare Herzerkrankung (KHK)
- Carotissklerose
- Zerebralsklerose, zerebraler Insult
- Nephropathie
- Retinopathie
- Polyneuropathie

In der Schulung soll einerseits die Entstehung möglicher Komplikationen erklärt, andererseits auch vermittelt werden, welche Kontrolluntersuchungen in regelmäßigen Abständen erforderlich sind. Darüber hinaus sollen Patienten aber auch lernen, bei welchen Befunden oder Symptomen sie unverzüglich einen Arzt aufsuchen sollten.

Arterielle Verschlusskrankheit (AVK)
Eine Durchblutungsstörung der großen Beingefäße wird häufig auch als „Schaufensterkrankheit" bezeichnet. Aufgrund eines Sauerstoffmangels bei Gefäßengpässen können die Betroffenen oft nur noch wenige Meter schmerzfrei gehen. Je ausgeprägter die Stenose der Gefäße ist, umso kürzer wird die Gehstrecke. Haben die Patienten gar einen Ruheschmerz, liegt meist ein gravierender Gefäßbefund vor.

Schmerzen nach Provokation = Belastung sind typisch für eine AVK, Schmerzen die in Ruhe, also zum Beispiel nachts im Bett auftreten, eher typisch für eine Neuropathie.

Die Gefäßveränderungen entwickeln sich zumeist über viele Jahre. Je mehr Risikofaktoren vorliegen umso wahrscheinlicher treten sie auf (Bluthochdruck, Fettstoffwechselstörung, Nikotin).

Koronare Herzerkrankung (KHK)
Der Herzmuskel eines Erwachsenen ist etwa faustgroß und wiegt zirka 300 g. Er leistet täglich eine gewaltige Arbeit: bei 60 bis 80 Schlägen in der Minute sind das etwa 100.000 Schläge pro Tag. Um diese Leistung zu vollbringen, benötigt der Herzmuskel eine regelmäßige Versorgung mit Substraten, allen voran Sauerstoff und Glukose. Diese werden über die Herzkranzgefäße (Koronararterien) angeliefert, die den Muskel wie ein Netz überziehen.

Kommt es zu einer Engstelle oder gar einem Verschluss eines zuführenden Gefäßes, so wird der dahinter liegende Muskelabschnitt nicht mehr ausreichend mit Substraten versorgt. Herzkranzgefäßstenosen führen zu einer Angina pectoris, der Verschluss eines Gefäßes zu einem Herzinfarkt.

Eine Angina pectoris äußert sich in den allermeisten Fällen mit Brustschmerzen oder einem Engegefühl im Brustkorb. Die Schmerzen werden meist als brennend oder drückend beschrieben. Patienten müssen wissen, dass sie sich mit derartigen Symptomen sofort in ärztliche Behandlung begeben müssen. Zur Abklärung sind ein EKG sowie eine Laboruntersuchung erforderlich, eventuell auch ein Herzkatheter (Koronarangiografie).

Die Symptomatik bei einem Herzinfarkt ist ähnlich. Dazu können Herzrhythmusstörungen kommen.

Handelt es sich um einen Patienten mit Langzeitdiabetes, so können die typischen Symptome aufgrund einer Nervenschädigung des Herzens (autonome Neuropathie) ausbleiben. Man spricht dann von einem „stummen" Infarkt. Regelmäßige EKG-Kontrollen sind deshalb bei Diabetespatienten sinnvoll, insbesondere dann, wenn über viele Jahre keine ausreichende Blutzuckereinstellung vorhanden ist oder weitere Risikofaktoren wie Bluthochdruck, Fettstoffwechselstörung oder Nikotinabusus vorliegen.

Carotissklerose
Stellen sich arteriosklerotische Veränderungen an den hirnversorgenden Gefäßen ein, so nennen wir das eine Carotissklerose. Die Folge sind Durchblutungsstörungen des Gehirns, die zu Lähmungen oder Sprachstörungen führen können. Mittels Ultraschalluntersuchung können lediglich die peripheren Halsgefäße dargestellt werden, nicht jedoch die Gehirngefäße. Dazu ist eine Angiografie, also eine Kontrastmitteluntersuchung, erforderlich.

Analog zu der Situation am Herzen benötigt auch das Gehirn eine ausreichende Versorgung mit Substraten. Fehlt diese, so führen die Durchblutungsstörungen zu Lähmungserscheinungen oder Sprachstörungen. Werden solche bemerkt, muss man sich unverzüglich in ärztliche Behandlung begeben.

Nephropathie
Auch die Niere ist auf eine ausreichende Substratversorgung angewiesen. Sie ist das Entgiftungsorgan unseres Körpers und dafür zuständig, Stoffwechselabbauprodukte über den Urin auszuscheiden. Darüber hinaus haben unsere Nieren zahlreiche weitere Aufgaben: Regulation von Blutdruck, Flüssigkeits- und Säure-Basen-Haushalt sowie die Produktion zahlreicher Hormone. Infolge einer Nierenschwäche kann es zu einer Beeinträchtigung des Vitamin-D-Haushalts und damit zu einer Osteoporose kommen. Ebenso kann die Bildung von Erythropoetin beeinträchtigt sein und zu einer Blutarmut führen.

Auch ein Teil der täglichen Gluconeogenese wird von der Niere übernommen. Mit zunehmender Niereninsuffizienz können deshalb gehäuft Hypoglykämien auftreten.

Die Überprüfung der Nierenfunktion ist daher mindestens einmal im Jahr erforderlich. Kommt es zu einer Funktionseinbuße der Nieren, müssen zahlreiche Medikamente sowie das Insulin in ihrer Dosis angepasst werden.

Um das Ausmaß einer Nierenschädigung zu erfassen, müssen Labor- und Urinkontrollen erfolgen (Kreatinin, Harnstoff, Albumin im Urin).

Retinopathie
Der Augenhintergrund wird durch kleine Gefäße versorgt. Diese können bei einer augenärztlichen Untersuchung beurteilt werden. Im Fall einer schlechten Blutzuckereinstellung über viele Jahre und insbesondere bei starken Blutzuckerschwankungen besteht das Risiko von Veränderungen dieser Gefäße sowie Einblutungen am Augenhintergrund. Leider verursacht dieser Prozess zunächst keine Symptome, da die Veränderungen sich zu Beginn in den allermeisten Fällen in der Peripherie der Netzhaut abspielen. Trotzdem sind sie gefährlich, weil es in deren Folge zu einer Netzhautablösung kommen kann. Werden solche Befunde rechtzeitig erkannt, können intravitreale Injektionen ein Fortschreiten der Netzhautveränderungen verhindern.

Die einmal jährliche Untersuchung des Augenhintergrundes ist deshalb unverzichtbar. Patienten müssen verstehen, dass sich auch ohne subjektive Visuseinschränkung pathologische Prozesse abspielen können. Hilfreich ist es, diesen Sachverhalt mittels Bildern zu illustrieren.

Neuropathie
Eine diabetische Neuropathie entwickelt sich in der Regel erst nach vielen Jahren. Ursächlich ist auch hier zumeist eine unzureichende Stoffwechseleinstellung. Die Symptome treten überwiegend im Bereich der unteren Extremitäten auf. Es sind dies Missempfindungen, Parästhesien oder auch Schmerzen. Letztere werden als dumpf, brennend oder stechend empfunden und treten vor allem in Ruhe auf, insbesondere nachts im Bett. Charakteristisch ist auch eine wechselnde Intensität der Beschwerden. So sind sie an manchen Tagen extrem stark, an anderen wiederum fast nicht vorhanden. Die Neuropathie wird deshalb gerne mit einem Chamäleon verglichen, das seine Farbe wechselt.

Wichtig ist, zwischen Missempfindungen und Schmerzen zu differenzieren, denn therapeutisch kommen in beiden Fällen unterschiedliche Maßnahmen infrage. Handelt es sich nur um Missempfindungen, so ist eine medikamentöse Therapie selten erfolgreich. Hier bieten sich physikalische Maßnahmen wie Kalt-Warm-Fußbäder oder die transkutane elektrische Nervenstimulation (TENS) an.

Sind Schmerzen vorhanden, so können diese mittels Schmerzskala quantifiziert werden. Auf einer Skala von 0 bis 10 ermittelt man über eine Woche den individuellen Schmerzscore. Dazu vergibt der Patient am Ende jeden Tages eine Zahl zwischen 0 (keine Schmerzen) und 10 (maximaler Schmerz). Die Summe der 7 Tage geteilt durch 7 ergibt dann den individuellen Schmerzscore. Liegt er über 5, kann eine medikamentöse Therapie erwogen werden. Eine solche kann die Schmerzen zumeist nicht beseitigen, jedoch in ihrer Intensität reduzieren. Realistisch ist eine Schmerzreduktion um 50 %.

Therapeutisch stehen Antidepressiva (z. B. Amitriptylin) oder Antikonvulsiva (Pregabalin, Gabapentin, Duloxetin) zur Verfügung.

Diabetische Folgeerkrankungen

- Diabetische Folgeerkrankungen spielen sich an den Gefäßen ab, wir sprechen von mikrovaskulären und makrovaskulären Veränderungen.
- Eine gute Blutzuckereinstellung ist die beste Prävention, um Gefäßkomplikationen zu vermeiden.
- Regelmäßige Kontrolluntersuchungen von Herz, Augen, Nieren, Gefäßen und Füßen ermöglichen eine frühzeitige Diagnose von Folgeschäden.
- Sämtliche Kontrolluntersuchungen sind im blauen Diabetespass aufgeführt. Erhobene Befunde sowie die aktuelle Medikation sollten dort eingetragen werden und der Pass immer mit sich geführt werden.

6.8 Notfallsituationen

Nicht nur Blutzuckerentgleisungen stellen Notfallsituationen dar. Insbesondere mit Beginn einer Insulintherapie haben viele Patienten Ängste, die man in einer Schulung besprechen sollte. Das verschafft Sicherheit in entsprechenden Situationen wie:

- Falsches Insulin gespritzt
- Insulin vergessen zu spritzen
- Blutzuckermessgerät/Glukosesensor defekt
- Insulinpen defekt
- Insulinpumpe defekt
- Pumpenkatheter defekt/abgeknickt
- Mahlzeit erbrochen
- Schwere Unterzuckerung mit Fremdhilfe
- Schwere Überzuckerung mit Anzeichen für eine Ketonämie

Grundsätzlich gilt: bei starken Blutzuckerentgleisungen muss unverzüglich ein Arzt informiert werden. Dies sollte auch den Partnern bewusst sein.

Wird Basalinsulin statt Prandialinsulin gespritzt, so ist das in der Regel wenig problematisch und es kommt meist nur zu einem leichten Blutzuckeranstieg. Problematisch ist jedoch die Gabe von Prandialinsulin statt Basalinsulin, insbesondere dann, wenn die Verwechslung vor dem zu Bett gehen geschieht und vom Patienten unbemerkt bleibt. Je nach injizierter Menge muss das zu viel gespritzte Prandialinsulin mittels Gabe rasch resorbierbarer Kohlenhydrate – am besten Saft oder Cola – kompensiert werden. Wird eine solche Situation vom Patienten bemerkt, sind 30-minütige Blutzuckerkontrollen und gegebenenfalls die Information eines Notarztes erforderlich.

Bleibt eine Verwechslung unbemerkt, ist zumeist eine Hypoglykämie die Folge. Deshalb sollten derartige Ereignisse immer mit dem behandelnden Arzt besprochen werden.

Im Fall einer schweren Hypoglykämie mit Bewusstlosigkeit kommt ein Notfall-Nasenspray zum Einsatz. Der Aufbewahrungsort und die Anwendung müssen folglich dem Partner bekannt sein.

Ein Merkblatt zum Thema „Hypoglykämie", das jeder Patient erhalten sollte, zeigt Abb. 6.3. Dieses steht zudem unter unter der Überschrift „Elektronisches Zusatzmaterial" zum kostenlosen Download zur Verfügung.

Unterzuckerungen sind insbesondere beim Konsum von größeren Mengen Alkohol gefährlich, da die Zeichen einer Hypoglykämie nicht mehr richtig wahrgenommen werden können. Abb. 6.4. zeigt ein Informationsblatt für Patienten, um über die Besonderheiten beim Konsum von Alkohol aufzuklären. Dieses steht zudem unter unter der Überschrift „Elektronisches Zusatzmaterial" zum kostenlosen Download zur Verfügung.

Unterzuckerung (Hypoglykämie)

Der Begriff „Hypoglykämie" bedeutet Unterzuckerung.

Eine klinisch signifikante Unterzuckerung liegt vor, wenn der Blutzucker unter 54 mg/dl (3,0 mmol/l) liegt, jedoch können bereits bei Blutzuckerwerten unter 70 mg/dl (3,9 mmol/l) körperliche Symptome auftreten und es zu kognitiven Einschränkungen kommen.

Typische Symptome einer Unterzuckerung sind:

- Zittern
- Schwäche
- Heißhunger
- Schweißausbruch
- Blässe
- Sehstörungen
- Wortfindungsstörungen
- Konzentrationsstörungen
- Verwirrung
- Müdigkeit

Die Therapie einer Unterzuckerung besteht grundsätzlich in der Gabe schnell resorbierbarer Kohlenhydrate. Besser und schneller als Traubenzucker ist Glukose in flüssiger Form:

- Cola, Saft
- Glukose-Gel

Wenn Sie Symptome einer Unterzuckerung verspüren, sollten Sie grundsätzlich eine Blutzuckermessung durchführen und diese auch protokollieren. Diese Informationen sind für ihren behandelnden Arzt für die Blutzuckereinstellung wichtig. Besprechen Sie Unterzuckerungen unverzüglich mit Ihrem Arzt.

Auch bei normalen Blutzuckerwerten kann zu Beginn einer Diabetestherapie das Gefühl einer Unterzuckerung auftreten. Man spricht in diesem Fall von Pseudohypoglykämie (= Scheinunterzuckerung). Eine solche kann auftreten, wenn das Glukoseniveau gesenkt wird. Das Gehirn benötigt Zeit, um sich wieder an ein normales Glukoseniveau zu gewöhnen.

Zur Überprüfung des Blutzuckers sollten sie folgende Utensilien immer mit sich führen:

- Blutzucker-Messgerät und Blutzuckerteststreifen
- Glukosesensor

Während der Blutzuckereinstellung kann es über meist wenige Wochen zu einer Veränderung der Sehschärfe kommen. Es ist nicht ratsam, sich in diesem Zeitraum eine neue Brille anfertigen zu lassen. Bitte warten Sie damit, bis Ihre Blutzuckereinstellung abgeschlossen ist.
Eine Veränderung der Sehschärfe kann in zahlreichen Lebensbereichen zu Einschränkungen führen. Dies betrifft insbesondere Arbeiten am Bildschirm sowie das Fahren von Kraftfahrzeugen.

Abb. 6.3 Patientenmerkblatt zum Thema Hypoglykämie

Diabetes und Alkohol

Alkohol wird nach seinem Konsum über viele Stunden abgebaut.

Bei dem Prozess des Alkoholabbaus wird Glukose verbraucht und dies kann zu einem deutlichen Blutzuckerabfall führen. Je größer die Alkoholmenge, desto ausgeprägter ist dieses Phänomen.

Deshalb ist bei Alkoholkonsum auf folgende Dinge zu achten:

- Ausreichende Zufuhr von Kohlenhydraten zusammen mit Alkohol
- Blutzuckerkontrolle vor dem zu Bett gehen, bei Blutzucker unter 200 mg/dl noch Kohlenhydrate zuführen, keine oder allenfalls moderate Korrektur des Blutzuckers bei Blutzuckerwerten über 300 mg/dl

VORSICHT!

Bei höheren Konzentrationen/Mengen von Alkohol droht der Verlust der Wahrnehmung einer Unterzuckerung. Auch können die Handhabung der Blutzuckermessung, die Beurteilung des Blutzuckerwertes und die Fähigkeit zur Zufuhr von Kohlenhydraten eingeschränkt sein.

Abb. 6.4 Patientenmerkblatt zum Thema Diabetes und Alkohol

Bei technischen Problemen – Pen, Pumpe oder Messgerät defekt – sollte unverzüglich ein Ersatzgerät besorgt werden. Auf Urlaubsreisen empfiehlt es sich, jeweils ein Ersatzgerät mitzuführen.

Jeder Patient mit intensivierter Insulintherapie sollte mit Urin-Keton-Teststreifen ausgestattet sein. Alternativ können auch Blut-Keton-Teststreifen zum Einsatz kommen. Letzteres ist vor allem bei Patienten mit Insulinpumpentherapie zu bevorzugen.

Besonderheiten bei Insulinpumpentherapie

Die Sicherheitsvorkehrungen bei einer Insulinpumpentherapie sind von großer Bedeutung, denn eine Unterbrechung der Insulinzufuhr kann sehr rasch zu einer Blutzuckerentgleisung führen. Auf diesen Punkt muss in der Schulung, aber auch in der kontinuierlichen Betreuung immer wieder hingewiesen werden. Ist die Pumpe defekt, so kann natürlich Ersatz besorgt werden. Schwierig wird das allerdings, wenn man sich in diesem Moment im Ausland befindet. Folglich gehört Ersatzinsulin im Pen (Basalinsulin und Prandialinsulin) zur Ausstattung jedes Pumpenpatienten. Die Insulintherapie erfolgt dann mittels Pen, bis eine Ersatzpumpe geliefert werden kann.

Wird die kontinuierliche Insulinzufuhr bei einer Pumpe für mehrere Stunden unterbrochen, so besteht die Gefahr einer Ketoazidose. Patienten müssen hinsichtlich möglicher Symptome geschult sein und zur häuslichen Selbstkontrolle über ein Messgerät mit Keton-Teststreifen zur blutigen Selbstkontrolle verfügen.

Ketonämie / Ketoazidose

Bei einer Ketonämie findet sich im Blut ein erhöhter Gehalt an Ketonkörpern (Acetoacetat, Aceton, ß-Hydroxybutyrat). Ketonkörper sind Abfallstoffe, die bei der Fettverbrennung entstehen, im Blut angereichert und über den Urin ausgeschieden werden. Auch können sie über die Atmung den Organismus verlassen (Kußmaul-Atmung).

Mögliche Ursachen dafür sind:

- Länger andauerndes Erbrechen
- Fasten / Hungern
- Großer Fettanteil in der Nahrung/ ketogene Ernährung
- Fieber
- Operationen
- Insulinmangel (z.B. bei Erstmanifestation eines Typ 1 Diabetes, Auslassen von Insulin, verstopftem Pumpen-Katheder)

Eine Erhöhung der Ketonkörper im Blut führt zu einer Veränderung des Säure-Basen-Haushaltes und es kommt zu einer zunehmenden Übersäuerung des Organismus. Ist die Übersäuerung moderat, spricht man von **Ketonämie**; ist sie ausgeprägt, so spricht man von **Ketoazidose**, einem lebensbedrohlichen Zustandsbild.

Symptome

- Übelkeit, Erbrechen, Bauchschmerzen
- Müdigkeit, Schläfrigkeit
- Bewusstseinsveränderung
- Tiefes, beschleunigtes Atmen
- Aceton in der Atemluft

Diagnostik

- Messung der Ketonkörper im Urin (Teststreifen):
  Test +: alle 12 Stunden kontrollieren
  Test ++/+++: Arzt informieren
- Messung der Ketonkörper im Blut (Teststreifen)
  < 0,6 mmol/l: kein Handlungsbedarf
  0,6-1,5 mmol/l: Kontaktaufnahme mit dem behandelnden Arzt sinnvoll
  1,5-3,0 mmol/l: dringend Kontaktaufnahme mit behandelndem Arzt oder Klinik
  >3,0 mmol/l: Notarzt/Klinik kontaktieren

OP-Vorbereitung

In Verbindung mit Operationen besteht eine erhöhte Gefahr für das Auftreten einer Ketonämie/Ketoazidose. Deshalb sollten im Vorfeld Metformin und SGLT-2-Inhibitoren abgesetzt werden (ca. 3 Tage). Eine Wiederaufnahme der Therapie sollte erst dann erfolgen, wenn eine normale Nahrungsaufnahme gewährleistet ist.

Abb. 6.5 Patientenmerkblatt zum Thema Ketonämie

Ein Merkblatt zum Thema „Ketonämie" für Patienten zeigt Abb. 6.4. Dieses steht zudem unter unter der Überschrift „Elektronisches Zusatzmaterial" zum kostenlosen Download zur Verfügung.

Fazit
Es empfiehlt sich, einmal jährlich das Vorhandensein des Notfallequipments abzufragen:

- Notfall-Nasenspray (Verfallsdatum)
- Urin-Keton-Teststreifen
- Blut-Keton-Teststreifen
- Bei Insulinpumpentherapie: jeweils ein Pen mit Basalinsulin und Prandialinsulin

6.9 Diabetes und Reisen

Wer neu mit der Diagnose Diabetes konfrontiert wird, verspürt zu Beginn alle möglichen Ängste. Eine davon betrifft den Freizeitbereich und hier insbesondere Urlaubsreisen. Je länger man mit der Stoffwechselstörung lebt, umso lässiger wird man im Umgang mit „Vorsorgemaßnahen".

Deshalb sollte eine Schulung das Thema Reisen unbedingt beinhalten.

Eine Urlaubsreise beginnt vielfach mit einem Flug ins Ausland. Am Flughafen ist die erste Hürde zu nehmen. Das gesamte Diabetes-Equipment sollte im Handgepäck mitgeführt werden, denn, falls der Koffer nicht ankommt, steht man ohne Messgerät oder gar Insulin da. Für die Zollkontrolle sollte man deshalb eine Bescheinigung mit sich führen, die sämtliche Utensilien auflistet, die mitgeführt werden müssen. Sie sollte mehrsprachig sein und mit aktuellem Datum und Stempel der Diabetespraxis versehen sein. Eine entsprechende Vorlage zeigt Abb. 6.6. Diese steht zudem unter unter der Überschrift „Elektronisches Zusatzmaterial" zum kostenlosen Download zur Verfügung.

Die Sicherheitsmaßnahmen für den Urlaubsort umfassen das Blutzuckermessgerät/ den Glukosesensor und das benötigte Insulin. Da es leider immer wieder vorkommt, dass Autos oder Hotelzimmer aufgebrochen und alle mitgeführten Materialien gestohlen werden, sollte man an einem anderen Aufbewahrungsort immer eine entsprechende Reserve haben. Nicht jeder kleine Urlaubsort verfügt über eine Apotheke, in der man ein Ersatzgerät und das benötigte Insulin besorgen könnte.

Ein wichtiger Punkt ist die Lagerung von Insulin. Empfohlen werden mindestens 2 °C und höchstens 30 °C. Außerhalb dieses Temperaturbereiches kann Insulin seine Wirkung verlieren. An heißen Urlaubsorten sind für unterwegs Kühltäschchen geeignet, die jedoch nicht der prallen Sonne ausgesetzt sein sollten. Befindet man sich in kalten Urlaubsregionen wie zum Beispiel beim Skifahren, so ist darauf zu achten, dass das

Ärztliches Attest für Flugreisende

Medical Certificate for Airline Passengers

_____

Frau, Herr / *Mrs., Mr.*

_____

geboren am / *born on*

_____

Personalausweis Nr. + Adresse / *ID card + place of residence*

hat einen insulinpflichtigen Diabetes und muss deshalb mit sich führen:

suffers from an insulin-dependent diabetes mellitus and therefore needs for travelling:

___ Insulinpen/Insulinspritzen   *Insulin Pen/ Insulin Syringes*

___ Insulinpatronen   *Insulin Cartridges*

___ Blutzuckermessgerät   *Blood Glucose Meter*

___ Blutzuckerteststreifen   *Blood Glucose Test Strips*

___ Blut-Lanzetten + Stechhilfe   *Blood Lancets + Pricking Device*

___ Injektionsnadeln für Pen   *Injection Needles*

___ Glukosesensor und Scanner   *Sensor and Scanner*

___ Insulin-Pumpe und Zubehör   *Insulin Pump with Accessoires*

___ Glukagonspritze   *Glucagon Syringe*

___ Notfall-Nasenspray   *Emergency Spray*

___ Traubenzucker   *Dextrose Tablets*

___ Sonstiges   *Others*

Datum/ *Date:*

Stempel Arztpraxis/ *Doctor stamp:*

Abb. 6.6 Vorlage eines ärztlichen Attests für Flugreisende mit Diabetes mellitus

mitgeführte Insulin nicht zu kalt wird. Insbesondere bei Insulinpumpenpatienten muss darauf hingewiesen werden, dass der Pumpenkatheter gut isoliert unter der Kleidung getragen werden muss. Andernfalls kann es im Katheterschlauch gefrieren und die Insulinzufuhr wird blockiert, was bereits nach wenigen Stunden zu einer lebensbedrohlichen Situation führen kann.

Auch das Mitführen eines Notfall-Nasensprays wird für Patienten mit ICT oder CSSI-Therapie dringend empfohlen.

Oft wird nach der Umstellung einer ICT-Therapie bei großen Zeitverschiebungen gefragt. Hier herrschen unterschiedliche Meinungen bezüglich der Vorgehensweise. Meine persönliche Grundregel ist: unterwegs lieber ein wenig zu hoch gehen als zu niedrig mit dem Blutzucker. Die Gabe des Basalinsulins also lieber etwas strecken als verkürzen und gegebenenfalls mit kleinsten Bolusgaben den Blutzucker korrigieren. Problemlos ist das inzwischen bei der Nutzung einer Pumpentherapie mit AID-System. Hier kann der Algorithmus die erforderlichen Anpassungen vornehmen.

Die größte Unwägbarkeit im Urlaub ist zumeist die fremdländische Küche. Auch hier gilt: eher vorsichtig spritzen und lieber korrigieren als zu aggressiv vorzugehen und einen Unterzucker zu riskieren. Vor allem dann, wenn man sich im Urlaub mehr bewegt als sonst, ist Vorsicht geboten, denn mehr Bewegung verbessert die Insulinwirkung, mehr dazu im Kapitel 8 Insulintherapie.

Diabetes und Reisen

- Bei Flugreisen alle Materialien im Handgepäck mitführen
- Flugattest mitführen
- Insulinlagerung beachten (2–30 °C)
- Reservematerial an einem anderen Ort aufbewahren
- Grundsätzlich vorsichtig agieren, nicht zu aggressiv spritzen/korrigieren
- Körperliche Aktivität und Hitze können Insulinwirkung verstärken

6.10 Teilhabe am Straßenverkehr

Die Praxisleitlinie der DDG zum Thema Diabetes und Straßenverkehr umfasst 188 Seiten. In diesem Abschnitt möchte ich versuchen, die für die Patientenschulung relevanten Themen kurz zusammenzufassen.

Im Wesentlichen geht es um die Frage, in wieweit eine Hyper- oder Hypoglykämie zu einer kognitiven Beeinträchtigung führen kann und damit eine Auswirkung auf die Fahrsicherheit hat. Medikamente mit erhöhtem Hypoglykämie-Risiko sind vor allem

Sulfonylharnstoffe und Insulin, eine Hyperglykämie hingegen kann bei Insulinmangel, Infekten, Cortisontherapie und zahlreichen weiteren Ursachen auftreten.

Grundsätzlich muss vor Antritt jeder Autofahrt der Blutzucker bestimmt werden. Im Alltag gerät das leider sehr häufig in Vergessenheit. Laut der Leitlinie sollte der Blutzucker vor Fahrantritt nicht unter 90 mg/dl liegen. Es sollen schnell resorbierbare Kohlenhydrate in Reichweite sein. Bei längeren Autofahrten wird eine Blutzuckerkontrolle alle drei Stunden empfohlen. Ein oberer Blutzuckergrenzwert wird in der Leitlinie nicht explizit genannt, jedoch darauf hingewiesen, dass eine Hyperglykämie zu Veränderungen des Sehvermögens führen kann. Insbesondere in der Einstellungsphase eines entgleisten Diabetes muss darüber aufgeklärt werden, dass es im Rahmen der Blutzuckersenkung zu verschwommenem Sehen und damit einer Einschränkung der Fahrtauglichkeit bis zu einer Dauer von drei Monaten kommen kann.

Die Aufklärung der Patienten muss von einer Fachkraft erfolgen, also einem Arzt mit entsprechender Qualifikation. Eine schriftliche Aufklärung allein genügt nicht, es muss auch eine mündliche Unterweisung stattfinden. Bei Patienten, die der deutschen Sprache nicht mächtig sind, ist ein Dolmetscher hinzuzuziehen. Wichtig ist auch die Dokumentation der Aufklärung in der Patientenakte.

In jüngster Zeit sind bei insulinbehandelten Patienten immer häufiger Glukosesensoren im Einsatz. Diese verfügen über eine Alarmfunktion. Mit dem Patienten gemeinsam wird festgelegt, bei welchem oberen und unteren Blutzuckerwert die Alarmgrenze gesetzt werden soll. Bei den Quartalskontrollen unserer Patienten überprüfen wir regelmäßig, ob die Alarmfunktion des Sensors auch aktiviert ist, denn leider wird sie häufig deaktiviert. Im Falle eines Rechtstreites, zum Beispiel bei einem Verkehrsunfall, wäre damit der Tatbestand der groben Fahrlässigkeit erfüllt. Eine entsprechende Aufklärung erhalten unsere Patienten deshalb sowohl mündlich als auch schriftlich.

Grundsätzlich hat ein Arzt auch das Recht, ein vorübergehendes Fahrverbot auszusprechen. Dies muss jedoch begründet sein und hat ebenfalls mündlich und schriftlich zu erfolgen. Auch muss eine entsprechende Dokumentation in der Patientenakte hinterlegt werden.

Ein Merkblatt zum Thema „Teilnahme am Straßenverkehr" für Patienten zeigt Abb. 6.7. Dieses steht zudem unter unter der Überschrift „Elektronisches Zusatzmaterial" zum kostenlosen Download zur Verfügung.

6.11 Schwerbehinderung – Grad der Behinderung (GdB)

Ein Antrag auf Schwerbehinderung nach § 2 SGB IX muss beim zuständigen Versorgungsamt gestellt werden. Der Grad der Behinderung richtet sich nach der Grunderkrankung (Typ 1 oder Typ 2) sowie der Medikation und Einstellbarkeit. Wenn aufgrund

Diabetes und Teilnahme am Straßenverkehr

Eine Teilnahme am Straßenverkehr ist grundsätzlich nur möglich, wenn keine körperlichen oder geistigen Beeinträchtigungen vorliegen.
Liegt ein Diabetes mellitus vor, so besteht grundsätzlich Fahrtauglichkeit, jedoch muss bei Fahrtantritt die Fahrtauglichkeit überprüft werden (BZ-Kontrolle, Sensorglukose).
Bei Blutzuckerwerten über 300 oder unter 70 ist entsprechend der Leitlinie keine Fahrtauglichkeit anzunehmen.

Das Führen eines Kraftfahrzeuges ist untersagt bei Fehlen oder Minderung der Fahrtauglichkeit. Dies ist der Fall bei

- Einschränkung der Sehkraft
- Unterzuckerung

Bei Verdacht, Beginn oder Abklingen einer Unter- oder Überzuckerung muss der Fahrer die Fahrt sofort unterbrechen und eine Kontrolle des Blutzuckers durchführen und dokumentieren.

Folgende Utensilien müssen im Fahrzeug griffbereit sein:

- Blutzucker-Messgerät und Blutzucker-Teststreifen
- schnelle Kohlehydrate (z.B. Traubenzucker/Cola/Saft)
- langsame KH (z.B. Müsliriegel)

Auch der Beifahrer sollte den Aufbewahrungsort dieser Utensilien kennen.

Bei längeren Autofahrten muss etwa alle 2-3 Stunden eine Blutzuckerkontrolle erfolgen.

Bei Fahrlässigkeit (z.B. Führen eines Kraftfahrzeuges bei Unterzuckerung) droht gegebenenfalls der Verlust des Versicherungsschutzes und des Führerscheins.

Nicht erlaubt ist das Führen eines Fahrzeuges bei instabiler Stoffwechsellage. Es können Geld-/Haftstrafen ausgesprochen werden, gegebenenfalls kann es zum Verlust der Fahrerlaubnis kommen oder es wird ein Tauglichkeitsgutachten erforderlich.

Patienten, die zur Blutzuckerselbstkontrolle einen Glukosesensor nutzen, sollten Folgendes beachten:

- Die Alarmfunktion des Sensors muss aktiviert sein
- Die Alarmgrenzen müssen so gewählt sein, dass sie eine Fahrtauglichkeit gewährleisten
- Sind die Alarmfunktion nicht aktiviert und die Alarmgrenzen nicht adäquat eingestellt, so kann es sich im Fall eines Unfallereignisses um den Tatbestand der groben Fahrlässigkeit handeln.

Abb. 6.7 Patientenmerkblatt zum Thema Diabetes und Teilnahme am Straßenverkehr

der medikamentösen Therapie ein Hypoglykämierisiko besteht, so gibt es 20 % GdB. Je umfassender die Therapie ist, umso höher ist der Grad der Behinderung. Dies ist dem zuständigen Versorgungsamt jedoch nachzuweisen. Im Maximalfall werden bei Typ 1 mit ICT- oder CSII-Therapie 50 % GdB zuerkannt. Dafür ist jedoch durch den Antragsteller zu dokumentieren, worin die Einschränkungen im Alltag liegen. Ein hoher Therapieaufwand allein begründet keinen GdB, es müssen „Einschnitte in der Lebensführung" vorhanden sein (Diabetes DE 2023). Auch muss seitens des behandelnden Arztes eine schwere Einstellbarkeit nachgewiesen werden. Liegen zusätzlich diabetesbedingte Folgeerkrankungen vor, so erhöhen diese den Grad der Behinderung nicht. Bei mehreren Grunderkrankungen zählt diejenige mit der höchsten Bewertung, eine Addition erfolgt nicht.

Dazu ein Beispiel:

Frau X. hat einen Diabetes Typ 1 sowie eine diabetische Retinopathie. Ihr HbA1c liegt bei 6,8 %, die TIR bei 80 %, TBR 1 %. Das Versorgungsamt bescheinigt einen GdB von 40 % mit der Begründung, dass zwar ein hoher Therapieaufwand besteht, jedoch eine gute Einstellung ohne relevante Hypoglykämien vorliegt. Einschnitte in der Lebensführung seien nicht nachgewiesen worden. Gegen diesen Bescheid kann man Widerspruch und gegebenenfalls auch Klage einreichen, es dürfte bei der geschilderten Konstellation jedoch schwierig sein, einen höheren GdB zu erstreiten.

6.12 Diabetes Typ F

Ist eine Person an Diabetes erkrankt, so betrifft das auch ihr persönliches Umfeld, insbesondere die Partner oder Familien. Deshalb wurde der Begriff Typ F (F steht für Familie) geprägt. Kulzer et al. (2017) untersuchten in der DAWN2™-Studie (DAWN: „Diabetes Attitudes Wishes and Needs") erstmals systematisch die psychosozialen Belastungen im Zusammenhang mit Diabetes Typ 1 und Typ 2 und die Auswirkungen der Stoffwechselstörung auf das familiäre Umfeld (Robert Klatt 2021). Hier eine kurze Zusammenfassung der Ergebnisse:

- Der Hauptbelastungsfaktor für die Angehörigen ist die Angst vor Folgekomplikationen und Unterzuckerungen.
- Die Sorge vor Unterzuckerungen ist bei Angehörigen stärker ausgeprägt als bei Menschen mit Diabetes selbst.
- Verschiedene Arten der Unterstützung werden von Betroffenen und Angehörigen unterschiedlich erlebt.
- Die Familie ist die wichtigste Quelle der Unterstützung, ähnlich wichtig ist der Freundeskreis.

- Die richtige Form der Unterstützung kann ein Streitthema sein. Rund ein Drittel der Angehörigen ist frustriert, weil sie nicht wissen, wie sie ihren Partnern am besten helfen können.
- Mehr Schulungsangebote für Angehörige sind erforderlich, eine Schulung für Angehörige kann deren Belastungen reduzieren.

Kinder mit Typ 1

Kinder mit Typ-1-Diabetes sind auf die Unterstützung durch die Eltern, aber auch die Betreuungsstätten wie Kindergarten, Hort oder Schule angewiesen. Für die Familien bedeutet es eine enorme Belastung, wenn ein Kind an Typ-1-Diabetes erkrankt. In den ersten Wochen und Monaten erfordert die Überwachung des Kindes viel Zeit. Für Geschwisterkinder bedeutet es eine vorübergehende Benachteiligung, für die Eltern häufig auch finanzielle Einbußen. Oft gestaltet sich die Suche nach einer Kindertagesstätte schwierig, da man dort die Verantwortung für ein Kind mit Typ-1-Diabetes nicht übernehmen möchte. Das ändert sich mit der Schulpflicht, nicht jedoch die permanente Sorge um das Wohlergehen des Kindes und die Angst vor Blutzuckerentgleisungen, insbesondere Hypoglykämien (s. o.). Ein bundesweites Hilfsangebot.

Geriatrische und psychiatrische Patienten

Ein besonderer Betreuungsbedarf besteht auch bei geriatrischen Patienten mit Diabetes. Hier ist eine zuverlässige Medikamenteneinnahme oder Gabe von Insulin häufig nicht mehr gewährleistet. Deshalb wird im Einzelfall die Unterstützung durch Angehörige oder einen Pflegedienst erforderlich. Durch Übermittlung der Blutzuckerwerte in regelmäßigen Abständen an den behandelnden Arzt können dann auch erforderliche Anpassungen der Therapie erfolgen.

Das gilt ebenso für psychiatrische Patienten, die ohne externe Unterstützung ihre Diabeteserkrankung nicht ausreichend kontrollieren können.

Der Kommunikation zwischen Ärzten aller Fachbereiche kommt hier eine besondere Bedeutung zu. Es wäre wünschenswert, wenn sowohl Familien als auch Ärzte frühzeitig informieren und rechtzeitig intervenieren, um eine gute Versorgung im Alter zu gewährleisten.

6.13 Diabetes und Psyche

Jede chronische Erkrankung hat Auswirkungen auf die Psyche der Betroffenen. Deshalb ist es so wichtig, dass wir unsere Patienten als Therapeuten zu einer Krankheitsakzeptanz führen und ihnen Fähigkeiten vermitteln können, die ihnen die Krankheitsbewältigung erleichtern. Hier leisten Schulungen einen wertvollen Beitrag, der Austausch untereinander ist ein wichtiges Element für Krankheitsakzeptanz und Krankheitsbewältigung.

Eine depressive Stimmungslage oder gar Depression ist bei Diabetespatienten häufig anzutreffen. Die Schulung soll vermitteln, welche Möglichkeiten es gibt, aktiv dazu beizutragen, dass sich die Stimmungslage bessert. Motivierend sind hier nicht nur wir Therapeuten sondern auch die Beispiele von anderen Gruppenteilnehmern, die berichten können, wie sie den Weg aus einer Depression heraus geschafft haben. Im weitesten Sinne kann eine Schulungsgruppe wie eine Kurzzeit-Selbsthilfegruppe betrachtet werden. Oft entstehen auch Kontakte, die über den Schulungszeitraum hinaus bestehen bleiben.

Jede Form von körperlicher Aktivität trägt dazu bei, die Stimmungslage zu verbessern, insbesondere dann wenn sie im Freien geschieht. Die Natur mit allen Facetten zu erleben verschafft positive Gefühle. Egal ob Sonne, Regen, Wind, Schnee, Nebel, Hitze oder Kälte – all das im Wechsel der Jahreszeiten zu erleben haben viele Menschen nie kennengelernt. Eine Schulungsgruppe bietet die Möglichkeit zu Kontakten. Viele Menschen schaffen es nicht, sich allein auf den Weg zu machen, in Begleitung jedoch gelingt ihnen das leichter. Eine Schulungskraft oder aber auch Gruppenteilnehmer können Anregungen geben. Die positive Wirkung der Natur ist hinreichend bekannt – über das „Waldbaden" habe ich bereits berichtet (Abschn. 2.6).

Literatur

Bergis-Jurgan N, Ehrmann D, Haak T et al. (2014) Ambulante Schulung bei Typ-2-Diabetes. https://doi.org/10.1007/s11428-013-1185-1. Zugegriffen: 2 Sept 2023

DBL-diabetes by Diabeloop 2022 Mit Diabetes Höhenluft in den Bergen schnuppern. https://www.dbl-diabetes.de/alles-uber-diabetes/lebensstil/reisen/diabetes-hoehenluft. Zugegriffen: 23. Sept 2023

Deutsche Diabetes Gesellschaft S2e-Leitlinie Diabetes und Straßenverkehr 1.Auflage 2017. https://www.ddg.info/fileadmin/user_upload/05_Behandlung/01_Leitlinien/Evidenzbasierte_Leitlinien/2017/Leitlinie_S2e_Diabetes_und_Stra%C3%9Fenverkehr_Endfassung.pdf. Zugegriffen: 17.Okt 2023

DiabetesDE - Deutsche Diabetes-Hilfe e.V. Mit Diabetes den Schwerbehindertenausweis beantragen? https://www.diabetesde.org/ueber_diabetes/recht_und_soziales/schwerbehindertenausweis. Zugegriffen: 18. Okt 2023

Gemeinsamer Bundesausschuss Berlin. https://www.g-ba.de/themen/disease-management-programme/. Zugegriffen: 21. Sept 2023

Kulzer B, Lüthgens B, Landgraf R et al (2017) Wie belastend erleben Angehörige den Diabetes? Diabetologe 13:570–580. https://doi.org/10.1007/s11428-017-0286-7

Lauretti E, Li JG, Di Meco A et al. (2017) Glucose deficit triggers tau pathology and synaptic dysfunction in a tauopathy mouse model. Transl Psychiatry 7: e1020 https://doi.org/10.1038/tp.2016.296 https://www.nature.com/articles/tp2016296#citeas. Zugegriffen: 31. Sept 2023

Mindfulmind St.Gallen Roland Döring, Bern Reto Weishaupt. https://mindfulmind.ch/wissenschaft-und-waldbaden/. Zugegriffen: 9. Okt 2023

Literatur

Robert Klatt (2021) Deshalb braucht das Gehirn des Menschen so viel Energien https://www.forschung-und-wissen.de/nachrichten/medizin/deshalb-braucht-das-gehirn-des-menschen-so-viel-energie-13375620. Zugegriffen: 21. Sept 2023

Stiftung Dianino. https://www.stiftung-dianino.de/. Zugegriffen: 21. Okt 2023

Wikipedia Circadiane Rhythmik. https://de.wikipedia.org/wiki/Circadiane_Rhythmik. Zugegriffen: 21. Sept 2023

Wikipedia Nutri-Score. https://de.wikipedia.org/wiki/Nutri-Score. Zugegriffen: 5. Okt 2023

Therapie des Diabetes mellitus Typ 2   7

Grundsätzliche Überlegungen
Bei der Therapie des Typ-2-Diabetes sprechen wir ebenso wie bei der Adipositastherapie von einer „Stufentherapie". Damit ist gemeint, dass die erste Maßnahme grundsätzlich eine Lebensstilintervention sein sollte und erst in einem zweiten Schritt medikamentöse Maßnahmen folgen. Kontrovers diskutiert wird immer wieder, wie lang man dem Patienten Zeit geben kann, um zu einer Modifikation seiner Ernährungs- und Bewegungsgewohnheiten zu gelangen. Im Einzelfall ist dafür entscheidend, welches Ausmaß der Blutzuckerentgleisung bei der Diagnosestellung oder auch im Verlauf der Behandlung vorliegt.

Grundsätzlich gilt, dass mit jedem Patienten sein individuelles Therapieziel besprochen werden soll und dies im Verlauf auch immer wieder überprüft und gegebenenfalls angepasst werden muss. Bewährt hat sich dabei das SMART-Prinzip (s. Abschn. 3.3).

Der Einsatz von Insulin sollte erst dann erfolgen, wenn mit der Basistherapie und medikamentösen Maßnahmen das Therapieziel nach einer Zeit von drei bis sechs Monaten nicht zu erreichen ist. Grundsätzlich gilt: je ausgeprägter das Sekretionsdefizit, umso eher ist eine Insulintherapie in Erwägung zu ziehen.

> **Praxisbeispiel**
>
> Bei einem 45-jährigen männlichen Patienten wird im Rahmen einer Vorbereitung zu einer größeren Zahn-OP ein Blutzucker von 335 mg/dl festgestellt. Er wird daraufhin in unser Diabeteszentrum überwiesen. Der HbA1c liegt bei 11 %, eine Ketonämie besteht nicht, das C-Peptid liegt im normalen Bereich. Außer einer leichten Müdigkeit gibt der Patient keine Symptome an.

Der operative Zahneingriff sollte erst dann erfolgen, wenn eine ausgeglichene Stoffwechselsituation erreicht ist. Andernfalls besteht das Risiko für Komplikationen wie zum Beispiel Infektion oder Wundheilungsstörung.

In einem solchen Fall wird man sicher eine medikamentöse Therapie beginnen – gleichzeitig aber auch das Ernährungs- und Bewegungsverhalten eruieren und soweit wie möglich optimieren. Im Idealfall sollte der Patient so bald wie möglich eine strukturierte Schulung erhalten. In Kap. 2 wurde dargestellt, welches Basiswissen im Rahmen einer Schulung erworben wird.

Bei dem Patienten dauert es vier Monate, bis der HbA1c nach der Optimierung des Ernährungs- und Bewegungsverhalten sowie der Gabe von Metformin und SGLT2-Inhibitor bei 7,0 % liegt. Nun kann die Zahnsanierung erfolgen. ◄

In diesem Kapitel möchte ich nun die medikamentösen Therapieoptionen darstellen. Dafür habe ich als Quellen die die Nationale Versorgungsleitlinie NVL (Gallwitz 2023), Praxisempfehlungen der DDG (Aktuelle Version 2022), H. Schatz Diabetologie kompakt (De Geyter et al. 2018) und die aktuelle Übersicht von B. Gallwitz (Fritsche et al. 2020) herangezogen.

Bei jeglicher Medikation sind folgende Punkte zu berücksichtigen:

- Wirkung auf HbA1c
- Einfluss auf Gewicht
- Einfluss auf kardiovaskuläres Risiko
- Mögliche Kontraindikationen

Je ausgeprägter die Blutzuckerentgleisung ist, umso eher ist eine Kombinationstherapie in Betracht zu ziehen. Anzustreben ist eine Blutzuckerabsenkung von maximal 1 % des Ausgangs-HbA1c. Eine zu rasche Absenkung des Blutzuckers kann zu einer behandlungsinduzierten Neuropathie oder auch einer unerwünschten Neovaskularisation am Augenhintergrund führen.

Mehr zu dieser Thematik in Kapitel 7.9.

7.1 Metformin

Metformin ist bei den Patienten nicht unbedingt ein beliebtes Medikament. Das liegt daran, dass es häufig zu Nebenwirkungen wie Blähungen oder Durchfall führt. Verantwortlich ist dafür der in den allermeisten Metformin-Präparaten enthaltene Stoff Macrogol. Es gibt lediglich ein einziges Präparat, das Macrogol-frei ist, nämlich Glucophage 500 und 850.

Zumeist lassen sich die Nebenwirkungen mit einer einschleichenden Dosierung vermeiden: initial für etwa eine Woche 500 mg abends, dann eine Woche 2 × täglich 500 mg und dann gegebenenfalls die volle Dosis mit 2 × 1000 mg.

Metformin hat folgende Wirkung:

- Hemmung der Gluconeogenese in der Leber
- Verzögerung der Glukoseaufnahme über den Darm
- Verbesserung des Glukosetransports durch die Zellmembran peripherer Gewebe

Damit kann Metformin der Insulinresistenz und der damit verbundenen Hyperinsulinämie des Typ-2-Diabetikers entgegenwirken.

Die Vorteile von Metformin liegen darin, dass unter der Therapie keine Hypoglykämien und keine Gewichtszunahme zu erwarten sind. Nach Garber et al. (1997) ist eine Dosissteigerung über 2000 mg/Tag nicht sinnvoll.

Bei Patienten mit hohem kardiovaskulärem Risiko sollte Metformin in Kombination mit einem SGLT2-Inhibitor oder GLP-1-Rezeptorantagonist eingesetzt werden.

Folgende Kontraindikationen gilt es zu beachten:

- Bei Krankheit pausieren ("sick day rules", siehe Abschn. 1.6)
- Dosisanpassung bei eingeschränkter Nierenfunktion:
  Maximal 2 × 1000 mg bis GFR 45 ml/min
  Maximal 1000 mg bei GFR <45–30 ml/min
  Absetzen bei GFR <30 ml/min
- Vor operativen Eingriffen oder Röntgenuntersuchungen mit Kontrastmitteln absetzen (2 Tage vorher)
- Reduktionsdiät mit <1000 kcal/Tag
- Alkoholkrankheit
- Dosisreduktion bei Leberfunktionsstörung, bei schwerer Lebererkrankung absetzen

Ein besonderer Stellenwert kommt Metformin bei der Behandlung von Frauen mit PCO-Syndrom zu (Gibbons und Freeman 2015). Hier gilt es als Mittel der ersten Wahl, da es die bestehende Hyperandrogenämie reduzieren und einen normalen Menstruationszyklus induzieren kann.

7.2 Sulfonylharnstoffe

Sulfonylharnstoffe haben eine insulinotrope Wirkung. Sie führen zu einer Sekretionssteigerung von Insulin aus der ß-Zelle, unabhängig von der aktuellen Plasmaglukose. Damit beinhaltet die Therapie mit Sulfonylharnstoffen ein erhebliches Hypoglykämierisiko. Das gilt insbesondere dann, wenn keine regelmäßige Aufnahme von Kohlenhydraten gewährleistet ist.

Da sie vorwiegend renal eliminiert werden, sollten sie bei eingeschränkter Nierenfunktion nicht zum Einsatz kommen. Insbesondere bei geriatrischen Patienten oder bei kardiovaskulären Vorerkrankungen sollten sie nicht angewandt werden. Der Stellenwert der Substanz hat in den letzten Jahren kontinuierlich an Bedeutung verloren, zumal immer mehr Substanzen mit einem besseren Sicherheitsprofil und besseren Outcome-Daten auf den Markt gekommen sind.

7.3 DPP4-Inhibitoren

DPP4-Inhibitoren (Inhibitor der Dipeptidylpeptidase 4) haben einen dualen Wirkmechanismus:

- Hemmung des Abbaus der Inkretinhormone Glucagon-like Peptide 1 (GLP-1) und glukoseabhängiges insulinotropes Polypeptid (GIP)
- Hemmung der Glucagonsekretion

Die beiden Inkretinhormone GLP-1 und GIP führen nach einer kohlenhydrathaltigen Mahlzeit zu einer Stimulation der Insulinsekretion. Im Unterschied zu den Sulfonylharnstoffen geschieht dies in Abhängigkeit von der Plasmaglukosekonzentration. Das Risiko für Hypoglykämien ist bei einer Monotherapie deshalb kaum relevant. Die Substanz zeichnet sich darüber hinaus durch eine gute Verträglichkeit aus. Bei Patienten mit Niereninsuffizienz sollte eine Dosisanpassung erfolgen.

Dosierung der DPP4-Inhibitoren

- Sitagliptin: 100 mg bis GFR 50 ml/min, 50 mg GFR 30–50 ml/min, 25 mg GFR <30 ml/min
- Vildagliptin: Aufgrund der wesentlich kürzeren Halbwertszeit wird die Gesamtdosis auf zwei Gaben täglich verteilt: 2 × 50 mg bis GFR 50 ml/min, 1 × 50 mg bei GFR < 50 ml/min. Sehr selten wurde im Zusammenhang mit der Substanz über das Auftreten einer Pankreatitis oder einer entzündlichen Darmerkrankung berichtet. Zu Vildagliptin liegen keine kardiovaskulären Outcome-Studien vor.
- Saxagliptin: 5 mg täglich bis GFR 50 ml/min, 25 mg bei GFR <50 ml/min, bei terminaler Niereninsuffizienz existiert keine ausreichende Datenlage. Die Substanz wird nicht empfohlen bei vorab bestehender Herzinsuffizienz.

7.4 SGLT-2-Inhibitoren (Gliflozine)

SGLT-2-Inhibitoren hemmen die Rückresorption von Glukose im proximalen Tubulus der Niere. Es kommt zu einer vermehrten Glukosurie und damit zu einer Absenkung der Blutglukose. Die Substanz beinhaltet in der Monotherapie kein Hypoglykämierisiko.

Außerdem kommt es zu einer moderaten Blutdruckabsenkung (2–4 mmHg) sowie Gewichtsabnahme (2–3 kg) aufgrund der induzierten Glukosurie. Die vorhandenen prospektiven Studien zu Dapagliflozin und Empagliflozin haben einen Vorteil für kardiovaskuläre und Herzinsuffizienzendpunkte gezeigt. Im Hinblick auf die renalen Endpunkte konnten beide Substanzen einen Erhalt der Nierenfunktion mit Verzögerung einer terminalen Niereninsuffizienz zeigen.

Waren SGLT-2-Inhibitoren primär nur für Patienten mit Typ-2-Diabetes zugelassen, so werden sie mittlerweile auch als Standarttherapie bei der Behandlung der Herzinsuffizienz und zur Nephroprotektion bei chronischer Nierenerkrankung eingesetzt.

Patienten sollten vor dem Einsatz der Substanz über die häufigsten Nebenwirkungen, nämlich die Gefahr von Harnwegs- und Genitalinfektionen, aufgeklärt werden. Im Zusammenhang damit ist es sinnvoll, Hygienemaßnahmen zu besprechen.

Hygiene-Regeln bei Einnahme von SGLT2-Inhibitoren

- Beim Wasserlassen die Blase immer vollständig entleeren
- Tragen von atmungsaktiver Unterwäsche, um Ausbreitung von Bakterien zu verhindern
- Zum Duschen ph-neutrale Produkte verwenden
- Intimbereich einmal täglich mit ph-neutraler Seife reinigen
- Männer: Eichel und Vorhaut ein- bis zweimal täglich reinigen und nach dem Wasserlassen Eichel abwischen
- Frauen: Nach dem Geschlechtsverkehr auf die Toilette gehen, um Keime aus der Harnröhre zu spülen. Scheide in Richtung After reinigen, damit Darmbakterien nicht in die Harnröhre gelangen

Außerdem gelten, wie bereits bei Metformin besprochen die „sick day rules": bei schweren Infekten sowie perioperativ und periinterventionell sollte die Einnahme pausiert werden.

Eine seltene Nebenwirkung ist die euglykämische Ketoazidose. Eine solche muss jedoch nur bei schweren akuten Erkrankungen oder absolutem Insulinmangel befürchtet werden. Es sollte folglich vor der Therapie mit einem SGLT-2-Inhibitor immer sichergestellt sein, dass der Patient einen Typ-2-Diabetes ohne Insulinmangelsituation hat. Für Typ-1-Diabetes ist die Substanz aktuell in Deutschland nicht zugelassen.

7.5 GLP-1-Rezeptor-Agonisten

In Abschn. 3.4. habe ich die Substanz ausführlich vorgestellt.

Da es sich bei der Substanz um ein Peptid handelt, muss sie als Injektion verabreicht werden. Dies geschieht je nach Präparat entweder täglich oder wöchentlich. In der

Monotherapie haben GLP-1-Rezeptor-Agonisten kein nennenswertes Hypoglykämiepotenzial.

Die Substanz hat zwei Angriffspunkte. Zum einen wird die gastrointestinale Motilität verlangsamt, zum anderen das Sättigungsgefühl durch eine zentralnervöse Wirkung verstärkt. Die häufigsten Nebenwirkungen sind eine leichte Übelkeit, ein deutliches Völlegefühl sowie Unregelmäßigkeiten des Stuhlgangs. Man sollte die Therapie deshalb mit einer niedrigen Anfangsdosis beginnen und je nach Effekt auf Hunger, Sättigung und Blutzucker im Verlauf erhöhen.

In prospektiven Studien wurde eine vorteilhafte Wirkung auf kardiovaskuläre Endpunkte gezeigt. Deshalb sollten GLP-1-Rezeptor-Agonisten wenn möglich einer Insulintherapie vorgezogen werden.

7.6 Insulin

Zunächst möchte ich mit Ihnen eine kleine Zeitreise unternehmen (Knopp et al. 2013).

1869 beschreibt Paul Langerhans (1847–1888) in seiner Dissertation erstmals die Inselzellen der Bauchspeicheldrüse. Damals wusste er noch nicht, welche Funktion ihnen zukommt. Sie wurden später als Produktionsstätte des Insulins identifiziert und nach ihm benannt: Langerhanssche Inselzellen.

Heute wissen wir, dass es verschiedene Inselzelltypen gibt, die unterschiedliche Hormone produzieren: Alphazellen (Glucagon), Betazellen (Insulin) und Deltazellen (Somatostatin).

Es dauerte über 50 Jahre, bis es am 27. Juli 1921 den Medizinern Frederick Banting (1891–1941) und Charles Best (1899–1987) erstmals gelang, Insulin aus der Bauchspeicheldrüse von Hunden zu isolieren. Ein halbes Jahr später, am 23. Januar 1922, injizierten sie dem seit zwei Jahren an juvenilem Diabetes erkrankten 13-jährigen Leonard Thompson (1908–1935) erstmals in der Geschichte tierisches Insulin. Er konnte dank des Insulins 13 Jahre überleben und verstarb 1935 im Alter von 26 Jahren an einer Lungenentzündung.

Man kann nur erahnen, welche Lebensqualität zur damaligen Zeit der Junge sowie seine Eltern gehabt haben. Eine Therapiekontrolle, wie sie uns seit den 1980er-Jahren mit der Blutzuckermessung zur Verfügung steht, gab es nicht, die Injektionsnadeln waren dick und lang und mussten ebenso wie die Glasampullen regelmäßig sterilisiert werden. Ebenfalls in den 1980er-Jahren kamen nach und nach immer mehr Insulinpens und später auch die ersten Insulinpumpen auf den Markt.

In den ersten Jahren gab es ausschließlich schnell wirksames Insulin. Zunächst wurde das Insulin aus gereinigten und aufbereiteten Schlachthausabfällen (vom Rind oder Schwein) hergestellt. Darauf reagierten manche Patienten allergisch. Die weitere Entwicklung brachte durch verschiedene Zusätze lang wirksame Insuline auf den Markt, so beispielsweise seit 1936 das NPH-Insulin (Neutrales Protamin Hagedorn). Es erhielt seinen

Namen nach dem Zusatzstoff Protamin, einem basischen Protein und seinem Entdecker, dem dänischen Forscher Hans Christian Hagedorn (1888–1971). In den 1950er-Jahren kamen Zink-verzögerte Insuline, Anfang der 1980er-Jahre wurden semisynthetische und biosynthetische Insuline produziert und 1987 gelang der Firma Lilly die erste gentechnologische Insulinproduktion. Dann ging es Schlag auf Schlag: 1996 kam als erstes Insulinanalogon Lispro (Humalog) auf den Markt, dem rasch weitere Analoga folgten:

1999 Aspart (NovoRapid), 2004 Glulisin (Apidra), 2017 durch Nicotinamid (Vitamin B3) modifiziertes Aspart (Fiasp) und 2020 durch Citrat und Treprostinil modifiziertes Lispro (Lyumjev).

Kurzwirksame Insulinanaloga werden heute als Mahlzeiteninsulin, Korrekturinsulin oder auch Pumpeninsulin eingesetzt.

Parallel zu der Entwicklung moderner Kurzzeitinsuline verlief auch die Entwicklung moderner Langzeitinsuline: 2000 Glargin U100 (Lantus), 2004 Detemir (Levemir), 2015 Glargin U300 (Toujeo), 2015 das erste Insulin-Biosimilar Glargin (Abasaglar) und 2018 Degludec U100/U200 (Tresiba).

So haben wir heute eine große Auswahl an Insulinen, die sich in Wirkbeginn, Wirkmaximum und Wirkdauer unterscheiden. In Kombination mit der Möglichkeit einer kontinuierlichen Blutzuckeraufzeichnung mittels Glukosesensoren bei Patienten mit einer intensivierten Insulintherapie können wir nun sehr differenziert das jeweils passende Insulin auswählen.

Mehr zum Thema Insulintherapie finden Sie in Kapitel 8.

7.7 Therapeutische Optionen

Bei der Auswahl möglicher medikamentöser Maßnahmen sollte grundsätzlich berücksichtigt werden, wie hoch das Risiko des Patienten für kardiovaskuläre und oder renale Ereignisse einzuschätzen ist.

Je höher der HbA1c-Wert eines Patienten ist, umso eher muss additiv eine Insulintherapie zur Normalisierung des Stoffwechsels in Erwägung gezogen werden. Jedoch sollte der Blutzucker nicht zu rasch abgesenkt werden, da es darunter zu einer behandlungsinduzierten Neuropathie kommen kann. Dazu später eine Kasuistik (Typ 1, Herr K.)

Ist unter maximaler oraler antidiabetischer Therapie eine Stoffwechselnormalisierung nicht zu erzielen, so wird in der Regel additiv Basalinsulin gegeben – wir sprechen dann von BOT. Alternativ kann ein prandiales Insulin zur oralen Therapie ergänzt werden, dann spricht man von SIT. Die Gabe des prandialen Insulins kann nur zu einer Mahlzeit oder auch zu mehreren Mahlzeiten erfolgen, je nach den Bedürfnissen des Patienten. Der Vorteil besteht in einer möglichen Anpassung der Insulinmenge an die Kohlenhydratmenge der Mahlzeit. Für ein solches Vorgehen sind jedoch gute Kenntnisse des Patienten zu Kohlenhydratmengen erforderlich.

Bei drei und mehr Insulingaben pro Tag spricht man von intensivierter Insulintherapie (ICT) oder auch MDI (multiple daily injection). Eine zweimal tägliche Gabe von Mischinsulin ist inzwischen selten geworden, kann aber bei sehr stabilen Ernährungsgewohnheiten auch angewendet werden.

> **Praxistipp**
>
> BOT: Basalinsulin (ein- oder zweimal täglich) plus OAD
> SIT: prandiales Insulin supplementär zu den Mahlzeiten (je nach Erfordernissen) plus OAD
> CT: zweimal tägliche Gabe eines Mischinsulins
> ICT: drei oder mehr Insulingaben täglich, zumeist Basisinsulin ein- oder zweimal täglich plusprandiales Insulin zu den Hauptmahlzeiten ◄

7.8 CGR – C-Peptid Glukose Ratio

Eine der zentralen Fragen bei der Therapie eines Patienten mit Typ-2-Diabetes ist, wann medikamentöse Maßnahmen an ihre Grenzen gelangen und eine Insulingabe erforderlich wird.

Dabei kann man sich sehr gut an der von A. Fritsche 2018 erstmals veröffentlichten CGR-Ratio orientieren (Schatz 2004). Sie gilt als Orientierungshilfe zur Abschätzung der Insulinsekretionsleistung eines Diabetespatienten. Die Bestimmung der CGR-Ratio ist eine wichtige Entscheidungshilfe, wenn es um die Frage geht, ob der Beginn einer Insulintherapie bei einem Patienten erforderlich ist oder nicht.

Praktische Vorgehensweise
Zur Bestimmung werden C-Peptid und Blutzucker mit der gleichen venösen Blutabnahme nüchtern bestimmt. Vom Labor erhält man einen Wert in ng/ml, der anhand einer Tabelle in pmol/l umgerechnet wird. Den so ermittelten Wert teilt man durch den Nüchtern-Blutzucker und erhält damit die CGR. Dabei ist es wichtig zu wissen, dass die Werte je nach Bestimmungsmethode des C-Peptids variieren. Aktuell werden in den Laboren zwei Bestimmungsmethoden angewandt (Tab. 7.1):

Tab. 7.1 Variation der C-Peptid Glukose Ratio (CGR) nach Bestimmungsmethode

	Siemens ADVIVA Centaur	Roche Cobas
Insulinsekretionsdefizit	CGR < 2	CGR < 3
Eingeschränkte endogene Insulinsekretion	CGR 2–5	CGR 3–7,5
Erhaltene endogene Insulinsekretion	CGR > 5	CGR > 7,5

- Siemens ADVIVA Centaur
- Roche Cobas

Erkundigen Sie sich in ihrem Labor, welche Methode angewandt wird.
Daraus ergeben sich folgende therapeutischen Empfehlungen:

- Insulinsekretionsdefizit: eine Insulintherapie ist erforderlich. Je niedriger die CGR, desto eher Basal-Bolus-Therapie
- Eingeschränkte endogene Insulinsekretion: therapeutisch ist meist BOT ausreichend
- Erhaltene endogene Insulinsekretion: in der Regel ist keine Insulintherapie erforderlich

Die CGR-Ratio ist vor allem dann eine wichtige Orientierungshilfe, wenn klinisch nicht eindeutig klar ist, ob man es mit einem Typ-1- oder Typ-2-Diabetes zu tun hat. Dies gilt insbesondere für Erstmanifestationen mit hohen HbA1c-Werten, bei denen eine Antikörperdiagnostik negativ ist.).

7.9 Effekte einer Blutzuckernormalisierung

Im Rahmen einer Stoffwechselnormalisierung kommt es zu folgenden Effekten:

1. Gewichtszunahme durch Reduktion der Glukosurie
2. Passagere Sehverschlechterung
3. Passagere Pseudohypoglykämien

Je ausgeprägter die Stoffwechseldekompensation, umso eher können Patienten eines oder mehrere dieser Phänomene erleben. Deshalb sollte darauf in jeder Schulung oder auch im Einzelgespräch hingewiesen werden. Ich erkläre es in etwa wie folgt:

1. Wenn der Blutzucker über 180 liegt, kommt es zu einer Ausscheidung von Glukose über den Urin. In den vergangenen Monaten hat ihr Körper jede Menge Glukose verloren, da der Blutzucker so hoch war. Wenn wir nun durch die Therapie den Blutzucker senken, dann reduziert sich die Zuckerausscheidung über den Urin und sie werden leicht an Gewicht zunehmen. Statistisch sind es etwa 1,5 kg bei 1 % HbA1c-Absenkung.
2. Im Rahmen einer Blutzuckerabsenkung kann der Visus massiven Schwankungen von mehreren Dioptrien unterliegen. Lassen Sie sich deshalb vorerst keine neue Brille anpassen. Falls erforderlich, verwenden Sie vorübergehend eine billige Brille aus einem Discounter. Die endgültige Anpassung ihrer Brille sollte erst nach abgeschlossener Blutzuckereinstellung erfolgen. Berichten Sie ihrem Augenarzt über die

Blutzuckersituation. Beachten Sie die mögliche Sehverschlechterung auch im Hinblick auf ihre Fahrtauglichkeit (schriftliche und mündliche Aufklärung).
3. Ihr Körper hat sich im Laufe der letzten Monate an die kontinuierlich steigenden Glukosewerte gewöhnt. Deshalb haben sie nur wenige Symptome bemerkt. Wenn wir jetzt durch die Therapie den Blutzucker senken, dann muss sich ihr Körper daran erst langsam gewöhnen. Ihr Gehirn wird das möglicherweise als eine Art „Blutzuckerentzug" empfinden und ihnen das Gefühl eines Unterzuckers vermitteln, ohne dass sie definitiv im Unterzucker sind. Deshalb senken wir den Blutzucker langsam. Die Möglichkeit der Blutzuckerselbstkontrolle hilft uns dabei, das Ausmaß der Blutzuckerabsenkung zu beobachten.

Der große Vorteil einer ambulanten Einstellung betrifft den Faktor Zeit. Jedoch müssen die oben beschriebenen Phänomene dem Patienten kommuniziert werden. Falscher Ehrgeiz und eine zu rasche Blutzuckerabsenkung sind wenig hilfreich, ja sogar mit unnötigen Gefahren verbunden. Hier ist Geduld aufseiten von Patienten und Behandlern gefragt. Eine Absenkung von mehr als 1 % des initialen HbA1c-Wertes sollte wenn möglich vermieden werden.

„Behandlungsinduzierte Neuropathie"
Eine zu rasche Blutzuckernormalisierung birgt die Gefahr des Auftretens einer Neuritis (10,11,12). Dabei spielt es keine Rolle, ob die Blutzuckerabsenkung durch orale Antidiabetika oder durch Insulin erzielt wird. Der Begriff „Insulin-Neuritis" ist deshalb irreführend, treffender spricht man von „behandlungsinduzierter Neuropathie".

Die neuropathischen Beschwerden dauern selten länger als sechs Monate an und sind voll reversibel. Gegebenenfalls kann eine vorübergehende Therapie mit Gabapentinoiden erfolgen.

Praxisbeispiel

Dazu ein Fall aus meiner Praxis:

Ein 25-jähriger männlicher Patient wird musste wegen einer schweren Ketoazidose stationär eingewiesen werden. Zu diesem Zeitpunkt lag das HbA1c bei > 14 %. Nach der Entlassung wurde er in unserem Diabeteszentrum weiter betreut. Der Patient hatte wegen des neu diagnostizierten Diabetes einen hohen Leidensdruck sowie anamnestisch eine Persönlichkeitsstörung, die jedoch nie weiter abgeklärt wurde. Er zeigt autistische Wesensmerkmale, ist jedoch hochintelligent und beherrscht sehr rasch die nun erforderliche intensivierte Insulintherapie. Bereits drei Monate nach Ersteinstellung lag sein HbA1c bei 6,9 % – TIR in 90 Tagen bei 85 %, TBR in 90 Tagen bei 1–2 %. Zu diesem Zeitpunkt berichtete er auch erstmals über Kribbelparästhesien im Bereich der Unterschenkel, die sehr störend seien und ihn am Einschlafen hinderten. Aufgrund der sehr raschen Blutzuckernormalisierung lag eine behandlungsinduzierte

Neuropathie vor, die mit Pregabalin gut behandelbar war. Der Patient erhielt eine ausführliche Aufklärung über die gute Prognose und konnte in den folgenden Monaten die medikamentöse Therapie schrittweise reduzieren. ◄

Literatur

Caravati CM (1933) Insulin neuritis: a case report. Va Med Mon 59:745–746

Deutsche Diabetes Gesellschaft Praxisempfehlungen 2022. https://www.ddg.info/behandlung-leitlinien/leitlinien-praxisempfehlungen. Zugegriffen: 27. Okt 2023

diabetes DE Deutsche Diabetes Hilfe 100 Jahre Insulin: Die Geschichte des lebenswichtigen Hormons. https://www.diabetesde.org/100-jahre-insulin-geschichte-lebenswichtigen-hormons. Zugegriffen: 31. Okt 2023

Fritsche A et al (2020) Considering insulin secretory capacity as measured by a fasting C-peptide/glucose ratio in selecting glucose-lowering medications Exp. Clin Endocrinol Diabetes. Epub 2020 Sep 18 https://doi.org/10.1055/a-1242-9809

Garber AJ et al (1997) Am J Med 103(6):491–497. https://doi.org/10.1016/s0002-9343(97)00254-4

Gallwitz B (2023) Stufentherapie des Typ-2-Diabetes. MMW 2023; 165 (S3)

De Geyter C, Emch F, Ahler A (2018) Metformin und das Syndrom der polyzystischen Ovarien. Gynäkologische Endokrinologie 16:191–194. https://doi.org/10.1007/s10304-018-0194-y

Gibbons CH, Freeman R (2015) Treatment-induced neuropathy of diabetes: an acute, iatrogenic complication of diabetes. Brain 138:43–52

Knopp M, Srikantha M, Rajabally YA (2013) Insulin neuritis and diabetic cachectic neuropathy: a review. Curr Diabetes Rev 9(3):267–274

Schatz H (2004) Diabetologie kompakt. Thieme 2004, 3. neu bearbeitete und aktualisierte Auflage.

Therapie des Diabetes mellitus Typ 1

8

Im Unterschied zur Therapie des Typ-2-Diabetes, wo wir zahlreiche Therapieoptionen zur Auswahl haben, steht uns für Patienten mit Typ-1-Diabetes lediglich Insulin zur Verfügung. Jedoch haben sich die Möglichkeiten bei der Insulintherapie in den vergangenen 100 Jahren (siehe Abschn. 3.6) rasant entwickelt und wir haben heute ein großes Portfolio, aus dem wir entsprechend den Bedürfnissen des Patienten auswählen können.

Die Diagnose Typ-1-Diabetes stellt in jedem einzelnen Fall eine Zäsur im Leben der Betroffenen dar. Unsere Aufgabe im Diabetesteam ist deshalb einerseits die Vermittlung des erforderlichen Wissens, um den Patienten die Fähigkeit zu vermitteln, ihre Blutzuckerkontrolle selbst managen zu können. Eine ebenso wichtige Aufgabe ist es aber auch, die Patienten und deren Familien bei der Akzeptanz der Erkrankung zu unterstützen. Nur wenn beides gelingt, kann man mit Typ-1-Diabetes ein nahezu normales Leben ohne allzu große Einschränkungen führen. Deshalb müssen neben den medikamentösen und technischen Optionen auch psychologische Faktoren bedacht werden.

8.1 Epidemiologie, Ätiologie und Pathogenese

Die Ursache eines Typ-1-Diabetes ist eine progrediente Zerstörung der insulinproduzierenden Betazellen in den Langerhans'schen Inseln des Pankreas. Diese entwickelt sich individuell unterschiedlich. So kann der absolute Insulinmangel entweder sehr rasch innerhalb weniger Monate oder aber auch langsam progredient über Jahre hinweg entstehen. Der absolute Insulinmangel führt zu einer Hyperglykämie mit den klassischen Symptomen Polyurie, Polydipsie, Sehverschlechterung, Müdigkeit und

---

Ergänzende Information Die elektronische Version dieses Kapitels enthält Zusatzmaterial, auf das über folgenden Link zugegriffen werden kann https://doi.org/10.1007/978-3-662-69897-6_8.

Gewichtsverlust. Im Extremfall entwickelt sich eine lebensbedrohliche Ketoazidose (Chillarón et al. 2014).

Trotz aller Frühdiagnostik finden wir bei der Diagnosestellung immer noch in 15–30 % der Fälle eine schwere, bis zum Bewusstseinsverlust reichende ketoazidotische Stoffwechselentgleisung (Couper 2018; Johnson 1980).

Etwa 5–10 % aller Diabeteserkrankungen entfallen auf einen Typ-1-Diabetes. Er kann sich in jedem Lebensalter manifestieren, in den allermeisten Fällen liegt die Manifestation vor dem 35. Lebensjahr, wir sehen aber auch Patienten im Erwachsenenalter. Tritt ein Autoimmundiabetes nach dem 35. Lebensjahr auf, so sprechen wir von einem Typ LADA = **L**ate-onset **A**utoimmune **D**iabetes of the **A**dult (Groop et al. 2006; Abb. 8.1).

Im Wesentlichen unterscheiden wir zwischen einem Typ 1a und 1b.

Typ 1 a

- Chronische, immunvermittelte Erkrankung als Ursache der Zerstörung der Betazellen
- Serologische Marker: Insulinautoantikörper (IAA), Inselzellantikörper (ICA), Auto-Ak gegen Glutamat-Decarboxylase der Betazellen (GADA), Auto-Ak gegen Thyrosinphosphatase (IA2), Auto-Ak gegen ZinkTransporter 8 der Betazellen (ZnT8)

Typ 1b

- Keine ätiopathogenetische Ursache für die Zerstörung der Betazellen identifizierbar
- Keine Marker eines Autoimmunprozesses
- Mit hoher Penetranz vererbbar
- Neigung zu Ketoazidose
- Gehäuft bei Patienten mit asiatischem oder afrikanischem Hintergrund (4)

Das Erkrankungsrisiko liegt bei 0,4 %, wenn keine Erkrankung in der Familie vorliegt, erhöht sich jedoch erheblich, wenn ein Elternteil oder Geschwisterkind an Typ-1-Diabetes erkrankt sind (Tab. 8.1).

Abb. 8.1 Manifestationsalter Typ1/Typ 2/LADA (Quelle: Groop et al. 2006; ins Deutsche übersetzt)

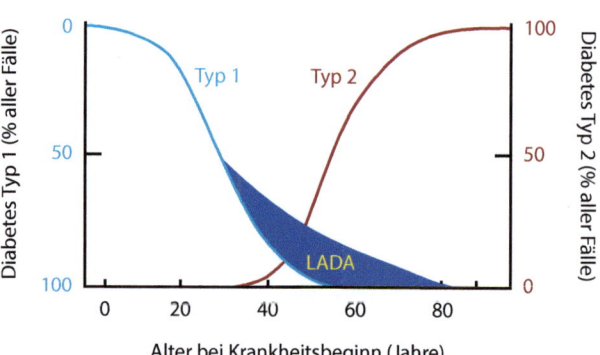

Tab. 8.1 Risiko, an Typ-1-Diabetes zu erkranken, nach Typ-1-Diabetes-Prävalenz in der Familie

Erkrankt	Risiko (%)
Ein Elternteil	3
Beide Eltern	10–20
Geschwisterteil	3–7
Zwillingsgeschwisterteil	20–30
Eineiiges Zwillingsgeschwisterteil	30–50

Für die Praxis von wesentlicher Bedeutung ist auch, dass der Anteil an Patienten mit Typ-1-Diabetes und Adipositas stetig wächst (Conway et al. 5). Waren es in den Jahren 1986–1988 etwa 20 % mit einem BMI zwischen 25 und 30 und weniger als 5 % mit einem BMI über 30, so sind es zwischen 2004 und 2007 etwa 40 % mit einem BMI zwischen 25 und 30 und über 20 % mit einem BMI über 30.

Bei übergewichtigen Patienten mit einem neumanifestierten oder entgleisten Diabetes muss deshalb ebenso wie bei normalgewichtigen Patienten ein Typ-1-Diabetes ausgeschlossen werden. Die Bestimmung von Auto-Antikörpern und C-Peptid ist deshalb obligat.

8.2 Prävention und Früherkennung im Kindes- und Jugendalter

Welche Faktoren einen Typ-1-Diabetes auslösen, ist bislang nicht bekannt. Jedoch können wir inzwischen durch eine frühzeitige Bestimmung von Autoantikörpern sowie eine genotypische Bestimmung das Erkrankungsrisiko für Kinder einschätzen.

Ein generelles Screening von Kindern und Jugendlichen wird derzeit nicht empfohlen, da sämtliche vorhandenen Marker zwar eine Risikokalkulation im Hinblick auf eine Diabeteserkrankung erlauben, es jedoch keine etablierten Präventionsstrategien gibt.

Bei positiver Familienanamnese steigt das Erkrankungsrisiko. So haben 10–15 % aller Kinder und Jugendlichen unter 15 Jahren mit einem Typ-1-Diabetes Verwandte ersten Grades mit einem Diabetes. Alle Patienten mit Typ-1-Diabetes und Kinderwunsch sollten diesbezüglich aufgeklärt werden sowie, falls möglich, eine frühzeitige Diagnostik des Kindes in einem Studienzentrum angeboten werden.

Die Progression des Typ-1-Diabetes wird nach den aktuellen Leitlinien der Internationalen Pädiatrischen Diabetesgesellschaft (ISPAD) in vier Stufen („stages") eingeteilt (Couper 2018):

- Stadium 1: zwei oder mehrere diabetesspezifische Autoantikörper, normale Blutglukose, Kinder und Jugendliche „presymptomatic"
- Stadium 2: mehrere Autoantikörper, erhöhte Blutglukose, Betroffene „presymptomatic"

- Stadium 3: mehrere Autoantikörper, erhöhte Blutglukose, Betroffene symptomatisch
- Stadium 4: länger bestehender Typ-1-Diabetes

Die Progression tritt schneller auf bei nachgewiesenen Autoantikörpern vor dem 3. Lebensjahr und bei Kindern mit einem HLA-DR3/DR4-DQ8-Genotyp (Ziegler 2013).

Praxisbeispiel

Ein 14-jähriger Junge wird in der Kinderklinik mit einer akuten Appendizitis vorgestellt. Im Aufnahmelabor zeigt sich ein Blutzuckert von 126 nüchtern. Deshalb erfolgt eine Untersuchung der Diabetesantikörper. Dabei ergibt sich folgender Befund:

- GAD-AK: 14,9 IE/ml (Ref. <10,0 IE/ml)
- IAA-AK: <0,4 U/ml (Ref. <0,4 U/ml)
- IA-2-AK: <10 IE/ml (Ref. <10 IE/ml)
- ICA-AK: 1:40++ (Ref. < 1:10)
- Zink-Transporter-8-AK: 690,4++ U/ml (Ref. <10 U/ml)

Damit ist bei dem 14-jährigen Jungen die Diagnose Typ-1-Diabetes gesichert. Da weder in der Klinik noch nach der Entlassung zu Hause erhöhte Blutzuckerwerte vorliegen, erfolgt aktuell keine Insulintherapie. Im Sinne der Leitlinie liegt ein Stadium 2 vor (s. o.). Wichtig sind regelmäßige Blutzuckerkontrollen durch den Patienten sowie die vierteljährliche Bestimmung des HbA1c im Diabeteszentrum. Wann und ob es zu einer Progression kommen wird, ist nicht vorhersehbar. ◄

Diabetes ist die häufigste Stoffwechselstörung bei Kindern und Jugendlichen, es erkrankt etwa ein Kind von 670 (12). Deshalb wäre es wünschenswert, dass auch Kinder- und Jugendärzte bei den Vorsorgeuntersuchungen über Typ-1-Diabetes aufklären. Wie wichtig ein frühzeitiger ärztlicher Kontakt in dieser Altersgruppe ist, haben wir während der Corona-Pandemie gelernt: bereits in den ersten zwei Monaten kam es gehäuft zu Ketoazidosen (13). Die Erstmanifestation in der Ketoazidose ist ein traumatisierendes Erlebnis, dass Kindern und Jugendlichen erspart bleiben sollte.

8.3 Das Hormon Insulin

Insulin ist ein Protein mit einem Molekulargewicht von 5734 Dalton (Da). Es ist ein zweikettiges Polypeptidhormon mit insgesamt 51 Aminosäuren. Die zwei Ketten (A-Kette 21 Aminosäuren, B-Kette 30 Aminosäuren) sind durch zwei Disulfidbrücken verbunden.

8.3 Das Hormon Insulin

Die Primärstruktur von Insulin wurde 1955 entschlüsselt, und seit den 1980er-Jahren ist bekannt, dass der Gen-Lokus auf dem kurzen Arm von Chromosom 11 liegt (Owerbach et al. 1981).

Da Insulin ein Protein ist, muss es unter Umgehung des Magen-Darm-Traktes verabreicht werden. Eine orale Gabe in Form von Tabletten ist nicht möglich, denn die Proteinstruktur würde im Magen denaturiert und könnte ihre Wirkung nicht mehr entfalten.

Die Menge des täglich benötigten Insulins richtet sich grundsätzlich nach dem Körpergewicht sowie dem Ernährungs- und Bewegungsverhalten eines Individuums.

Die basale Insulinsekretion beträgt bei Gesunden ca. 1 E/h und macht ca. 50–60 % des Tagesbedarfs aus. Die prandiale Freisetzung von Insulin beträgt bei Gesunden dagegen für Kohlenhydrate etwa 1,5 E/10 g (DDG, Waldhäusl 1979).

Das bedeutet, dass eine stoffwechselgesunde Person etwa 24 Einheiten Insulin pro Tag als Basalinsulin benötigt und bei 20 BE etwa 30 E als Mahlzeiteninsulin.

Praxistipp

Insulinbedarf bei stoffwechselgesunden Personen

- Basaler Insulinbedarf etwa eine Einheit pro Stunde
- Prandialer Insulinbedarf etwa 1,5 Einheiten pro 10 g Kohlenhydrate
- Verhältnis basaler zu prandialer Insulinbedarf bei Kindern etwa 50 zu 50, mit zunehmendem Alter sinkender basaler Insulinbedarf ◄

Beim Patienten mit Typ-1-Diabetes ist die Verteilung der Gesamtmenge auf Basalbedarf und Prandialbedarf abhängig vom Lebensalter sowie einer eventuell vorhandenen Restinsulinproduktion. Je jünger der Patient ist, desto höher ist der Anteil des erforderlichen Basalinsulins.

Es steht uns heute eine Vielzahl an Insulinarten zur Verfügung. Grundsätzlich unterscheiden wir:

- Humaninsuline: NPH-Insulin, Normalinsulin, Mischinsulin
- Insulinanaloga langwirksam: Degludec, Detemir, Glargin
- Insulinanaloga kurzwirksam: Aspart, Glulisin, Lispro, Ultra Rapid Lispro, Faster Aspart
- Mischinsuline und Kombinationsinsuline mit unterschiedlicher Zusammensetzung von kurz- und langwirksamem Insulin

Der Erfolg einer Insulintherapie hängt jedoch nicht alleine von der Wahl des Insulins ab. Zahlreiche weitere Faktoren spielen eine ebenso große Rolle, insbesondere die korrekte BE-Kalkulation, Anwendung von BE- und Korrekturfaktoren, gegebenenfalls ein Spritz-Ess-Abstand (SEA) oder das Injektionsareal. Zu allen diesen Themen finden sie in späteren Kapiteln ausführliche Informationen.

8.4 Erstmanifestation und Ketoazidose

Eine besondere Herausforderung stellen Patienten mit der Erstmanifestation eines Typ-1-Diabetes dar. Hier besteht zumeist eine ausgeprägte Hyperglykämie sowie Ketonämie oder Ketoazidose. Die Ersteinstellung bei Symptomen einer Ketoazidose sollte stationär erfolgen, da sie ein lebensbedrohliches Krankheitsbild darstellt. Die Symptome einer diabetischen Ketoazidose sind (Haak T. et al. 2023):

- Gastrointestinale Symptome: Appetitlosigkeit, Übelkeit, Erbrechen, Bauchschmerzen
- Dehydratation: trockene Haut, abhebbare Hautfalten, Muskelkrämpfe
- Respiratorische Symptome: „Kussmaul-Atmung", Atemluft riecht nach Azeton
- Bewusstseinsveränderungen: Schläfrigkeit, Stupor, Koma

Jeder Patient mit Typ-1-Diabetes sollte in regelmäßigen Abständen zum Thema Ketoazidose geschult werden. Ebenso sollte in etwa jährlichen Intervallen abgefragt werden, ob Hilfsmittel wie Urinteststreifen zur Ketonkörper-Messung oder besser ein Messgerät und die dazugehörigen Teststreifen zur blutigen Keton-Bestimmung beim Patienten vorhanden sind. Dies gilt insbesondere für Patienten mit einer Insulinpumpentherapie, da bei einer Unterbrechung der kontinuierlichen Insulinzufuhr durch die Pumpe sehr viel schneller eine Übersäuerung eintreten kann als bei einer ICT-Therapie mittels Insulinpen.

8.5 Remissionsphase (Honeymoon)

Im Rahmen des Autoimmunprozesses geht die körpereigene Insulinproduktion kontinuierlich zurück. Wird schließlich mit einer Insulintherapie begonnen, so kann dies zu einem vorübergehenden Anstieg der Insulinproduktion führen, man nennt diese Erholungsphase auch Remissionsphase oder „Honeymoon". Die Senkung des Blutzuckers durch exogen zugeführtes Insulin führt zu einer vorübergehenden Entlastung der Betazellen, sodass diese wieder vermehrt Insulin produzieren können. Diese Phase dauert meist nur wenige Wochen, es können aber auch Monate oder Jahre sein. Sie beginnt zumeist drei Monate nach Beginn der Insulintherapie und dauert im Schnitt 9,2 Monate (Sokolowska 2016).

Folglich muss die Betreuung eines Patienten in den ersten Monaten nach Erstmanifestation besonders engmaschig sein. In der Schulung muss die Möglichkeit einer Remissionsphase besprochen werden und bei sinkenden Blutzuckerwerten eine Deeskalation der Insulintherapie erfolgen. Nach der Entlassung bei stationärer Ersteinstellung ist deshalb die Anbindung an ein Diabeteszentrum obligat. In jüngster Zeit ist durch die Einführung von Glukosesensoren eine leichter handhabbare kontinuierliche Überwachung der Blutzuckerwerte möglich, mehr dazu im Kapitel 13 (Abb. 8.2).

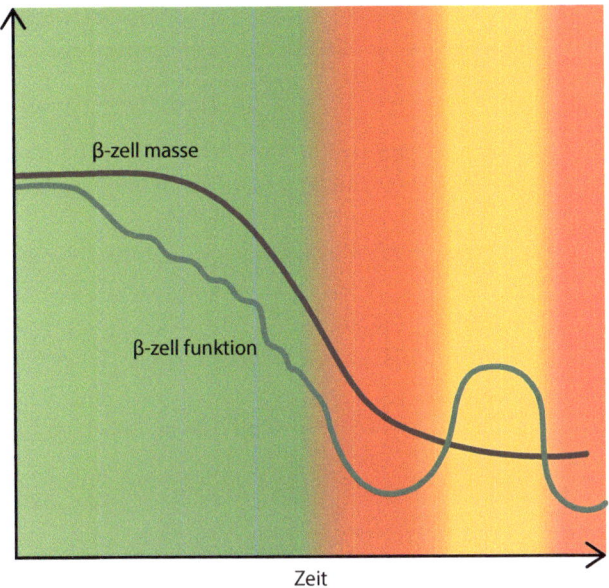

Abb. 8.2 Zeitlicher Verlauf der Diabetesmanifestation bei Typ-1-Diabetes

8.6 Intensivierte Insulintherapie (ICT)

Die Standarttherapie bei Typ-1-Diabetes ist eine intensivierte Insulintherapie. Der basale Insulinbedarf wird durch eine Basalinsulingabe ein- oder zweimal täglich abgedeckt, und zusätzlich wird zu den Mahlzeiten ein kurzwirksames Mahlzeiteninsulin (prandiales Insulin) gespritzt. Mit diesem sogenannten Basal-Bolus-Prinzip steht dem Patienten eine flexible Therapie zur Verfügung, die ihm ermöglicht, Zeitpunkt und Kohlenhydratgehalt der Mahlzeiten frei zu wählen.

Die Schwierigkeit bei einer Ersteinstellung besteht darin, den aktuellen Bedarf an Insulin einzuschätzen. Hier kann man sich nicht am Bedarf stoffwechselgesunder Personen orientieren (s. Abschn. 4.3). Zwar gibt es Orientierungshilfen, im Einzelfall kann der individuelle Insulinbedarf davon jedoch stark abweichen. Deshalb sollte eine Ersteinstellung oder auch Neueinstellung bei entgleistem Diabetes in einem Diabeteszentrum erfolgen. Diese gibt es deutschlandweit inzwischen flächendeckend. Die Kassenärztliche Bundesvereinigung der jeweiligen Bundesländer kann auf Anfrage Adressen mitteilen.

> **Folgende Punkte müssen bei der Ermittlung des individuellen Insulinbedarfs berücksichtigt werden:**
>
> - Je schlechter die Blutzuckereinstellung ist, desto höher ist der Insulinbedarf
> - Der Insulinbedarf steigt bei Infekten, Fieber, Immobilisation, Schmerzen, Steroidtherapie u. v. a.
> - Das Verhältnis von Basalinsulin zu Mahlzeiteninsulin ist abhängig von Lebensalter, HbA1c, körperlicher Aktivität, Vorhandensein von Hypoglykämien
> - Körpereigene Restinsulinproduktion
> - Die Kohlenhydratmengen (BE) zu den Mahlzeiten müssen bekannt sein
> - Circadiane Rhythmen
> - Körperliche Aktivität
> - Spritzstellen
> - Spritz-Ess-Abstand (SEA)

Die im Folgenden dargestellten Mengenangaben können im Einzelfall stark abweichen. Sie bieten also lediglich eine Orientierungshilfe und beziehen sich nicht auf eine Erstmanifestation oder Remissionsphase. Hier kann der Insulinbedarf erheblich höher (Erstmanifestation) oder aber auch vorübergehend extrem niedrig (Remissionsphase) sein.

Basalinsulin
Üblicherweise liegt das Verhältnis Basalinsulin zu Mahlzeiteninsulin bei Kindern und Jugendlichen bei etwa 50 zu 50, bei Erwachsenen sinkt der Anteil des benötigten Basalinsulins. Liegen Hypoglykämien vor, so ist es erforderlich, deren Ursachen zu eruieren. Sie können durch einen zu hohen Anteil an Basalinsulin, falsche BE-Berechnungen oder zu aggressive Korrekturen hervorgerufen werden.

Grundsätzlich gilt: je mehr aktives Insulin vorhanden ist, umso größer ist die Hypoglykämie-Neigung. Insbesondere bei körperlich aktiven Patienten muss in der Schulung über eine mögliche Anpassung der Basalinsulingabe gesprochen werden.

Viele Patienten erhöhen eigenmächtig den Anteil an Basalinsulin, um bessere Blutzuckerwerte zu erreichen. Dies beinhaltet eine große Gefahr für das Auftreten von Unterzuckerungen. Bewährt haben sich bei der ICT-Therapie langwirksame Basalinsuline. Bei vorhandenem Dawn-Phänomen kann zusätzlich die Gabe eines NPH-Insulins erforderlich sein (Abb. 8.3).

Mahlzeiteninsulin (Bolusinsulin, prandiales Insulin)
Ein Mahlzeiteninsulin wird charakterisiert durch drei Faktoren:

1. Wirkbeginn
2. Wirkmaximum
3. Wirkdauer

8.6 Intensivierte Insulintherapie (ICT)

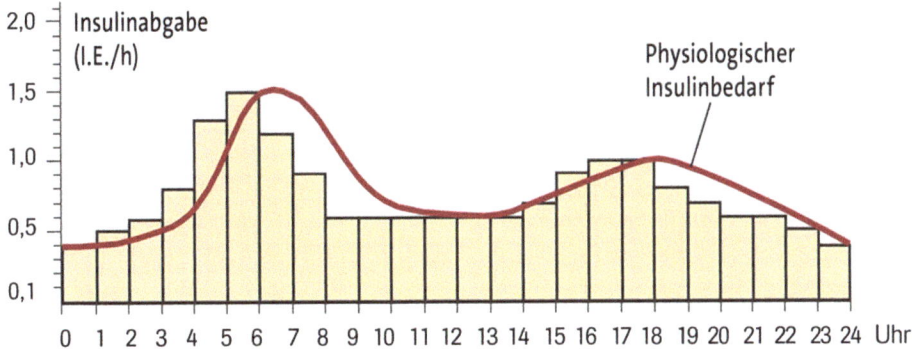

Abb. 8.3 Zirkadianer Insulinbedarf nach Renner (© DiaExpert GmbH 2024)

Während die früheren Normalinsuline noch mit einem Spritz-Ess-Abstand verabreicht werden mussten, da ihr Wirkbeginn erst etwa 20 min nach der Injektion lag, können die heutigen schnellen Analoginsuline in der Regel direkt vor der Mahlzeit gegeben werden, da ihr Wirkbeginn bereits wenige Minuten nach der Injektion eintritt.

Tab. 8.2 zeigt eine Auflistung für die drei Faktoren bei Normal- und Analoginsulinen:

Der Insulinbedarf zu den Mahlzeiten orientiert sich an der Menge der Kohlenhydrate sowie dem aktuellen Blutzucker. Wie bereits erwähnt, müssen dabei die physiologischen zirkadianen Rhythmen berücksichtigt werden. So kann als grobe Orientierungshilfe ein Verhältnis von 3:1:2 (Insulinbedarf morgens: mittags: abends) angenommen werden (S3-Leitlinie 2018).

Bei jeder Mahlzeit wird neu festgelegt, welche Insulinmenge erforderlich ist. Liegt der Blutzucker vor einer Mahlzeit im Zielbereich, so muss lediglich für die zugeführten Kohlenhydrate gespritzt werden. Liegt er jedoch außerhalb des Zielbereiches, so muss zusätzlich eine Korrekturdosis gespritzt werden, um bis zur nächsten Mahlzeit in den Zielbereich zu gelangen. Der Patient muss also folgende Parameter berücksichtigen:

- Blutzuckerzielwert
- BE-Faktor
- Korrekturfaktor

Der Insulinbedarf für eine Mahlzeit setzt sich also zusammen aus der für die Kohlenhydrate benötigten Insulinmenge sowie dem benötigten Korrekturinsulin. An einem Beispiel möchte ich das erläutern:

- Der Blutzucker ist morgens nüchtern 110 mg/dl. Es werden 4 BE gegessen, der BE-Faktor ist 2, der Zielblutzucker 110 mg/dl.

Tab. 8.2 Wirkbeginn, Wirkmaximum und Wirkdauer von Normal- und Analoginsulin

	Wirkbeginn	Wirkmaximum	Wirkdauer
Normalinsulin	20 Min	4–6 Std falsch!!! 1–3 Stunden	5–6 Stunden
Analoginsulin	5 Min	30–90 Min	3–4 Std

Hier muss nur für 4 BE mit Faktor 2 gespritzt werden, also 8 Einheiten. Eine Korrektur ist nicht erforderlich, da der Wert vor dem Frühstück dem Ziel-BZ entspricht.
- Der Blutzucker ist morgens nüchtern 170 mg/dl. Es werden 4 BE gegessen, der BE-Faktor ist 2, der Zielblutzucker 110 mg/dl.

Hier muss neben den 8 Einheiten für die 4 BE noch eine Korrektur gespritzt werden. Hat der Patient einen Korrekturfaktor (KF) von 30, so werden 2 Einheiten Insulin zur Korrektur benötigt. Insgesamt werden also 10 Einheiten (8+2) gespritzt.
- Der Blutzucker ist morgens nüchtern 60 mg/dl. Es werden 4 BE gegessen, der BE-Faktor liegt bei 2. Der Blutzucker liegt vor dem Frühstück deutlich unterhalb des Zielblutzuckers. Deshalb muss die Insulindosis reduziert werden, um den Blutzucker bis mittags wieder in den Zielbereich zu bekommen. Statt der 8 Einheiten würde man um 2 Einheiten reduzieren, also nur 6 Einheiten spritzen.

Bei jeder prandialen Insulingabe gibt es also drei Varianten, die darüber entscheiden, ob neben der Insulinmenge für die zugeführten Kohlenhydrate auch noch eine Korrektur (nach oben oder unten) erforderlich ist:

- Blutzucker vor der Mahlzeit im Zielbereich (keine Korrektur erforderlich)
- Blutzucker vor der Mahlzeit über dem Zielbereich (Korrektur nach oben)
- Blutzucker vor der Mahlzeit unter dem Zielbereich (Korrektur nach unten)

BE- und Korrekturfaktor
Egal ob bei einer Erstmanifestation oder einer Neueinstellung: für jeden Patienten müssen individuelle BE- und Korrekturfaktoren ermittelt werden. Das bedeutet einen gewissen Aufwand und ist nur möglich, wenn über einen kurzen Zeitraum eine genaue Protokollierung von Blutzucker, Kohlenhydratmengen und appliziertem Insulin erfolgt. Mahlzeiten nach ihrem Kohlenhydratgehalt einzuschätzen erfordert Übung. Hier sind Schulungsmaßnahmen wichtig. Unterstützen können dabei Broschüren oder Apps wie zum Beispiel WETID. Bei einer Erstmanifestation kommt komplizierend hinzu, dass der Insulinbedarf initial meist sehr hoch ist, im Rahmen der Blutzuckerabsenkung jedoch deutlich zurückgeht. Außerdem kann es zu einer Remissionsphase kommen (s. 8.5. Honeymoon). Während die Blutzuckerersteinstellung bei Typ-1-Diabetes früher grundsätzlich stationär erfolgte, ist dies heute auch in diabetologischen Schwerpunktpraxen möglich. Je nach Befundkonstellation kann jedoch auch eine stationäre Ersteinstellung erforderlich sein. In jedem Fall benötigt der Patient eine engmaschige diabetologische Betreuung auch poststationär.

Je länger ein Typ-1-Diabetes besteht, umso mehr geraten im Laufe der Jahre die BE- und Korrekturfaktoren in Vergessenheit. Viele Patienten spritzen dann „nach Gefühl", also nach ihren Erfahrungen. Das kann über einen gewissen Zeitraum funktionieren, führt jedoch leider vielfach zu Problemen wie starken Blutzuckerschwankungen, hohen HbA1c-Werten oder Hypoglykämien. Hier treffen wir wieder auf zwei der Geheimnisse für eine gute Blutzuckereinstellung:

- Hypoglykämien (Blutzucker unter 55 mg/dl/3,1 mmol/l) sollten so selten wie möglich auftreten. Die häufigste Ursache für Hypoglykämien sind falsche BE-Berechnungen und zu frühe oder aggressive Korrekturen.

8.6 Intensivierte Insulintherapie (ICT)

- Nur durch Protokollierung von Blutzucker, BE-Mengen und Insulindosierungen sowie besonderen Ereignissen (z. B. Sport) können Blutzuckerkurven analysiert werden.

Wenn sich die Lebensumstände des Patienten ändern, so muss eine Anpassung der Insulintherapie erfolgen. Das ist zum Beispiel auch dann der Fall, wenn sich das Körpergewicht oder das Ausmaß der körperlichen Aktivität ändert. Ebenso gilt das für Komorbiditäten wie zum Beispiel eine Tumorerkrankung mit Chemotherapie oder eine Steroidtherapie bei einer rheumatischen Erkrankung.

Einen Sonderfall stellt die Schwangerschaft bei Patientinnen mit einem Typ-1-Diabetes dar. Der Insulinbedarf geht im ersten Trimenon der Schwangerschaft häufig zurück und steigt im zweiten und dritten Trimenon kontinuierlich an. Hier sind intensive Schulungsmaßnahmen und eine engmaschige Überwachung durch den Diabetologen und die Gynäkologin erforderlich.

Vor Einführung der Glukosesensoren waren für uns Therapeuten weder nächtliche Blutzuckerverläufe noch starke Blutzuckerschwankungen oder rezidivierende Hypoglykämien nachvollziehbar. Die kontinuierliche Visualisierung des Blutzuckers sowie die Möglichkeit von Alarmen bei hohen oder niedrigen Werten bedeutet für die Patienten, aber auch uns Ärzte einen unschätzbaren Zugewinn an Informationen.

Vor der Nutzung eines Glukosesensors sollte eine ausführliche Schulung erfolgen. Die Patienten müssen mögliche Fehlerquellen kennen und dürfen nicht vorschnell agieren, wenn Alarme angezeigt werden. Auch bleibt es weiterhin unabdingbar, dass die Kohlenhydratmengen richtig eingeschätzt werden. Diese Arbeit nimmt einem weder ein Glukosesensor noch eine Insulinpumpe mit AID-System ab. Wichtig bleibt auch weiterhin, Blutzuckerkorrekturen zwischen den Mahlzeiten nicht zu früh zu tätigen. Hier müssen Kenntnisse zur Wirkdauer des Insulins vorhanden sein.

Wie bereits erwähnt, liegt der Insulinbedarf einer gesunden Person bei etwa 1,5 Einheiten pro BE. Bei einem Typ-1-Diabetiker ist der Bedarf individuell verschieden. Er kann bei vorhandener Restinsulinsekretion deutlich niedriger ausfallen (z. B. 0,5 E/BE), bei metabolischer Entgleisung und damit sekundärer Insulinresistenz auch deutlich höher (z. B. 4E/BE). Handelt es sich um einen Doppeldiabetes, so sind die benötigten Insulinmengen erheblich höher. Die Häufigkeit des metabolischen Syndroms hat bei Patienten mit Typ-1-Diabetes in den letzten Jahrzehnten deutlich zugenommen und liegt, je nach verwendeter Definition und untersuchter Population (WHO, NCEP-ATP-III, IDF) bei 8–40 % [Chillarón 2014, EK IV/LoE 4] (Waldhäusl et al. 1979; Ziegler et al. 2013).

Wichtig für unsere Patienten ist, dass sie immer wieder daran erinnert werden, wie wichtig es ist, im Alltag die folgenden beiden Geheimnisse zu beachten:

- Je höher der Blutzucker ist, umso schlechter ist die Insulinwirkung.
- Ein ausreichender Spritz-Ess-Abstand (SEA) kann postprandiale Blutzuckerspitzen erheblich reduzieren.

Spritz-Ess-Abstand
Das Thema Spritz-Ess-Abstand (SEA) war vor der Einführung von kurzwirksamen Insulinanaloga ein zentraler Bestandteil jeder Schulung. Damals gab es Mischinsuline

und Normalinsulin, bei deren Verwendung aufgrund des langsamen Wirkeintrittes ein SEA von großer Bedeutung war. Mit zunehmender Verwendung prandialer Insulinanaloga ist die Schulung zum Thema SEA seitdem leider in den Hintergrund getreten. Wie wichtig ein ausreichender Spritz-Ess-Abstand ist, sehen wir seit der Einführung der Glukosesensoren, und selbst bei der Verwendung eines AID-Systems ist es sinnvoll, darüber zu sprechen.

Grundsätzlich gilt:

- Je schneller das Kohlenhydrat ist, umso wichtiger ist ein ausreichender SEA.
- Je höher der Blutzucker vor einer Mahlzeit ist, umso wichtiger ist ein ausreichender SEA.

In diesem Zusammenhang muss auch geschult werden, wann ein SEA zu vermeiden ist. Hier gilt:

- Je niedriger der Blutzucker vor einer Mahlzeit ist, umso geringer ist der SEA.
- Bei langsamen Kohlenhydraten sollte man eventuell kein SEA oder Insulin nach dem Essen spritzen.
- Bei Vorliegen einer Gastroparese sollte kein SEA sein oder das Insulin erst nach dem Essen gespritzt werden.

Bei Patienten mit einer Gastroparese muss eventuell statt analogen Mahlzeiteninsulinen Normalinsulin zum Einsatz kommen.

8.7 Hypoglykämie-Wahrnehmungsstörung

Kennzeichnend für diese Störung ist das Fehlen von Hypoglykämie-Warnsignalen. Sie tritt vor allem bei Patienten mit Langzeitdiabetes auf. Je häufiger und je ausgeprägter Hypoglykämien im Diabetesverlauf auftreten, umso höher ist die Wahrscheinlichkeit für das Auftreten einer Hypoglykämie-Wahrnehmungsstörung. Mit dem CLARKE-Score kann das Krankheitsbild diagnostiziert werden. Oft genügt jedoch die Frage an den Patienten, ab welchem Blutzuckerwert er Symptome verspürt. Wird eine Zahl unter 55 genannt, so liegt der Verdacht nahe, dass es sich um eine Wahrnehmungsstörung handelt.

Abb. 8.4 zeigt einen Fragebogen zur Bestimmung des CLARKE-Scores. Der Fragebogen steht zudem unter der Überschrift „Elektronisches Zusatzmaterial" zum kostenlosen Download zur Verfügung.

CLARKE-Score zur Testung der Hypoglykämie-Wahrnehmung

(adaptiert für Deutschland nach A. Liebl)

Name: _____ geb.: _____

1. Wählen Sie eine Aussage, die Sie am besten beschreibt (nur eine Antwort):
   - ☐ „Ich habe immer Symptome, wenn mein Blutzucker niedrig ist."
   - ☐ „Ich habe manchmal Symptome, wenn mein Blutzucker niedrig ist."
   - ☐ „Ich habe nie Symptome, wenn mein Blutzucker niedrig ist."

2. Haben Sie bei niedrigem Blutzucker heute weniger Symptome als früher?
   ☐ Nein   ☐ Ja

3. Wie häufig hatten Sie in den letzten sechs Monaten schwere Unterzuckerungen, bei denen Sie verwirrt, desorientiert und nicht in der Lage waren sich selbst zu behandeln, ohne jedoch bewusstlos geworden zu sein?
   ☐ Nie ☐ 1 oder 2x ☐ jeden 2.Monat ☐ jeden Monat ☐ mehr als 1x im Monat

4. Wie viele schwere Unterzuckerungen hatten Sie im letzten Jahr, bei denen Sie bewusstlos waren, Krampfanfälle hatten oder eine Glukagon-Injektion oder Glukose-Infusion erforderlich war?
   Keine 1 2 3 4 5 6 7 8 9 10 11 12 oder mehr

5. Wie häufig hatten Sie in den letzten 4 Wochen Blutzuckerwerte unter 70 mg/dl (3,9 mmol/l) <u>mit</u> Symptomen?
   ☐ Nie ☐ 1-3x ☐ 1x/Woche ☐ 2-3x/Woche ☐ 4-5x/Woche ☐ fast täglich

6. Wie häufig hatten Sie in den letzten 4 Wochen Blutzuckerwerte unter 70 mg/dl (3,9 mmol/l) <u>ohne</u> Symptome
   ☐ Nie ☐ 1-3x ☐ 1x/Woche ☐ 2-3x/Woche ☐ 4-5x/Woche ☐ fast täglich

7. Wie weit muss ihr Blutzucker sinken, damit Sie Symptome wahrnehmen?
   - ☐ 60-69 mg/dl   3,4-3,8 mmol/l
   - ☐ 50-59 mg/dl   2,8-3,3 mmol/l
   - ☐ 40-49 mg/dl   2,2-2,7 mmol/l
   - ☐ Unter 40 mg/dl   unter 2,2 mmol/l

8. Wie zuverlässig können Sie an Hand Ihrer Symptome erkennen, dass Ihr Blutzucker niedrig ist?
   ☐ Nie ☐ kaum ☐ manchmal ☐ häufig ☐ immer

Datum   Unterschrift und Stempel Praxis

Abb. 8.4 Fragebogen zur Ermittlung des CLARKE-Scores zur Testung der Hypoglykämie-Wahrnehmung (adaptiert für Deutschland nach A. Liebl)

Auswertung CLARKE-Score zur Überprüfung der Hypoglykämie-wahrnehmung

Frage 1 – 4:	alle Antworten außer 1.Antwort	1 Punkt
Frage 5 und 6:	wenn Antwort 5 kleiner Antwort 6	1 Punkt
Frage 7:	Antworten 3 und 4	1 Punkt
Frage 8:	erste drei Antworten	1 Punkt

0 Punkte Minimum

7 Punkte Maximum

4 Punkte oder mehr: reduzierte Hypoglykämie-Wahrnehmung

Abb. 8.4 (Fortsetzung)

8.8 Hilfsmittel, die jeder Typ-1-Diabetiker haben sollte

Zur Betreuung von Patienten mit Typ-1-Diabetes gehört es auch, in regelmäßigen Zeitabständen zu überprüfen, ob die für Notfallsituationen erforderlichen Hilfsmittel vorhanden sind. Diese sind:

- Notfall-Nasenspray (Baqsimi) – im Idealfall eines zu Hause und eines am Arbeitsplatz
- Diabetiker-Notfallkarte (z. B. als Scheckkarte für die Geldbörse)
- Keton-Testreifen (Urin oder im Idealfall Blut)
- Bei Nutzung eines Glukosesensors müssen ein Blutzuckermessgerät und die dazugehörigen Blutzuckertestreifen vorhanden sein, falls der Sensor ausfällt/defekt ist
- Bei Insulinpumpenträgern Insulin im Pen (Basis und Bolus), falls die Pumpe defekt ist
- Dokument über Einstellungen der Insulinpumpe

Außerdem muss jeder Patient mit Typ-1-Diabetes über das Thema Fahrtauglichkeit und die korrekte Nutzung eines Glukosesensors im Straßenverkehr aufgeklärt sein (Abschn. 6.10).

Literatur

Chillarón JJ, Flores Le-Roux JA, Benaiges D, et al. (2014) Type 1 diabetes, metabolic syndrome and cardiovascular risk. Metab Clin Exp 2014; 63(2):181–7, EK IV/LoE 4. Zugegriffen: 11. Nov 2023

Couper (2018) https://onlinelibrary.wiley.comhttps://doi.org/10.1111/pedi.12734. Zugegriffen: 11. Nov 2023

Literatur

Deutsche Diabetes Gesellschaft S3-Leitlinie Therapie des Typ-1-Diabetes 2. Auflage 2018. https://www.ddg.info/fileadmin/user_upload/05_Behandlung/01_Leitlinien/Evidenzbasierte_Leitlinien/2018/S3-LL-Therapie-Typ-1-Diabetes-Auflage-2-Langfassung-09042018.pdf. Zugegriffen: 03. Nov 2023

diabetes DE Deutsche Diabetes Hilfe Diabetes bei Kindern. https://www.diabetesde.org/ueber_diabetes/kinder_mit_diabetes_typ_1_und_typ_2. Zugegriffen: 11. Nov 2023

DiaExpert GmbH (2024) Insulinpumpe: Das Wichtigste zur Basalrate. https://www.diaexpert.de/wissenswertes/grundlagen-zur-basalrate. Zugegriffen: 29. Aug 2024

Groop L, Tuomi T, Rowley M, Zimmet P, Mackay IR (2006) Latent autoimmune diabetes in adults (LADA) – more than a name. Diabetologia 49:1996–1998

Haak T et al. (2023) Diabetol. Stoffwechs 18 (Suppl.2): S136–S147

Imagawa A, Hanafusa T, Miyagawa J, et al. (2000) A novel subtype of type 1 diabetes mellitus characterized by a rapid onset and an absence of diabetes-related antibodies. Osaka IDDM Study Group. N Engl J Med 342(5):301–307

Johnson DD, Palumbo PJ, Chu CP (1980) Diabetic ketoacidosis in a community-based population. Mayo Clin Proc 55(2):83–88

Miriam Sonnet 2021 Die Corona-Pandemie erhöht Risiko für diabetische ketoazidosen. https://doi.org/10.1007/s15034-021-3711-3. https://www.ncbi.nlm.nih.gov/pmc/articles/PMC8210968/. Zugegriffen: 11. Nov 2023

Owerbach D, Bell GI, Rutter WJ, Brown JA, Shows TB (1981) The insulin gene is located on the short arm of chromosome 11 in humans. Diabetes 30(3):267–270. PMID: 7009275. https://doi.org/10.2337/diab.30.3.267

Sokołowska M, Chobot A, Jarosz-Chobot P (2016) The honeymoon phase – what we know today about the factors that can modulate the remission period in type 1 diabetes.Pediatr Endocrinol Diabetes Metab 22(2):66–70. PMID: 28329775. https://doi.org/10.18544/PEDM-22.02.0053

Waldhäusl W, Bratusch-Marrain P, Gasic S et al (1979) Insulin production rate following glucose ingestion estimated by splanchnic C-peptide output in normal man. Diabetologia 17(4):221–227

Ziegler et al. (2013) https://pubmed.ncbi.nlm.nih.gov/23780460/. Zugegriffen: 11. Nov 2023
https://www.thieme-connect.com/products/ejournals/pdf/10.1055/a-0898-9576.pdf

Diabetes, Bewegung und Sport

9.1 Begriffsdefinition

Ein wesentliches Element für körperliches und geistiges Wohlbefinden ist körperliche Aktivität. Die Begriffe Bewegung und Sport werden im täglichen Sprachgebrauch gerne gegeneinander ausgetauscht. Im Hinblick auf Empfehlungen für Diabetespatienten sollte man sie jedoch klar voneinander abgrenzen.

Bewegung bezeichnet alle Aktivitäten des Alltags, also beispielsweise Einkaufen gehen oder Fenster putzen. Sport hingegen bezeichnet körperliche Aktivitäten, die bewusst geplant werden und zielgerichtet sind, also beispielsweise 30 min Walking an drei Tagen in der Woche.

Tatsache ist leider, dass Bewegung in unserer Gesellschaft kontinuierlich abnimmt. Wie bewegungsscheu die Menschen geworden sind, kann man sehr gut auf den Parkplätzen vor Supermärkten beobachten: die vordersten Plätze sind umkämpft und man wartet lieber, bis eine Parklücke frei wird anstatt den hintersten Parkplatz zu nehmen, etwas Bewegung zu haben und meistens sogar noch schneller im Geschäft zu sein.

Zur Anamnese jedes Patienten gehört eine Erhebung seiner „körperlichen Aktivitäten". So kann man sich im Diabetesteam ein Bild davon machen, welchen Stellenwert Bewegung oder Sport im Leben des Patienten spielt. Die Motivation zu körperlicher Aktivität ist ein wichtiger Bestandteil jeder Diabetesschulung.

Häufig erfahren wir im Gespräch von unseren Diabetespatienten, dass sie bereits negative Erfahrungen mit dem Blutzucker bei alltäglicher Bewegung oder sportlichen Aktivitäten gemacht haben oder aus Angst davor ihre Aktivitäten reduziert oder eingestellt haben. Die Angst vor Unterzuckerungen in Verbindung mit Bewegung oder Sport macht viele Patienten vor allem zu Beginn ihrer Diabeteserkrankung unsicher. Damit sie fortan körperliche Aktivitäten nicht vermeiden und sie unbesorgt weiter ausüben können ist eine Schulung erforderlich. Die allermeisten Themen können in strukturierten

Schulungsprogrammen behandelt werden. Bei sehr sportlichen Patienten mit Typ-1-Diabetes sollte jedoch unbedingt eine personalisierte Einzelberatung stattfinden.

Kontraproduktiv ist es, körperlich wenig aktive Menschen mit Sport konfrontieren zu wollen. Motivierender ist es, über Möglichkeiten zu Bewegung im Alltag zu sprechen. Es ist aber auch eine Frage des Alters, welche Aktivitäten individuell möglich sind. Junge Menschen haben in der Regel keine Handicaps, diese nehmen mit dem Alter zu. Beschwerden der Gelenke, Wirbelsäule oder chronische Schmerzsyndrome sind Hindernisse auf dem Weg zu körperlicher Aktivität.

9.2 Physiologie des Glukosestoffwechsels bei Bewegung und Sport

In Abschn. 1.3 ging es bereits um die Physiologie des Glukosestoffwechsels. Es erscheint mir sinnvoll, diese Grundkenntnisse zu überprüfen, bevor man mit den Patienten die besonderen Effekte von Bewegung und Sport bespricht.

Die Beratung muss sich individuell an folgenden Parametern orientieren:

- Diabetestyp (IGT, Typ 1, Typ 2, andere Diabetestypen)
- Diabetestherapie (orale Antidiabetika, GLP-1-Analoga, BOT-Therapie, SIT-Therapie, ICT-Therapie, CSII-Therapie)
- Blutzuckereinstellung
- Begleiterkrankungen

Normale Bewegungsaktivitäten im Alltag führen bei adäquater Diabetestherapie nicht zu relevanten Veränderungen des Blutzuckers. Die im Folgenden dargestellten Empfehlungen müssen für den einzelnen Patienten gegebenenfalls modifiziert werden.

Für Sport gilt grundsätzlich: Blutzuckerkontrollen vor, während und nach dem Sport, Zufuhr von Kohlenhydraten während des Sports und der Muskelauffülleffekt nach dem Sport müssen beachtet werden.

9.3 Bewegung und Sport bei gestörter Glukosetoleranz (IGT)

Bewegungsarmut und hyperkalorische Ernährung sind die Hauptursachen für eine gestörte Glukosetoleranz. Die besten Präventionsmaßnahmen sind also eine Veränderung der Ernährungsgewohnheiten sowie Bewegung. Oft werde ich gefragt, welche Form der Bewegung denn am besten geeignet sei. Meine Antwort lautet dann immer: „Alles was Ihnen an Bewegung Freude macht." Jeder weiß, dass man nur dann etwas dauerhaft in seinen Alltag integrieren wird, wenn es auch ein wenig Freude macht. Dabei ist wichtig, die Anforderungen zu Beginn nicht zu hoch zu legen und mit moderaten und machbaren Bewegungseinheiten zu beginnen. Hier gilt das Motto: „Start low, go slow." So könnte eine

Empfehlung lauten: Versuchen Sie am Morgen und am Abend jeweils 5 min spazieren zu gehen. Und nach einer Woche können Sie daraus vielleicht schon jeweils 6 min machen.

Wer sich zu viel vornimmt und sich die Hürde zu hoch legt ist schnell enttäuscht und demotiviert. Hier brauchen die Patienten eine therapeutische Hand, die realistische Schritte begleitet und es spielt keine Rolle, ob man sich für Spazierengehen, Schwimmen, Radfahren, Gymnastik zu Hause oder etwas völlig anderes entscheidet. Wer Freude an Bewegung entwickelt, kann sein Pensum langsam steigern und will irgendwann nicht mehr darauf verzichten, weil er spürt, wie gut sie ihm tut.

9.4 Bewegung und Sport bei Typ-2-Diabetes

Pathophysiologisch betrachtet handelt es sich beim Typ-2-Diabetes um eine gestörte Insulinsensitivität. Das körpereigene Insulin ist vorhanden, der Wirkungsgrad jedoch im Vergleich zum Stoffwechselgesunden reduziert. Erst im Laufe der Jahre kann sich zusätzlich eine gestörte Insulinsekretion einstellen. Ein solches Sekretionsdefizit kann man am besten am erhöhten Nüchternblutzucker und an starken postprandialen Blutzuckerexkursionen erkennen. Als grobe Faustregel gilt: ist der Nüchternblutzucker (morgens um 8 Uhr) während einer Diabetestherapie (OAD, GLP1) über 200, so sollte eine Insulintherapie, initial in der Regel mit einem langwirksamen Basalinsulin, eingeleitet werden. Dabei wird die Insulindosis so gewählt, dass normale körperliche Aktivitäten ohne Insulindosisreduktion erfolgen können. Plant der Patient jedoch außergewöhnliche Belastungen wie einen Wanderurlaub oder eine mehrtägige Fahrradtour, so sollte dies vorher mit dem behandelnden Diabetologen abgesprochen werden. Hier erfolgt je nach körperlicher Intensität eine Insulindosisanpassung.

Bei Patienten mit ICT-Therapie besteht ein besonderer Schulungsbedarf im Hinblick auf sportliche Aktivitäten. Seit der Einführung der Glukosesensoren ist die Überwachung des Blutzuckers während des Sports einfacher geworden. Trotzdem gilt es, die folgenden Regeln zu berücksichtigen. Im Einzelfall kann man diese natürlich auch modifizieren.

- Blutzucker vor dem Sport, während des Sports und nach dem Sport messen
- Blutzucker vor dem Sport zwischen 160–180 mg/dl, bei gutem Trainingszustand ggf. niedriger
- Während des Sports müssen schnelle Kohlenhydrate verfügbar sein (Saft, Cola, Jubin)
- Letzte Insulin-Bolusgabe berücksichtigen (Insulinhauptwirkzeit 30–90 min nach Injektion) (s. Kap. 4)
- Kein Sport bei Blutzucker über 270 mg/dl (15,0 mmol/l) (Insulinmangel!) oder unter 70 mg/dl (3,9 mmol/l) (Glukosemangel, Insulinüberschuss)
- Bei einem Blutzucker >270 mg/dl (15,0 mmol/l) minimaler Korrekturbolus (1–2-Einheiten) vor Beginn des Sports, bei einem Blutzucker <70 mg/dl (3,9 mmol/l) Zufuhr von schnellen Kohlenhydraten

Grundsätzlich gilt: kommt es zu einem absoluten Insulinmangel, so besteht die Gefahr hyperglykämischer Entgleisungen. Diese Situation findet man bei einem Typ-2-Diabetes selten. Auch das Hypoglykämie-Risiko in Verbindung mit Sport ist aufgrund der bestehenden Insulinresistenz bei einem Typ-2-Diabetes erheblich geringer. Beobachtet man sehr instabile Blutzuckerverläufe während der Bewegung oder des Sports, so sollte die Diagnose der Diabetesform mittels C-Peptidbestimmung abgesichert werden, denn im Spätstadium eines Typ-2-Diabetes kann die Insulinproduktion erheblich eingeschränkt sein („ausgebrannter Typ 2") (Tab. 9.1).

9.5 Bewegung und Sport bei Typ-1-Diabetes

Der Beratungsbedarf zum Thema Bewegung und Sport ist bei Patienten mit Typ-1-Diabetes besonders hoch. Das liegt unter anderem daran, dass die Erkrankung im Kindes- und Jugendalter beginnt, wo Sport zumeist eine größere Rolle spielt als im Alter. Dass ein Typ-1-Diabetes kein Ausschlusskriterium für Hochleistungssport ist, beweisen Menschen wie Alexander Zverev. Mit seinem "Coming out" macht er vielen jungen Menschen mit dieser Stoffwechselstörung Mut, sich durch die Erkrankung nicht einschränken zu lassen, sondern die Herausforderung anzunehmen und all das zu tun, was einem wichtig ist und Freude bereitet.

Viel diskutiert wird die Frage, welche Form der Insulintherapie bei sportlich aktiven Patienten zu bevorzugen ist. Egal ob ICT als Pen-Therapie oder Insulinpumpentherapie – seit der Einführung der Glukosesensoren ist eine neue Ära angebrochen, denn die kontinuierliche Visualisierung des Blutzuckerverlaufes kann Therapieentscheidungen erleichtern. Nun haben die Patienten neben der Information zum aktuellen Blutzucker auch eine Trendanzeige (Trendpfeil). Dies ist eine entscheidende Zusatzinformation, um die erforderlichen Maßnahmen vor, während oder nach Sport zu steuern.

In welchem Ausmaß sich der Blutzucker durch körperliche Aktivität verändert ist sehr individuell. Sport kann die Glukoseaufnahme in die Muskulatur um ein Vielfaches erhöhen. Deshalb sind Therapieanpassungen grundsätzlich erforderlich, müssen sich aber an den Gegebenheiten des einzelnen Patienten orientieren. Dazu ist ein Sporttagebuch hilfreich, das folgende Informationen enthalten sollte:

Tab. 9.1 Vergleich wichtiger Charakteristika von Typ-1- und Typ-2-Diabetes

Typ-2-Diabetes	Typ-1-Diabetes
Insulinresistenz	Insulinmangel
Stabile BZ-Verläufe	Instabile BZ-Verläufe
Bewegung/Sport verbessert Insulinwirkung, ggf. Insulindosisanpassung erforderlich	
Bewegung/Sport erfordert grundsätzlich Insulindosisanpassung	

9.5 Bewegung und Sport bei Typ 1 Diabetes

- Sportart
- Trainingszustand
- Intensität der Sporteinheit
- Tageszeit
- Aktives Insulin zum Zeitpunkt des Sports („Insulin on Board")
- Letzte Mahlzeit und Insulindosis vor dem Sport
- Blutzuckerverlauf während der Sporteinheit (vor, während, nach Sport)

Auch wenn jeder Patient anders auf Sport reagiert – es gibt Fakten, die als Basiswissen hilfreich sind, um Blutzuckerveränderungen abschätzen zu können. Diese umfassen im Wesentlichen Kenntnisse zur Belastungsart und dem damit zu erwartenden Glukosetrend (Kramme et al. 2023) (https://www.diabinfo.de/leben/typ-1-diabetes/diabetes-im-alltag/sport.html; Tab. 9.2).

▶ **Wichtig** Ausdauersport und Kraftsport haben unterschiedliche Auswirkungen auf den Blutzuckerverlauf.

Als grobe Orientierungshilfe gilt:

- Fällt der Blutzucker während des Sportes zu stark ab, so war die Insulindosisreduktion vor dem Sport zu gering, es war zu viel Insulin im System („on board")
  Maßnahme: Zufuhr schneller Kohlenhydrate (Saft, Saftschorle) in kleinen Mengen
- Steigt der Blutzucker während des Sports stark an, so liegt ein Insulinmangel vor,
  Maßnahme: Mikro-Bolus Insulin

Tab. 9.2 Basiswissen zur Abschätzung von Blutzuckerveränderungen bei Patienten mit Typ-1-Diabetes (nach Kramme et al. 2023)

	Vorwiegend aerob	Gemischt aerob/anaerob	Vorwiegend anaerob
	Walking Langsames Joggen Radfahren Schwimmen	Fußball Basketball Handball Tennis	Sprint Kampfsport Gewichtheben Kraftsport
Intensität	Moderat	Mittel bis hoch	Hochintensiv
Herzfrequenz	Moderat erhöht	Stark schwankend	Stark schwankend Teils stark erhöht
Glukosetrend	Fallend	Steigend oder fallend	Steigend
Anpassung des Mahlzeiten-insulins vor dem Sport	• 25 % bei niedriger Intensität • 50 % bei mittlerer Intensität • 75 % bei hoher Intensität	• Keine, wenn stabiler BZ erwartet • 25 % wenn leichter Abfall erwartet • 50 % wenn starker Abfall erwartet	• Keine Reduktion des Mahlzeiteninsulins erforderlich • Mikro-Bolus Insulin-korrekturen können erwogen werden

Im Folgenden möchte ich versuchen, einen Überblick über die relevanten Anpassungen vor, während und nach Sport zu geben. Dabei geht es immer um die Frage, wie Basisinsulin und Bolusinsulin angepasst und die Zufuhr von Kohlenhydraten gestaltet werden können. Die nachfolgenden Empfehlungen können jedoch im Einzelfall stark abweichen, denn die Auswirkungen von Sport auf den Blutzuckerverlauf sind von Patient zu Patient sehr unterschiedlich. Eine exakte Protokollierung (siehe oben) ist deshalb von großer Bedeutung.

Beim Trainingsstart liegt die Sensorglukose im Idealfall zwischen 126 und 180 mg/dl (7,0–10,0 mmol/l). Bei Sensorwerten unter 70 mg/dl (3,9 mmol/l) oder über 270 mg/dl (15 mmol/l) sollte der Sport unterbrochen werden und eine Zufuhr von Kohlenhydraten (<70 mg/dl) bzw. Messung der Ketone im Blut (>270 mg/dl) erfolgen.

Vor dem Sport – Anpassung Basalinsulin

In der ULTRAFLEXI-1-Studie (Kramme et al. 2023) konnte gezeigt werden, dass ultralangwirksame Insuline (Degludec U100 und Glargin U300) auch am Tag des Sports reduziert werden können, wenn sie morgens um 10 Uhr gegeben werden und der Sport abends stattfindet. Zur Reduktion des Hypoglykämie-Risikos in den 24 Stunden nach dem Sport muss jedoch nur Degludec um 25 % reduziert werden, nicht Glargin.

Sportlich aktive Patienten sind häufig Insulinpumpenträger, da sie dann den Sport grundsätzlich nicht im Voraus planen müssen und somit auch spontan agieren können. Abhängig von der Dauer und Intensität des Trainings wird kurz vor dem Training, häufig 90 Minuten zuvor, eine Reduktion von 50–80 % der Basalrate gewählt. Wie bereits erwähnt, kann dies im Einzelfall jedoch auch stark von dieser Empfehlung abweichen.

Vor dem Sport – Anpassung Bolusinsulin

Je nach Intensität des Trainings werden folgende Anpassungen empfohlen:

- Aerobes Training: Bolusinsulin um 25–75 % reduzieren
- Anaerobes Training: keine Mahlzeiteninsulinreduktion, ggf. Mikro-Bolus bei erhöhtem Ausgangsblutzucker vor dem Sport

Vor dem Sport – Zufuhr von Kohlenhydraten

Liegt die Sensorglukose 30–60 Minuten vor der Trainingseinheit unter 126 mg/dl (7,0 mmol/l), so sollten langsam resorbierbare Kohlenhydrate zugeführt werden. Zeigen die Trendpfeile zu diesem Zeitpunkt nach oben, kann darauf im Einzelfall auch verzichtet werden.

Während des Sports

Die Alarmgrenzen des Sensors sollten bei 100 mg/dl (5,6 mmol/l) und 180 mg/dl (10,0 mmol/l) gestellt sein, um rechtzeitig auf die Veränderungen des Blutzuckers reagieren zu können.

9.5 Bewegung und Sport bei Typ 1 Diabetes

Während des Sports – Anpassung Basalinsulin
Im Regelfall bleibt die Basalrate bei der Insulinpumpentherapie während des Sports reduziert.

Während des Sports – Anpassung Bolusinsulin
Bei Blutzuckerwerten über 270 mg/dl (15,0 mmol/l) gegebenenfalls Mikro-Bolus, in jedem Fall aber Messung der Blutketone und Abbruch der Trainingseinheit bei Blutketon über 1,5 mmol/l.

Während des Sports – Zufuhr von Kohlenhydraten
Bei einem Ausdauertraining liegt der Kohlenhydratverbrauch bei etwa 30–80 g/h.
Abhängig vom Trendpfeil des Sensors:

- Trendpfeil horizontal und Sensorglukose unter 126 mg/dl (7,0 mmol/l): 10–15 g schnelle Kohlenhydrate
- Trendpfeil leicht fallend und Sensorglukose unter 126 mg/dl (7,0 mmol/l): 15–25 g schnelle Kohlenhydrate
- Trendpfeil stark fallend und Sensorglukose unter 126 mg/dl (7,0 mmol/l): 20–35 g schnelle Kohlenhydrate

Nach dem Sport
In Abhängigkeit vom Tageszeitpunkt und Glukoseverlauf während des Trainings kann die Basalrate nach Beendigung der Trainingseinheit wieder auf die normale Rate eingestellt werden. Bei abendlichem Sport muss sie jedoch wegen des zu erwartenden Muskelauffülleffekts gegebenenfalls weiter reduziert bleiben.

Die Neigung zu Hypoglykämien ist 6–15 Stunden nach dem Training verstärkt (Mac Donald 1987).

Bei langem und intensivem Training muss vor allem in der darauffolgenden Nacht mit einem Blutzuckerabfall gerechnet werden. Deshalb sollte zur Sicherheit eine nächtliche Überprüfung des Blutzuckers erfolgen – etwa zwischen 0 und 3 Uhr. Auch sollte die Alarmgrenze des Sensors keinesfalls unter 80 mg/dl (4,4 mmol/l) liegen. Bei Blutzuckerwerten unter 80 mg/dl (4,4 mmol/l) und horizontalem Trendpfeil werden 10 g, bei leicht abfallendem Trendpfeil 15 g schnelle Kohlenhydrate empfohlen. Vor der Nacht werden bei zu erwartendem Blutzuckerabfall 0,4 g Kohlenhydrate je kg/KG empfohlen.

Je nach Blutzuckerverlauf während des Sports muss auch die Bolusmenge für die auf den Sport folgende Mahlzeit angepasst werden.

Tab. 9.3 Anwendung von CGM bei Sport unter MDI und CSII (nach Moser et al. 2020)

Wert Sensorglukose	Trendpfeil	Reaktion auf Sensorglukose und Trendpfeil
>270 mg/dl (>15,0 mmol/l) und Blutketon >1,5 mmol/l	Alle Richtungen	**Sport STOP,** BZ messen, Korrektur Insulin, **keine** Wiederaufnahme von Sport
>270 mg/dl (>15,0 mmol/l) und Blutketon <1,5 mmol/l	Stark/leicht steigend	Vorzugsweise aerobes Ausdauertraining
	Stabil, leicht/stark fallend	Sport fortführen
126–270 mg/dl (7,0–15,0 mmol/l)	Alle Richtungen	Sport fortführen
<126 mg/dl (<7,0 mmol/l	Leicht/stark steigend	Sport fortführen
	Gleichbleibend	Etwa 15 g Kohlenhydrate zuführen
	Leicht fallend	Etwa 25 g Kohlenhydrate zuführen
	Stark fallend	Etwa 36 g Kohlenhydrate zuführen
<70 mg/dl (<3,9 mmol/l)	Alle Richtungen	**Sport STOP,** Blutzuckermessung, individuelle Menge Kohlenhydrate, Wiederaufnahme von Sport möglich
<54 mg/dl (<3,0 mmol/l)	**Sport STOP,** Blutzuckermessung, individuelle Menge Kohlenhydrate, **keine** Wiederaufnahme von Sport möglich	

Fazit
- Die Intensität des Trainings bestimmt den Blutzuckerverlauf
- Vor, während und nach dem Sport muss eine Anpassung von Basalinsulin, Mahlzeiteninsulin und Kohlenhydratzufuhr stattfinden
- Schnelle Kohlenhydrate müssen vor, während und nach dem Sport verfügbar sein
- Sensoralarme müssen vor, während und nach dem Sport angepasst werden
- Es muss die Möglichkeit zur Bestimmung von Blutketonen gegeben sein
- Der Muskelauffülleffekt ist verstärkt 6–15 Stunden nach dem Training zu erwarten

Eine hervorragende Übersicht über die erforderlichen Maßnahmen zum Sport bei Nutzung eines CGM-Systems wurde 2020 von Moser et al. in Diabetologia veröffentlicht. Hier findet sich eine tabellarische Übersicht mit Handlungsanweisungen, die für sportlich aktive Typ-1-Diabetiker sehr hilfreich ist. Sie kann sowohl bei ICT-Therapie als auch bei CSII-Therapie angewendet werden. In Tab. 9.3 finden sie eine kurze Zusammenfassung.

Literatur

diabinfo Diabetesinformationsportal : Sport bei Diabetes Typ 1: So bleibt der Blutzucker unter Kontrolle. https://www.diabinfo.de/leben/typ-1-diabetes/diabetes-im-alltag/sport.html. Zugegriffen: 22. Nov 2023

Kramme J, Moser O, Heise T, Pesta D (2023) Typ-1-Diabetes und Sport: Was ist zu berücksichtigen. Diabetol Stoffwechs 18:352–364

Moser O et al. (2023) Comparison of insulin glargine 300 U/mL and insulin degludec 100 U/mL Around spontaneous exercise sessions in adults with type 1 Diabetes: a randomized cross-over trial (ULTRAFLEXI-1 Study) Diabetes Technol Ther 25(3): 161–168. https://doi.org/10.1089/dia.2022.0422. Zugegriffen: 2. Jan 2023

MacDonald MJ (1987) Postexercise late-onset hypoglycemia in insulin dependent diabetic patients. Diabetes Care 10(5):584–8. https://doi.org/10.2337/diacare.10.5.584

Moser O, Riddell MC, Eckstein ML, Adolfsson P, Rabasa-Lhoret R, van den Boom L, Gillard P, Nørgaard K, Oliver NS, Zaharieva DP, Battelino T, de Beaufort C, Bergenstal RM, Buckingham B, Cengiz E, Deeb A, Heise T, Heller S, Kowalski AJ, Leelarathna L, Mathieu C, Stettler C, Tauschmann M, Thabit H, Wilmot EG, Sourij H, Smart CE, Jacobs PG, Bracken RM, Mader JK (2020Dec) Glucose management for exercise using continuous glucose monitoring (CGM) and intermittently scanned CGM (isCGM) systems in type 1 diabetes: position statement of the European Association for the Study of Diabetes (EASD) and of the International Society for Pediatric and Adolescent Diabetes (ISPAD) endorsed by JDRF and supported by the American Diabetes Association (ADA). Diabetologia 63(12):2501–2520. https://doi.org/10.1007/s00125-020-05263-9. PMID: 33047169

10 Diabetes und Schwangerschaft

In diesem Kapitel geht es um folgende Themen:

- Gestationsdiabetes (GDM)
- Schwangerschaft bei präexistentem Typ-2-Diabetes
- Schwangerschaft bei präexistentem Typ-1-Diabetes

Grundsätzlich wäre es wünschenswert, dass jede Frau bei einer geplanten Schwangerschaft vorab auf eine mögliche Diabeteserkrankung hin untersucht wird. Leider sieht die Realität in Deutschland derzeit anders aus. Nicht jede Frau wird einem Screening zugeführt und so stellen sich bei uns häufig Patientinnen in der Frühschwangerschaft vor, bei denen nicht klar ist, ob es sich um einen Gestationsdiabetes oder einen präexistenten Typ-2-Diabetes handelt. Frauen mit Risikofaktoren für einen Gestationsdiabetes und Typ-2-Diabetes sind sich dessen oft nicht bewusst, und da sie symptomfrei sind, unterbleibt oft eine rechtzeitige Diagnostik.

10.1 Gestationsdiabetes (GDM)

Grundlage für dieses Kapitel ist die aktuelle S3-Leitlinie, die in Kooperation von der Deutschen Diabetesgesellschaft (DDG), der Deutschen Gesellschaft für Gynäkologie und Geburtshilfe (DGGG) sowie der Arbeitsgemeinschaft Geburtshilfe und Pränatalmedizin (AGG) herausgegeben wurde (Feig et al. 2017).

Definition
Ein Gestationsdiabetes mellitus (GDM) ist eine erstmals in der Schwangerschaft diagnostizierte Stoffwechselstörung. Sie wird mit einem 75-g-oralen Glukosetoleranztest

(oGTT) unter standardisierten Bedingungen und qualitätsgesicherter Glukosemessung aus venösem Blut diagnostiziert (Tab. 10.1; siehe auch Abschn. 1.1). Ist einer der drei bestimmten Glukosewerte erhöht, so kann die Diagnose GDM gestellt werden. In der Praxis hat es sich deshalb bewährt, zunächst den Nüchternwert zu bestimmen, bevor die Trinklösung vorbereitet wird, denn wenn dieser pathologisch ist, muss keine Testung mehr erfolgen.

In der Mutterschaftsrichtlinie des Gemeinsamen Bundesausschusses (G-BA) ist das Vorgehen der Diagnostik bei Verdacht auf Schwangerschaftsdiabetes verankert (Hummel et al. 2023). In der 24. bis 28. Schwangerschaftswoche wird zunächst ein 50-g-Suchtest durchgeführt. Für diesen muss die Patientin nicht nüchtern sein. Zu einer beliebigen Tageszeit werden 50 g Glukose verabreicht und nach einer Stunde eine venöse Glukosebestimmung durchgeführt. Liegt der Wert über 135 mg/dl (7,5 mmol/l), so ist der Test pathologisch und zur weiteren Abklärung ein 75-g-Test erforderlich. Dieses sogenannte zweizeitige Vorgehen ist aktuell umstritten, da bis zur endgültigen Diagnose häufig einige Zeit vergeht und der Suchtest vielfach zu falsch-positiven Ergebnissen führt. Im Einzelfall ist es durchaus sinnvoll, bei entsprechender Anamnese oder Risikokonstellation auf den Vortest zu verzichten. Bei einem solchen Vorgehen gibt es jedoch leider abrechnungstechnische Probleme, die man kennen sollte. Dies darf aber nicht dazu führen, dass diagnostische Maßnahmen zu spät kommen.

Diagnosestellung Gestationsdiabetes

- Suchtest 50 g Glukose: pathologisch bei 1-h-BZ ≥ 135 mg/dl (7,5 mmol/l)
- 75 g Glukose: nüchtern >92 mg/dl (5,1 mmol/l), 1 h > 180 mg/dl (10,0 mmol/l), 2 h > > 153 mg/dl (8,5 mmol/l)
- Diagnosestellung, wenn ein Wert pathologisch ist

Messqualität der Blutproben

Zur Diagnostik darf ausschließlich venöses Blut verwendet werden. Eine kapilläre Messung mittels Handmessgerät ist unzulässig, da sie mit einer zu hohen Fehlerquote behaftet ist.

Blutglukosemessungen zur Diagnostik müssen die Anforderungen der Richtlinie der Bundesärztekammer (RiLiBÄK) erfüllen. In der Praxis eignen sich dazu

Tab. 10.1 Grenzwerte im 75-g-oralen Glukosetoleranztest (oGTT) beim Gestationsdiabetes

	Venöses Plasma	
	mmol/l	mg/dl
Nüchtern	≥5,1	≥92
60 min	≥10,0	≥180
120 min	≥8,5	≥153

plasmakalibrierte Messsysteme, alternativ kann der Versand mittels Unit-Use-Reagenzien gewählt werden. Wird venöses Vollblut versandt, so muss das Entnahmegefäß neben NaF und einem Gerinnungshemmer auch den sofort wirksamen Glykolysehemmer Citrat/Citratpuffer enthalten. Nur so ist garantiert, dass kein präanalytischer Messfehler entsteht.

Pathophysiologie
Die Pathophysiologie des GDM entspricht im Wesentlichen der des Typ-2-Diabetes. Im Laufe der Schwangerschaft kommt es zu einer zunehmenden Insulinresistenz mit abfallender Betazellkompensation und dadurch zu einer Hyperglykämie. Die Prävalenz lag 2017 in Deutschland bei 5,97 % und zeigt damit eine steigende Tendenz. Fehlernährung und mangelnde Bewegung sind die Hauptgründe für die Entwicklung eines Gestationsdiabetes. Entsprechend ist in der Beratung bereits präkonzeptionell auf diese Punkte hinzuweisen. Wünschenswert wäre eine interdisziplinäre Vorgehensweise. Junge Frauen mit Kinderwunsch sollten auf das Risiko für einen GDM von Ärzten aller Disziplinen aufmerksam gemacht werden.

Folgen des GDM für die Mutter
Wir unterscheiden zwischen akuten und Langzeitfolgen.

Akute Folgen des GDM für die Mutter
Es besteht ein erhöhtes Risiko für Harnwegs- und vaginale Infektionen und dadurch eine gesteigerte Rate an Frühgeburten. Weitere Akutprobleme sind: schwangerschaftsinduzierte Hypertonie, Präeklampsie, Schulterdystokie, erhöhtes Risiko für Sectio, höhergradige Geburtsverletzungen, transfusionspflichtige postpartale Blutungen, postpartale Depression.

Langzeitfolgen des GDM für die Mutter
Frauen mit einem GDM entwickeln in 35–60 % der Fälle nach zehn Jahren einen Diabetes mellitus Typ 2. Damit ist ihr Risiko gegenüber stoffwechselgesunden Frauen um das 7- bis 8-Fache erhöht. Ein besonderes Risiko haben Frauen, deren GDM-Diagnose bereits vor der 24. Schwangerschaftswoche gestellt wird, deren Einstundenwert über 200 mg/dl (11,1 mmol/l) liegt und diejenigen, die im Laufe der Schwangerschaft Insulin benötigen. Die Inzidenz für einen Typ-1-Diabetes liegt bei diesen Risikogruppen fünf bis zehn Jahre nach dem GDM bei 2,3–10 %. Folglich sollte den Frauen postpartal jährliche Kontrollen mittels oGTT empfohlen werden, um einen eventuellen Typ-1- oder Typ-2-Diabetes rechtzeitig zu diagnostizieren.

Bei Frauen kaukasischer Herkunft liegt das Wiederholungsrisiko bei einer weiteren Schwangerschaft bei etwa 35–50 %, bei Patientinnen anderer Ethnizitäten (Asien, Lateinamerika) sogar bei 50–84 %. Dies muss Gegenstand der Beratung sein.

Folgen des GDM für das Kind
Auch hier unterscheiden wir zwischen akuten und Langzeitfolgen.

Akute Folgen des GDM für das Kind

Eine Hyperglykämie der Mutter hat eine fetale Hyperglykämie und damit eine fetale Hyperinsulinämie zur Folge. Ist die Blutzuckereinstellung der Mutter in der Schwangerschaft unzureichend, so entwickelt sich eine diabetische Fetopathie. Bei der Geburt haben die Kinder in unterschiedlicher Ausprägung Hypoglykämien, Atemstörungen, eine Polyglobulie, Hypokalzämie, Hypomagneiämie und Hyperbilirubinämie. Die quantitativ bedeutsamste Komplikation nach einer diabetischen Stoffwechsellage in der Schwangerschaft stellen Hypoglykämien dar. Die Gesellschaft für Neonatologie und Pädiatrische Intensivmedizin hat in Zusammenarbeit mit zahlreichen weiteren Gesellschaften und Verbänden in ihrer Leitlinie dargelegt, wie bei eventuellen Komplikationen zu verfahren ist (https://register.awmf.org/assets/guidelines/057-008l_S3_Gestationsdiabetes-mellitus-GDM-Diagnostik-Therapie-Nachsorge_2019-06.pdf). Bei inadäquater Stoffwechseleinstellung und zu befürchtenden Komplikationen sollte deshalb in einem Zentrum entbunden werden, in dem das Neugeborene auch adäquat versorgt werden kann.

Langzeitfolgen des GDM für das Kind

Bislang ist unklar, in welchem Ausmaß ein GDM für ein Kind mit metabolischen Langzeitfolgen verbunden ist. Jedoch wird eine fetale Fehlprogrammierung im Hinblick auf den Glukosestoffwechsel des Kindes vermutet. Bekannt ist, dass kürzeres Stillen (unter drei Monaten) mit späterem Übergewicht der Kinder assoziiert ist. Auch haben Kinder von adipösen Gestationsdiabetikerinnen ein höheres Risiko, in ihrem Leben eine Adipositas zu entwickeln.

Maßnahmen nach Diagnosestellung

Wird die Diagnose Schwangerschaftsdiabetes gestellt, so geht es im ärztlichen Aufklärungsgespräch vor allem darum, den Frauen und ihrem Partner ein Verständnis für die nun erforderlichen Maßnahmen zu vermitteln. Bei Migrantinnen ist es zumeist sinnvoll, zu diesem Gespräch einen Dolmetscher hinzuzuziehen. Analphabetinnen benötigen darüber hinaus Unterstützung durch Partner oder Familienangehörige.

Folgende Maßnahmen sind erforderlich:

- Blutzuckerselbstkontrolle
- Ernährungsberatung
- Empfehlungen für regelmäßige Bewegung
- Gespräch über Sorgen und Ängste
- Falls erforderlich, Schulung zum Umgang mit Insulintherapie

Blutzuckerselbstkontrolle

Die Häufigkeit der in der Schwangerschaft erforderlichen Blutzuckermessungen orientiert sich grundsätzlich an den individuellen Gegebenheiten der Patientin. In den meisten Fällen sind Vier-Punkte-Profile ausreichend. Diese sollten im Idealfall zusammen mit einem Ess- und Trinkprotokoll geführt und alle ein bis zwei Wochen mit dem Diabetesteam besprochen werden. Da die Messgenauigkeit eine wichtige Rolle spielt, sollte man das von der Patientin verwendete Messgerät vor dessen Nutzung in der Praxis auf seine Messgenauigkeit hin überprüfen und mit der Patientin mögliche Fehlerquellen besprechen.

Vier-Punkte-Profil
Es erfolgen vier Blutzuckermessungen am Tag: nüchtern und jeweils ein oder zwei Stunden nach Beginn der drei Hauptmahlzeiten. Was den Zeitpunkt betrifft (ein oder zwei Stunden postprandial), so legen wir in unserer Praxis die Präferenz auf den Wert, der im 75-g-oGTT am auffälligsten ist. In den meisten Fällen ist es der Einstundenwert. Es gibt Hinweise darauf, dass dieser enger mit dem fetalen Wachstum korreliert als der Zweistundenwert.

Findet das Abendessen sehr früh statt, so ist eine zusätzliche Messung vor dem Zubettgehen sinnvoll, um den Blutzuckerverlauf über Nacht abschätzen zu können. In Einzelfällen sind auch sporadische Messungen gegen 2 bis 3 Uhr nachts erforderlich.

Im Verlauf der Schwangerschaft können die Blutzuckermessungen auf ein erforderliches Minimum reduziert werden. Präprandiale Messungen sind in den allermeisten Fällen entbehrlich. Benötigt die Patientin jedoch eine intensivierte Insulintherapie, so sind präprandiale Messungen zur Bestimmung der Insulindosis unumgänglich.

Verwendet die Patientin ein rtCGM-System, so sind gelegentliche blutige Parallelmessungen sinnvoll, insbesondere dann, wenn der Glukosesensor auffällig hohe oder niedrige Werte zeigt; mehr dazu in Kapitel 13, Diabetestechnologie.

Ernährungsberatung
In der Schwangerschaft wird folgende Verteilung der Nährstoffe empfohlen:

- Kohlenhydrate 40–50 %
- Eiweiß 20 %
- Fett 30–35 %

Viele Patientinnen sparen an Kohlenhydraten (KH), um ihre Blutzuckerwerte niedrig zu halten. Es sollten pro Tag mindestens 116 g KH verzehrt werden. Dabei sind Kohlenhydrate mit einem hohen Ballaststoffanteil zu bevorzugen. Günstig wirkt sich aus, wenn der Kohlenhydratanteil morgens geringer als mittags und abends ist. Um eine nächtliche Ketonkörperbildung zu vermeiden, ist eine Spätmahlzeit mit 1 KE in den allermeisten Fällen ausreichend.

Darüber hinaus sollten ausreichend Vitamine und Mineralien zugeführt werden (Folsäure, Vitamin-B-Komplex, Kalzium, Vitamin D, Magnesium, Eisen, Jod).

Energiefreie Süßstoffe können in geringen Mengen verwendet werden.

Gewichtsverlauf in der Schwangerschaft
Der Gewichtsverlauf in der Schwangerschaft orientiert sich am präkonzeptionellen BMI. So kann durch die Ernährungsumstellung insbesondere bei adipösen Patientinnen ein Gewichtsverlust von 1–2 kg eintreten und ist unbedenklich.

Die nachfolgende Tabelle fasst die Empfehlungen für unterschiedliche BMI-Bereiche zusammen (Tab. 10.2).

Blutglukosezielwerte
Etwa 70–80 % der Gestationsdiabetikerinnen erreichen die Blutglukosezielwerte (Tab. 10.3.) durch eine Lebensstilintervention (Ernährungsumstellung, körperliche Aktivität).

Blutglukosezielwerte für plasmakalibrierte Selbstmessgeräte
Werden die Zielwerte überschritten, so wird die Indikation zu einer Insulintherapie in Abhängigkeit vom kindlichen Wachstum gestellt. Hier ist der fetale Abdominalumfang (AU) entscheidend. In Abhängigkeit vom fetalen Wachstum soll eine Unter- oder Übertherapie vermieden werden. Liegt der AU unter der 75. Perzentile, so können gelegentliche Überschreitungen der Blutzuckerwerte toleriert werden, liegt er darüber, so sollte eher großzügig mit einer Insulintherapie begonnen werden.

Insulintherapie
Liegen die Blutzuckerwerte nach der Ausschöpfung von Ernährungstherapie und körperlicher Aktivität über den Zielwerten, so wird mit einer Insulintherapie begonnen. Dies

Tab. 10.2 Empfohlene Gewichtszunahme während der Schwangerschaft. Im ersten Trimenon werden 0,5 bis 2 kg empfohlen

Präkonzeptioneller BMI	Gewichtszunahme gesamt in der Schwangerschaft (kg)	Gewichtszunahme/Woche II. und III. Trimenon (kg)
18,5	12,5–18	0,5–0,6
18,5–24,9	11,5–16	0,4–0,5
25,0–29,9	7–11,5	0,2–0,3
>30	5–9	0,2–0,3

Tab. 10.3 Blutglukosezielwerte für plasmakalibrierte Selbstmessgeräte. Postprandial: gerechnet nach Beginn der Mahlzeit

Zeit	Plasma-Äquivalent	
	mg/dl	mmol/l
Nüchtern, präprandial	65–95	3,6–5,3
1 h postprandial	<140	<7,8
2 h postprandial	<120	<6,7

kann unter ambulanten Bedingungen erfolgen, die Betreuung der Patientinnen sollte, wenn möglich, in einem Diabeteszentrum erfolgen.

Liegen 50 % der Nüchternblutzuckerwerte über dem Zielbereich, so wird mit Basalinsulin begonnen. Hier kommt in den allermeisten Fällen NPH-Insulin zum Einsatz. Die Startdosis liegt, abhängig von Gewicht und Blutzuckerwerten, bei 6–10 Einheiten und wird um 22 Uhr verabreicht. In engmaschiger Absprache mit dem Diabeteszentrum wird die initial gewählte Insulindosis schrittweise etwa wöchentlich angepasst.

Sind auch die postprandialen Blutzuckerwerte erhöht, so wird eine Mahlzeiteninsulingabe erforderlich. Das erfordert intensive Schulungsmaßnahmen. Die Patientinnen müssen nun entsprechend den zugeführten Kohlenhydratmengen ihre Insulindosis anzupassen lernen.

Der Beginn einer Insulintherapie kann auch am Ende der Schwangerschaft in Terminnähe noch sinnvoll sein, um einer neonatalen Hypoglykämie vorzubeugen.

Orale Antidiabetika und GLP-1-Analoga sind bislang für die Schwangerschaft nicht zugelassen. In Ausnahmefällen und nur nach Aufklärung über den Off-Label-Use kann Metformin mit einer maximalen Tagesdosis von 2,0 g zum Einsatz kommen.

Nachsorge der Mutter

Das Risiko für die Entwicklung eines Typ-2-Diabetes ist für Frauen nach einer Schwangerschaft mit GDM um das 7- bis 8-Fache erhöht. In 13–40 % der Fälle bildet sich die Glukosetoleranzstörung nicht zurück. Besonders hoch ist das Risiko bei präkonzeptioneller Adipositas, positiver Familienanamnese für Diabetes, höherem Alter, einer Insulintherapie in der Schwangerschaft sowie bei Asiatinnen und Schwarzafrikanerinnen. Deshalb sollten die Nüchternglukose und der HbA1c regelmäßig kontrolliert werden. Im Idealfall erfolgt alle ein bis zwei Jahre post partum ein 75-g-oGTT.

Bei erneuter Schwangerschaft nach einem GDM sollten sich die Frauen bereits frühzeitig im ersten Trimenon in einem Diabeteszentrum vorstellen.

10.2 Präexistenter Typ-1- und Typ-2-Diabetes

Liegt vor Beginn der Schwangerschaft ein Typ-1- oder Typ-2-Diabetes vor, so handelt es sich grundsätzlich um eine Hochrisikoschwangerschaft. Deshalb sollte bereits präkonzeptionell eine multimodale Beratung und Betreuung erfolgen. Ein unzureichend eingestellter Diabetes vor der Schwangerschaft bietet zahlreiche Risiken, diese sind:

- Kongenitale Fehlbildungen
- Intrauteriner Fruchttod
- Schwangerschaftskomplikationen
- Progredienz von Folgeerkrankungen wie Retinopathie, Nephropathie oder kardiovaskuläre Vorerkrankungen

Stoffwechselziele

In zahlreichen Studien wurde der Zusammenhang zwischen der präkonzeptionellen Stoffwechseleinstellung und dem Risiko für embryonale Fehlbildungen sowie weitere kindliche und mütterliche Komplikationen belegt. (https://www.g-ba.de/richtlinien/19/)

Das Risiko für Komplikationen steigt mit dem HbA1c linear an. Anzustreben ist deshalb ein HbA1c unter 7 %. Immer häufiger wird diskutiert, inwieweit deshalb bereits vor der Schwangerschaft ein rtCGM-System bei Patientinnen mit Typ-1-Diabetes zum Einsatz kommen sollte. Im Einzelfall mag dies sinnvoll sein, wenngleich ein Vorteil bei Typ-1-Diabetikerinnen bislang lediglich während der Schwangerschaft gezeigt werden konnte, nicht jedoch präkonzeptionell (https://www.ddg.info/fileadmin/alte_seite/Redakteur/Leitlinien/Evidenzbasierte_Leitlinien/2019/024-006l_S2k_Betreuung_von_Neugeborenen_diabetischer_Muetter_2017-10.pdf).

Die Blutglukosezielwerte entsprechen denjenigen, die in Abschn. 6.1 beschrieben sind. Dabei ist zu beachten, dass schwere Hypoglykämien dringend vermieden werden müssen. Leichte Hypoglykämien hingegen haben keinen Einfluss auf die fetale Entwicklung.

Bei instabiler Stoffwechselsituation sollte den Schwangeren ein rtCGM-System angeboten und sie Umgang damit geschult werden. Wird ein solches genutzt, ist bei Frauen mit Typ-1-Diabetes eine TIR (63–140 mg/dl = 3,5–7,7 mmol/l) von >70 % anzustreben, bei Frauen mit Typ-2-Diabetes von >90 %.

Insulintherapie

Inzwischen sind bei einer ICT-Therapie in der Schwangerschaft Langzeitanaloga und Kurzzeitanaloga die Mittel der Wahl. Dies gilt auch für die neuen Formulierungen Fiasp und Lyumjev, die sich durch eine raschere Resorption auszeichnen. Lediglich für das Insulin Glulisin liegen derzeit keine ausreichenden Daten zur Anwendung in der Schwangerschaft vor.

Eine Insulinpumpentherapie kann bei Frauen mit Typ-1-Diabetes und Kinderwunsch sowie Schwangeren mit Typ-1-Diabetes in Betracht gezogen werden. Gründe dafür können sein:

- Individuelles Therapieziel nicht erreicht
- Unzureichende Stoffwechselkontrolle unter ICT
- Niedriger Insulinbedarf
- Unregelmäßiger Tagesablauf

Bei Patientinnen mit Typ-2-Diabetes, die mit oralen Antidiabetika eingestellt sind und eine Schwangerschaft planen; muss präkonzeptionell auf Insulin umgestellt werden. Dies sollte in einem Diabeteszentrum erfolgen. In Ausnahmefällen kann bei ausgeprägter Insulinresistenz zusätzlich zur Insulintherapie Metformin gegeben werden. Die Patientin ist jedoch über den Off-label-Use zu informieren, und es sollte eine entsprechende Dokumentation erfolgen.

Literatur

Feig DS et al. (2017) Continuous glucose monitoring in pregnant women with type 1 diabetes (CONCEPTT): a multicentre international randomised controlled trial. Lancet 390(10110):2347–2359. https://doi.org/10.1016/S0140-6736(17)32400-5. Epub 2017 Sep 15.

Hummel M et al. (2023) Diabetes und Schwangerschaft. DiabetolStoffwech 18:S218–227

Diabetes und Folgeerkrankungen 11

In dem nun folgenden Kapitel möchte ich die wesentlichen mikro- und makrovaskulären Gefäßkomplikationen darstellen. Einem Großteil unserer Patienten ist nicht bewusst, worin ihr Risiko bei einer schlechten Diabeteseinstellung besteht. Deshalb muss sowohl in den Schulungen als auch in Einzelgesprächen immer wieder auf mögliche Folgeerkrankungen hingewiesen werden. Dazu gehört auch, die Patienten den erforderlichen Kontrolluntersuchungen zuzuführen. Diese unterbleiben leider viel zu oft.

In einer Zeit, in der niemand mehr „Zeit" hat, ist es besonders schwierig geworden, von unseren Patienten etwas einzufordern, das Zeit kostet. Für Schulungen oder Kontrolluntersuchungen wird Zeit benötigt, und diese Zeit ist die wichtigste Investition in die eigene Gesundheit. Für unser Gesundheitssystem ist dies von überragender Bedeutung, denn bei kontinuierlicher Zunahme von Patienten mit Diabetes, Bluthochdruck oder einer Fettstoffwechselstörung sind steigende Kosten für Gefäßkomplikationen und deren Folgen vorprogrammiert.

Zwar stehen uns für die Therapie – und das nicht nur in der Diabetologie, sondern ebenso in der Kardiologie und Nephrologie – inzwischen zahlreiche Substanzen mit einem kardiovaskulären Zusatznutzen zur Verfügung, diese entbinden unsere Patienten jedoch nicht davon, aus eigener Kraft etwas für ihre Gesundheit zu tun. Ich halte es für den falschen Weg, wenn immer nur transportiert wird, dass innovative Medikamente die Probleme unserer Patienten lösen können.

Die Herausforderung, die sich uns Ärzten in den kommenden Jahren zunehmend stellen wird, ist den Patienten aufzuzeigen, welchen Einfluss ihre Lebensweise (Ernährung, Bewegung, Stressoren) auf ihre Gesundheit hat. Ein Bestandteil jeder Therapie ist es, Patienten zu einem eigenverantwortlichen Verhalten zu motivieren und aufzuzeigen, wie sie sich um ihre Gesundheit kümmern können. Diese Aufgabe ist nicht delegierbar, nicht an ein Medikament und auch nicht an einen Arzt.

Im Folgenden soll es um die häufigsten mikro- und makrovaskulären Komplikationen gehen (Tab. 11.1).

11.1 Diabetes und Herz

Unter allen Organen, die von Gefäßproblemen betroffen sein können, nimmt das Herz nach meiner Erfahrung im Auge der Patienten eine Sonderstellung ein. Ein Herzinfarkt, weniger eine Herzschwäche, ist etwas, worunter sie sich etwas vorstellen können. Man kennt die Warnsymptome und fast jeder hat im Bekanntenkreis eine Person, die bereits davon betroffen war. Weithin unbekannt ist jedoch, dass das typische Warnsignal vor einem Infarkt, die Angina pectoris, von Diabetespatienten häufig nicht bemerkt wird. Die Ursache dafür ist eine kardiale autonome Neuropathie, die sich nach vielen Jahren Diabetes häufig entwickelt und dazu führt, dass die üblicherweise bei einer Durchblutungsstörung auftretenden Schmerzen als solche nicht mehr wahrgenommen werden. Dieser Sachverhalt sollte in Diabetesschulungen unbedingt transportiert werden. Patienten können dann besser verstehen, warum es wichtig ist, in regelmäßigen Abständen kardiologische Kontrolluntersuchungen wie Belastungs-EKG und Herz-Echokardiografie durchführen zu lassen.

Kardiovaskuläres Risiko
Bei der Risikostratifizierung unterscheiden wir drei Gruppen:

- Moderates Risiko: Junge Patienten mit einer Diabetesdauer unter zehn Jahren ohne weitere Risikofaktoren (Typ 1 < 35 Jahre, Typ 2 < 50 Jahre)
- Hohes Risiko: Diabetesdauer ≥ zehn Jahre ohne Endorganschäden, jedoch mit einem zusätzlichen Risikofaktor
- Sehr hohes Risiko: Diabetes mellitus mit bestehender kardiovaskulärer Erkrankung oder Endorganschäden oder ≥ drei Risikofaktoren oder Diabetesdauer ≥ 20 Jahre (Akil et al. 2022)

Folgende Empfehlungen gelten zur Risikoreduktion:

- Anleitung zur Nikotinkarenz

Tab. 11.1 Die häufigsten mikro- und makrovaskulären Komplikationen des Diabetes mellitus

Makrovaskulär	Mikrovaskulär
• Koronare Herzerkrankung	• Nephropathie
• Carotissklerose	• Retinopathie
• Periphere arterielle Verschlusskrankheit (pAVK)	• Neuropathie

11.1 Diabetes und Herz

- Mediterrane Diät mit vielfach ungesättigten sowie einfach ungesättigten Fettsäuren
- Senkung des LDL-Cholesterins bei sehr hohem Risiko <55 mg/dl, bei hohem Risiko <70 mg/dl
- Zur Sekundärprävention Aspirin 100 mg/Tag
- Senkung des Blutdrucks systolisch <130 mmHg, diastolisch <80 mmHg
  Eine Senkung des Blutdrucks <120/70 mmHg sollte vermieden werden
- Zur Diabeteseinstellung sollten Präparate mit nachgewiesenem Nutzen in der Reduktion des kardiovaskulären Risikos bevorzugt werden Hypoglykämien sollten unbedingt vermieden werden

Koronare Herzerkrankung

Das Auftreten einer koronaren Herzerkrankung (KHK) bei Diabetespatienten ist nach wie vor mit einer reduzierten Lebenserwartung verbunden. Behandelt werden müssen sämtliche kardiovaskuläre Risikofaktoren. Bei Patienten mit KHK sollte grundsätzlich, falls nicht bereits bekannt, auf das Vorliegen eines Diabetes mellitus hin untersucht werden. Kommt es zu Koronarstenosen, die eine Intervention erforderlich machen, so unterscheidet sich die Therapie der koronaren Revaskularisation bei Patienten mit Diabetes mellitus nicht von der bei Patienten ohne Diabetes mellitus.

Diabetespatienten mit koronarer Herzerkrankung sollten interdisziplinär betreut werden.

Herzinsuffizienz

Ein Diabetes mellitus erhöht das Risiko für das Auftreten einer Herzinsuffizienz und verschlechtert die Prognose im Vergleich zu Patienten mit Herzinsuffizienz ohne Diabetes.
Man unterscheidet zwischen

- HFrEF: Herzinsuffizient mit reduzierter Ejektionsfraktion
- HFpEF: Herzinsuffizienz mit erhaltener Ejektionsfraktion
- HFmrEF: Herzinsuffizienz mit gering reduzierter Ejektionsfraktion

Inzwischen sind Empagliflozin und Dapagliflozin für die Behandlung der Herzinsuffizienz unabhängig von der Ejektionsfraktion zugelassen. Ob auch der neuartige nicht-steroidale Mineralocorticoidrezeptor-Antagonist Finerenon einen Einfluss auf die Herzinsuffizienz hat, wird aktuell noch untersucht.

Fazit

Liegen kardiovaskuläre Risikofaktoren (Diabetes, Hypertonus, Fettstoffwechselstörung, Nikotin) vor, so erhöht sich das kardiovaskuläre Risiko einer Person. Die Betreuung der Patienten erfordert einen interdisziplinären Ansatz und Kontrolluntersuchungen in regelmäßigen Abständen.

11.2 Diabetes und Gehirn

Das menschliche Gehirn ist ein Organ, das bei mangelhafter Hirndurchblutung oder einem gestörten Hirnstoffwechsel ganz erheblichen Schaden nehmen kann. Patienten mit zerebrovaskulärer Insuffizienz finden sich gehäuft bei Neurologen und Psychiatern, denn ihre Hirnleistung lässt merklich nach und dies kann zu unterschiedlichen Ausfallerscheinungen führen. Wie bereits für das Herz beschrieben sind die Risikofaktoren für das Auftreten von Gefäßschäden vor allem ein Diabetes mellitus, Bluthochdruck, eine Fettstoffwechselstörung oder Nikotinabusus. Die kausale Therapie besteht in der Behandlung der jeweiligen Grunderkrankung.

Das Risiko für eine vaskuläre und nicht-vaskuläre Demenz vom Alzheimer-Typ ist bei Patienten mit Typ-2-Diabetes gegenüber Nichtdiabetikern etwa doppelt so hoch (Ambulanten 2007). „Es mehren sich die Hinweise, dass Hypoglykämien gerade bei älteren Diabetespatienten das Risiko für eine Verschlechterung der kognitiven Funktionen erhöhen und der Entwicklung einer Demenz Vorschub leisten" (Ambulanten 2007). Inzwischen konnte jedoch gezeigt werden, dass dies auch für jüngere Diabetespatienten im mittleren Lebensalter (45–64 Jahre) gilt (Armstrong et al. 1998).

Im Rahmen schwerer Hypoglykämien kommt es zum Untergang neuronaler Zellen, Verlust grauer Hirnsubstanz und kortikaler Atrophie von Hirnarealen, die für kognitive Funktionen von Bedeutung sind (Bear et al. 2018). Ein zerebraler Glukosemangel begünstigt darüber hinaus eine vermehrte Amyloidogenese und Tau-Protein-Phosphorylierung. Beide Prozesse sind von größter Bedeutung in der Pathogenese der Alzheimer-Demenz (Kern 2015; FKDB 2000). Schwere Hypoglykämien können zudem die Entstehung eines proinflammatorischen und prothrombotischen Zustands begünstigen (Haslbeck 2003).

Alle diese Daten sind Gründe dafür, dass es bei Diabetespatienten jeden Alters immens wichtig ist, eine Therapieform zu wählen, die ein möglichst niedriges Risiko für das Auftreten von Hypoglykämien darstellt. Sulfonylharnstoffe sind aus diesem Grund als Therapeutikum nicht mehr gerne gesehen, denn sie erhöhen das Risiko für Unterzuckerungen. Für Patienten mit einer intensivierten Insulintherapie ist deshalb eine Blutzuckerüberwachung mittels Glukosesensor grundsätzlich zu befürworten. Hier kann neben dem Tag auch die Nacht abgebildet werden was große diagnostische Vorteile bietet. Zusätzlich ist es durch die Einstellung der Alarmgrenzen möglich, dass Patienten frühzeitig über niedrige (oder hohe) Blutzuckerwerte informiert werden und entsprechend rechtzeitig handeln können; mehr dazu im Kapitel 13, Diabetestechnologie.

11.3 Diabetes und Niere

Die Hauptursachen für die Entstehung einer Nierenerkrankung sind Bluthochdruck und Diabetes mellitus. Für die Diagnostik maßgebend sind die Bestimmung der geschätzten glomerulären Filtrationsrate (eGFR) und der Albuminurie (Abb. 11.1).

11.3 Diabetes und Niere

KDIGO: Prognosis of CKD by GFR and albuminuria categories			Persistent albuminuria categories Description and range		
			A1 Normal to mildly increased <30 mg/g <3 mg/mmol	A2 Moderately increased 30–300 mg/g 3–30 mg/mmol	A3 Severely increased >300 mg/g >30 mg/mmol
GFR categories (ml/min/1.73 m²) Description and range	G1	Normal or high ≥90	Green	Yellow	Orange
	G2	Mildly decreased 60–89	Green	Yellow	Orange
	G3a	Mildly to moderately decreased 45–59	Yellow	Orange	Red
	G3b	Moderately to severely decreased 30–44	Orange	Orange	Red
	G4	Severely decreased 15–29	Red	Red	Red
	G5	Kidney failure <15	Red	Red	Red

Green: low risk (if no other markers of kidney disease, no CKD); Yellow: moderately increased risk; Orange: high risk; Red: very high risk. GFR, glomerular filtration rate.

Abb. 11.1 CKD-Stadien. 2024 (Quelle: Kidney Disease: Improving Global Outcomes (KDIGO) CKD Work Group)

Je nach dem Stadium der Niereninsuffizienz sollten eGFR und UACR ein- bis viermal jährlich überprüft werden. Die Mitbetreuung eines Diabetespatienten durch einen Nephrologen sollte ab CKD 3b erfolgen.

Eine Niereninsuffizienz führt zu einer verlängerten renalen Elimination oraler Antidiabetika und dadurch verlängerter Halbwertszeit. Das gilt ebenso für Insulin. Folglich müssen sowohl orale Antidiabetika als auch Insulin in ihrer Dosis angepasst werden. Tab. 11.2 zeigt einen kurzen Überblick über den Einsatz von oralen Antidiabetika und GLP1-Präparaten bei CKD.

Albuminurie

Eine Nierenschädigung liegt immer dann vor, wenn über den Urin mehr als 20 mg Albumin in 24 Stunden ausgeschieden werden. Für unsere Patienten ist es wichtig zu verstehen, wie man sich eine solche Nierenschädigung vorstellen kann. Deshalb verwenden wir gerne das Bild von einem Sieb. Sind die Nieren intakt, findet kein Eiweißverlust statt, der Urin ist frei von Eiweiß. Kommt es zu einer Schädigung der Nieren durch Risikofaktoren wie Bluthochdruck oder Diabetes mellitus, so wird das Sieb durchlässig und Eiweiß erscheint je nach Grad der Schädigung in geringen oder großen Mengen im

Tab. 11.2 Einsatz oraler Antidiabetika und GLP1-Präparate bei CKD (Deutsche Diabetesgesellschaft Arbeitsgemeinschaft Diabetes 2023). ki = kontraindiziert, DR: Dosisreduktion

Substanz	GFR 59–45	GFR 44–30	GFR <30	GFR <15	Gefahr
Metformin	Max. 2 × 1000 mg	Max. 1000 mg	ki		Laktatazidose
Dapagliflozin	Kein Therapiestart bei GFR < 25				
Empagliflozin	Kein Therapiestart bei GFR < 20				
Ertugliflozin	DR	Therapiestart nicht empfohlen			
Sitagliptin		DR			
Saxagliptin		DR			
Vildagliptin		GFR < 40 DR			
Repaglinid				DR	
Exenatid		GFR <40 DR	<30 ki		
Exenatid LAR			<30 ki		
Liraglutid				<15 ki	
Dulaglutid				<15 ki	
Semaglutid				<15 ki	

Urin. Bei 30–300 mg Albumin pro Tag sprechen wir von Mikroalbuminurie, bei mehr als 300 mg von Makroalbuminurie.

Zur Diagnostik wird aktuell bevorzugt der UACR-Test verwendet. Er zeigt das Verhältnis zwischen Albumin- und Kreatinin-Konzentration im Urin an. Als Testmaterial wird morgendlicher Spontanurin verwendet. Patienten können das Röhrchen morgens zu Hause befüllen und es in die Praxis bringen, von wo es ins Labor versendet wird.

Hypoglykämie und Nephropathie

Lange dachte man, dass Gluconeogenese nur in der Leber stattfindet. Inzwischen haben neuere Untersuchungen jedoch gezeigt, dass die Niere etwa 25 % der täglichen Gesamtglukoseproduktion leistet (https://www.diabetes.versorgungsleitlinie.de).

Kommt es zu einer Einschränkung der Nierenfunktion, so lässt die Fähigkeit der Niere zur Gluconeogenese nach und das Risiko für Hypoglykämien steigt.

Bei Patienten mit eingeschränkter Nierenfunktion ist diese Tatsache unbedingt zu berücksichtigen und die Therapie gegebenenfalls zu adaptieren. Insbesondere bei insulinbehandelten Patienten muss daran gedacht werden, dass eine Nephropathie zu einer Verlängerung der Insulinhalbwertszeit führt. Deshalb sind engmaschige Blutzuckerkontrollen und gegebenenfalls eine Insulindosisreduktion erforderlich. Die Patienten sollen hinsichtlich der Erkennung von Warnsignalen intensiv geschult werden. Im Idealfall kommt ein Glukosesensor zum Einsatz, der jedoch bislang im Stadium der terminalen Niereninsuffizienz und auch für den stationären Einsatz nicht zugelassen ist.

11.4 Diabetes und Auge

Für die diabetische Retinopathie gilt ebenso wie für die bereits beschriebenen Komplikationen, dass sie oft über viele Jahre symptomlos bleiben. Deshalb sollten Patienten wissen, welche Untersuchungen in welcher Häufigkeit erforderlich sind, um Veränderungen rechtzeitig zu erkennen. Beim Thema Auge gibt es darüber hinaus einige Besonderheiten, die weitgehend unbekannt sind und auf die ich in diesem Kapitel hinweisen möchte.

Diagnostik
Zur Untersuchung des Auges stehen folgende Verfahren zur Verfügung:

- Messung der Sehschärfe
- Untersuchung der vorderen Augenabschnitte
- Untersuchung des Augenhintergrunds (in Mydriasis)
- Messung des Augendrucks
- Optische Kohärenztomografie (OCT)
- Fluorescein-Angiografie

Ein besonderer Stellenwert kommt der Kommunikation zwischen dem Augenarzt und dem Diabetologen zu. So sollte insbesondere vor Beginn einer Blutzuckerneueinstellung/Blutzuckerersteinstellung der Augenbefund bekannt sein. Der Grund dafür ist, dass es bei vorab bestehender Retinopathie im Rahmen einer Stoffwechseloptimierung zu einer „Frühverschlechterung", auch als „euglycemic reentry" oder „early worsening" Retinopathie, kommen kann (Lauretti und Pratico 2015). Diese Komplikation tritt bei weniger als 5 % der Patienten im ersten Jahr nach einer Stoffwechselrekompensation auf. Sie betrifft vorwiegend Patienten mit langer Diabetesdauer von über zehn Jahren und vorab bestehender schlechter Blutzuckereinstellung (HbA1c über 10 %). Die vorhandenen Daten zeigen eine Assoziation zum Ausmaß der HbA1c-Absenkung. Aus diesem Grund sollte bei vorher bestehender Retinopathie eine langsame Absenkung der Blutzuckerwerte angestrebt werden.

Ein Dokumentationsbogen für die augenfachärztliche Befundübermittlung ist Bestandteil der Nationalen Versorgungsleitlinie Typ-2-Diabetes (Langfassung 2.Auflage, Version 2, 2015).

Stadieneinteilung
Stadieneinteilung ophthalmologischer Befund und Therapie bei Retinopathie und Makulopathie (Tab. 11.3).

Tab. 11.3 Stadieneinteilung ophthalmologischer Befund und Therapie bei Retinopathie und Makulopathie (übernommen von Hammes H-P et al. aus Diabetol Stoffwechs 2023; 18 (Suppl 2) S. 348-S. 354)

Stadium	Ophthalmologischer Befund	Ophthalmologische Therapie
1.1. Nichtproliferative diabetische Retinopathie		
Milde Form	Mikroaneurysmen	Keine Laserkoagulation
Mäßige Form	Zusätzlich einzelne intraretinale Blutungen, perlschnurartige Venen (venöse Kaliberschwankungen)	Keine Laserkoagulation
Schwere Form	„4-2-1-Regel" >20 einzelne Mikroaneurysmen, intraretinale Blutungen in 4 Quadranten oder perlschnurartige Venen in 2 Quadranten oder intraretinale mikrovaskuläre Anomalien (IRMA) in 1 Quadranten	Laserkoagulation nur bei Risikopatienten
1.2. Proliferative diabetische Retinopathie		
	Papillenproliferation	Laserkoagulation, nur in ausgewählten Fällen intravitreale operative Medikamenteneingabe (IVOM)
	Papillenferne Proliferation	
	Glaskörperblutung	Laserkoagulation, wenn möglich; sonst eventuell Vitrektomie
	Netzhautablösung	
2. Diabetische Makulopathie		
2.1. diabetisches Makulaödem	Punkt-/fleckförmige Zone(n) von Ödem, intraretinalen Blutungen oder harten Exsudaten am hinteren Pol, **Visus-bedrohend,** wenn nahe der Makula = klinisch signifikant	Keine Laserkoagulation
	Ohne Beteiligung der Fovea	Gezielte Laserkoagulation
	Mit Beteiligung der Fovea	Intravitreale operative Medikamenteneingabe (IVOM), optional gezielte Laserkoagulation
2.2. ischämische Makulopathie	Diagnose durch Fluoreszenzangiografie: Verschluss des perifovealen Kapillarnetzes	Keine Therapie möglich

11.5 Diabetes und Nerven

Werden periphere Nerven geschädigt, so resultiert daraus eine Neuropathie. Die häufigsten Ursachen für eine solche Nervenschädigung sind Diabetes und Alkohol zu etwa je 30 %. Etwa 20 % sind auf entzündliche Erkrankungen zurückzuführen (Vaskulitiden, Immunneuropathien). Auch infolge einer Chemotherapie tritt häufig eine Neuropathie auf. Differenzialdiagnostisch kommen außerdem Vitaminmangelsyndrome (B1, B6, B12), Paraproteinämien und Nervenengpasssyndrome für neuropathische Beschwerden infrage.

Pathophysiologisch kommt es zu einer axonalen Degeneration peripherer Nerven, die zumeist peripher im Bereich der Füße beginnt und sich aufsteigend entwickelt.

Jeder Patient mit der Diagnose Typ-2-Diabetes sollte zu Beginn seiner Erkrankung und danach in jährlichen Intervallen auf das Vorliegen einer Neuropathie untersucht werden. Im Falle eines Typ-1-Diabetes werden fünf Jahre nach der Diagnosestellung ebenfalls jährliche Kontrollen empfohlen.

Wir kennen zwei Manifestationsformen der diabetischen Neuropathie:

- Distal-symmetrische diabetische sensomotorische Polyneuropathie (DSPN)
- Autonome diabetische Neuropathie (ADN)

Man unterscheidet verschiedene Nervenfasertypen, die als A-, B- oder C-Fasern bezeichnet werden. A- und B-Fasern haben eine Myelinscheide, C-Fasern verfügen darüber nicht und können folglich im EMG nicht dargestellt werden. A-Fasern mit dem größten Durchmesser und der höchsten Leitungsgeschwindigkeit befinden sich vor allem in der Skelettmuskulatur (Abb. 11.2).

Werden A- und B-Fasern geschädigt, so kann dies im EMG über eine verminderte Leitungsgeschwindigkeit dargestellt werden. Eine Schädigung von C-Fasern entzieht sich dieser Diagnostik. Um eine solche zu verifizieren, ist eine Überprüfung der Temperaturempfindung erforderlich.

Zur Diagnostik einer Neuropathie steht eine Reihe von Praxis-Tools zur Verfügung. Ich persönlich arbeite am liebsten mit dem Pain-Detect-Bogen (Hostetter 2024). Er ermöglicht es im Praxisalltag, ohne viel Aufwand eine Einordnung neuropathischer Beschwerden vorzunehmen.

Verlaufsformen der distal-symmetrischen diabetischen sensomotorischen Polyneuropathie (DSPN)

Eine DSPN könnte man als „Chamäleon" bezeichnen, denn sie ist durch wechselnde Beschwerden gekennzeichnet. An manchen Tagen sind die Patienten beschwerdefrei, dann wiederum von Schmerzen geplagt. Es gibt schmerzfreie Intervalle und Phasen, in denen Schmerzen den Alltag prägen. Deshalb muss sich jede mögliche Therapie vor allem am Beschwerdebild des Patienten orientieren.

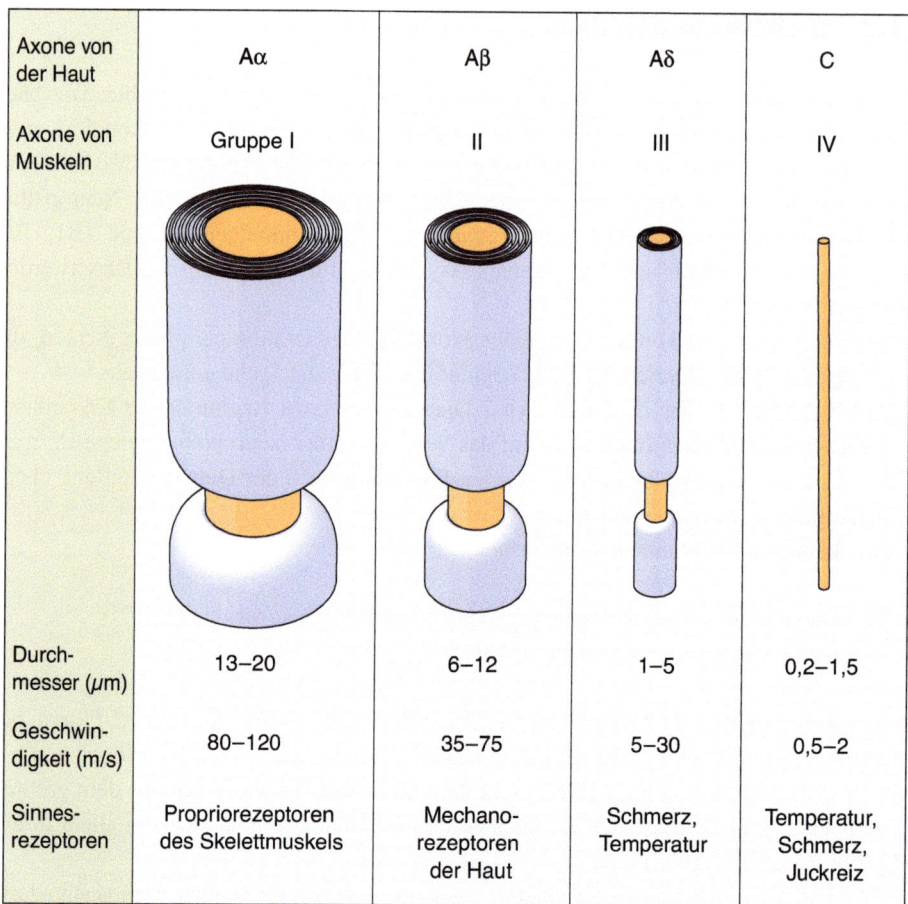

Abb. 11.2 Nervenfasertypen. (Quelle: Bear, Connors und Paradiso 2018)

Grundsätzlich kennen wir folgende Verlaufsformen:

- Schmerzlose Neuropathie (häufig)
- Akut-schmerzhafte Neuropathie (selten)
- Chronisch-schmerzhafte Neuropathie (häufig)
- Subklinische Neuropathie
- Fokale Neuropathie (selten, siehe Kasuistik)

Besonders problematisch sind die schmerzlosen Verlaufsformen, denn diese sind in einem hohen Prozentsatz ursächlich für ein diabetisches Fußsyndrom (mehr dazu im nächsten Kapitel).

11.5 Diabetes und Nerven

Praxisbeispiel

Ein 35-jähriger Patient stellt sich wegen plötzlich auftretender Doppelbilder beim Augenarzt vor. Diagnostiziert wird eine einseitige Abducens-Parese (6. Hirnnerv). Die ergänzend durchgeführte Laboruntersuchung ergibt einen Blutzucker von 350 mg/dl sowie ein HbA1c von 12,7 %. Der Patient wird daraufhin in unserem Diabeteszentrum vorgestellt.

Sowohl bei entgleistem Diabetes als auch als Komplikation bei Langzeitdiabetes kann es zu fokalen, ein- oder doppelseitigen Schädigungen von Hirnnerven kommen.

Differenzialdiagnostisch müssen ein Sinus-cavernosus-Syndrom, Aneurysmen, Tumore, erhöhter Hirndruck, Verletzungen des Hirnstamms oder Infektionen ausgeschlossen werden. ◀

Schmerztherapie

Voraussetzung für jede Form der Schmerztherapie bei einer diabetischen sensomotorischen Polyneuropathie ist eine Schmerzanalyse. Da es für die DSPN keine ursächliche Therapie gibt, orientiert sich jede medikamentöse Therapie am Ausmaß der Schmerzen sowie der vorhandenen Beeinträchtigung der Lebensqualität. Letztere umfasst mögliche Beeinträchtigungen im alltäglichen Leben sowie die Schlafqualität (Abb. 11.3).

Wichtig ist, den Patienten über die realistischen Ziele einer medikamentösen Schmerztherapie zu informieren, diese sind:

- Schmerzreduktion um 30–50 % auf der visuellen Analogskala (VAS) oder numerischen Ratingskala (NRS)
- Verbesserung des Schlafes
- Verbesserung der Lebensqualität
- Erhaltung sozialer Aktivitäten
- Erhaltung der Arbeitsfähigkeit

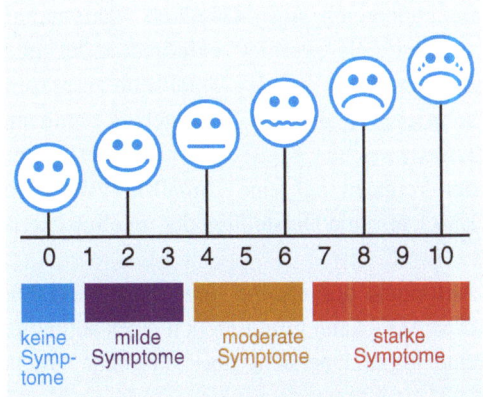

Abb. 11.3 Visuelle Analogskala. (Quelle: Tronnier 2018)

Für mich hat sich deshalb in der Praxis folgende Vorgehensweise bewährt:
Der Patient führt über eine Woche ein Schmerztagebuch und ermittelt auf diese Weise seinen Schmerz-Score. Dazu vergibt er am Ende jedes Tages einen Wert (VAS), addiert die sieben Werte der Woche und teilt das Ergebnis dann durch sieben. Liegt der Schmerzscore über fünf, so kann eine medikamentöse Therapie in Erwägung gezogen werden. Hier muss jedoch auch eine Aufklärung über mögliche Risiken der Therapie erfolgen.

NSAR sind bei neuropathischen Beschwerden unwirksam. Als therapeutische Optionen stehen Pregabalin, Gabapentin oder Duloxetin zur Verfügung. Initial sollte man niedrig dosieren und dann etwa alle zwei Wochen eine Dosistitration vornehmen.

Auch Thiamin (Vitamin B1), dessen Konzentration bei Diabetespatienten häufig erniedrigt ist, kann zum Einsatz kommen (Poll und Chantelau 2010).

Neben medikamentösen Maßnahmen können eine transkutane elektrische Nervenstimulation (TENS), eine Muskelstimulation in Form einer Hochtontherapie oder Akupunktur sowie Psychotherapie/Verhaltenstherapie in Erwägung gezogen werden. Lokal können Capsaicin-Pflaster zu einer Linderung der Beschwerden führen. In schwierigen Fällen kann in dafür spezialisierten Zentren eine elektrische Rückenmarksstimulation erwogen werden.

Small-Fiber-Neuropathie
Betrifft die Schädigung lediglich die sehr dünnen A-delta und/oder unmyelinisierten C-Fasern, so sprechen wir von einer „Small-Fiber-Neuropathie". Die Patienten beschreiben ihre Schmerzen als „brennend, einschießend oder nadelstichartig" (Merker et al.2023). Betrifft die Schädigung ausschließlich die unmyelinisierten C-Fasern, so kann sie im EMG nicht dargestellt werden. Die einzige Möglichkeit der Diagnostik besteht in einer Überprüfung der Temperaturwahrnehmung. Mittels Tip-Therm ist eine solche Schädigung verifizierbar.

Wie genau funktioniert ein Tip-Therm? Der kleine Stift hat an einem Ende eine flache Kunststoffseite, am gegenüberliegenden Ende eine Metallseite. Diese beiden Materialien werden beim Aufsetzen auf die Haut im Untersuchungsbereich, in der Regel im Fußbereich, unterschiedlich wahrgenommen. Der Hautkontakt mit der Kunststoffseite wird als „wärmer" empfunden, der mit der Metallseite als „kälter". Wichtig ist, die Kunststoffseite vor der Metallseite zu präsentieren, da eine Diskriminierung andernfalls schwierig ist und das Testergebnis damit nicht verwertbar. Ist der Patient nicht in der Lage, zwischen Kunststoff- und Metallseite einen Unterschied zu erkennen, so besteht der Verdacht auf eine „Small-fibre-Neuropathie". Bei diesem Krankheitsbild ist das EMG, also die Darstellung der myelinisierten Nervenfasern, häufig völlig in Ordnung.

Autonome diabetische Neuropathie (ADN)
Eine ADN kann grundsätzlich jedes autonom innervierte Organ betreffen. Tab. 11.4 zeigt eine kurze Übersicht über mögliche Organmanifestationen. Eine ausführliche Über-

11.5 Diabetes und Nerven

sicht findet sich in der Nationalen Versorgungsleitlinie Neuropathie bei Diabetes im Erwachsenenalter – Version 3, Mai 2023 (Dang et al. 2003).

Insbesondere bei Patienten mit langer Diabetesanamnese ist die Wahrscheinlichkeit für das Vorhandensein einer ADN hoch. So sind etwa 20 % aller Diabetespatienten von einer KADN betroffen (Müssig 2023). Folglich sollten sämtliche Organsysteme in regelmäßigen Abständen auf das Vorhandensein einer möglichen ADN überprüft werden. Dazu sind folgende Untersuchungen obligat:

- EKG (Herzfrequenzvariabilität? Ruhetachykardie?)
- Haut (insbesondere Füße)
- Frage nach gastrointestinalen Beschwerden
- Frage nach Hypoglykämie-Wahrnehmungsschwelle
- Frage nach Schlafverhalten (wenn möglich Fremdanamnese)
- Frage nach sexuellen Problemen

Aufgrund der Häufigkeit des Auftretens einer ADN sollte diese Thematik auch in Patientenschulungen besprochen werden, denn eine gute Blutzuckereinstellung kann die Wahrscheinlichkeit für das Auftreten neuropathischer Folgestörungen wesentlich reduzieren.

Tab. 11.4 Mögliche Organmanifestationen bei autonomer diabetischer Neuropathie (ADN)

Organsystem	Organsystem
Kardiovaskuläres System (KADN)	Ruhetachykardie, reduzierte Herzfrequenzvariabilität (HRV), orthostatische Hypotonie, verminderte Wahrnehmung von Myokardischämien unter Belastung, stummer bzw. symptomarmer Myokardinfarkt, QTc-Verlängerung, plötzlicher Herztod
Gastrointestinaltrakt	Dysphagie, Refluxerkrankung, diabetische Gastroparese (postprandiale Hypoglykämien), diabetische Cholezystopathie, Diarrhö (Enteropathie), Obstipation, Stuhlinkontinenz
Urogenitaltrakt	Blasenentleerungsstörung, erektile Dysfunktion, Orgasmusstörung, Lubrikationsstörung
Neuroendokrines System	Gestörte Hypoglykämie-Wahrnehmung, Reduktion oder Fehlen hormoneller Gegenregulation bei Hypoglykämie, verminderte Katecholaminsekretion
Sudomotorik und Vasomotorik	Dyshidrose, Anhidrose, gustatorisches Schwitzen
Pupillomotorisches System	Miosis, gestörte Pupillenreflexe, verminderte Dunkeladaptation
Respiratorisches System	Schlafapnoe-Syndrom, herabgesetzter Atemantrieb, Atemstillstand

11.6 Das diabetische Fuß-Syndrom (DFS)

Eine der häufigsten Folgeerkrankungen des Diabetes mellitus ist das diabetische Fuß-Syndrom (DFS). Deshalb kommt der Untersuchung der Füße grundsätzlich bei JEDEM Diabetespatienten eine wichtige Rolle zu. Auch sollte die Thematik in jeder Diabetesschulung besprochen werden. Leider ist die Inzidenz an Amputationen immer noch sehr hoch, und wie wir 2020 während des Covid-19-Lockdowns gesehen haben steigt sie, wenn die Versorgung von Patienten nicht kontinuierlich gewährleistet oder der Zugang zu Arztpraxen erschwert ist (KDIGO 2024).

Pathogenese
Jede Fußuntersuchung muss die folgenden Fragen klären:

- Ist eine Neuropathie vorhanden?
- Ist eine Durchblutungsstörung vorhanden?
- Gibt es Läsionen im Fußbereich?

Wie bereits in Abschn. 7.5. beschrieben wurde, ist ein wesentlicher Risikofaktor für ein DFS die schmerzlose Neuropathie. Patienten haben kleine Verletzungen, die sie nicht spüren und denen sie folglich auch keine Aufmerksamkeit zukommen lassen. Bedingt durch Gefäßveränderungen und die Hyperglykämie, die zu einer eingeschränkten Leukozytenfunktion und damit einem höheren Infektionsrisiko führt, breiten sich Entzündungen erheblich schneller aus als bei stoffwechselgesunden Personen (Risse et al 2004).

Zur Untersuchung des DFS gibt es zahlreiche Untersuchungsvorlagen. Ein Beispiel zeigt Abb. 11.4.

Besteht eine Läsion, so wird deren Ausdehnung nach der Klassifikation von Wagner (1981) beschrieben (Tab. 11.5).

Für die tägliche Praxis hat sich jedoch die Klassifikation von Armstrong et al. (1998) bewährt, denn sie beschreibt neben der Ausdehnung der Läsion auch die Faktoren Infektion und/oder Durchblutungsstörung (Tab. 11.6).

Besteht eine Läsion, so muss **grundsätzlich** eine radiologische Untersuchung zum Ausschluss einer Knochenbeteiligung erfolgen. Außerdem ist zur Erfassung des Keimspektrums ein Oberflächenabstrich nicht ausreichend, es muss Gewebe aus der Läsion entnommen und mikrobiologisch untersucht werden.

Therapeutische Grundsätze
Die Versorgung von Patienten mit einem DFS sollte in dafür spezialisierten Zentren erfolgen. Therapeutisch steht an erster Stelle die Druckentlastung begleitet von einer Antibiotikatherapie (antibiogrammgerecht) sowie einer lokalen Wundversorgung. Die Behandlung des DFS erfordert also ein multifaktorielles Vorgehen. Dies muss auch in der

11.6 Das diabetische Fuß-Syndrom (DFS)

Patientenaufkleber		Datum	
		Diabetesdauer	
		Diabetestherapie	

Ulcus/Gangrän
ja ☐   nein ☐

Bemerkungen	rechter Fuß linker Fuß	rechter Fuß linker Fuß

Größe (...... x ...... mm)	rechts		links	
Hyperkeratosen	ja ☐	nein ☐	ja ☐	nein ☐
Haut-/Nagelmykosen	ja ☐	nein ☐	ja ☐	nein ☐
eingewachsene Nägel	ja ☐	nein ☐	ja ☐	nein ☐
Rhagaden/Einblutung	ja ☐	nein ☐	ja ☐	nein ☐
Amputation	ja ☐	nein ☐	ja ☐	nein ☐
Lokalisation				

Neurologie		rechts	links
Symptome (+/-)	Schmerzen		
	Hypästhesie		
	sensible Reiz-erscheinungen		
Reflexe (+/-)	ASR		
	PSR		
Vibration	Großzehenspitze		
	Malleolus med.		
Thermästhesie (normal/pathol.)			
Berührungsempfindung (+/-)			
10g Monofilament (+/-)			

Angiologie		rechts	links
Fußpulse (+/-)	A. dors. pedis		
	A. tib. posterior		
Doppler-Index			
Diagnose:			

Abb. 11.4 Dokumentationsbogen für Risikoerkrankungen und Fußbefunde beim diabetischen Fuß-Syndrom. (Quelle: Haslbeck et al. 2003 nach Fachkommission Diabetes in Bayern e. V. 2000)

Tab. 11.5 Klassifikation bei diabetischem Fuß-Syndrom (Quelle: Wagner 1981)

Stadium	Läsion
0	Risikofuß, keine offene Läsion
I	Oberflächliche Läsion
II	Läsion bis zur Gelenkkapsel, Sehnen oder Knochen
III	Läsion mit Abszedierung, Osteomyelitis, Infektion
IV	Begrenzte Vorfuß- oder Fersennekrose
V	Nekrose des gesamten Fußes

Tab. 11.6 Klassifikation bei Diabetischem Fuß-Syndrom (Quelle: Armstrong et al. 1998)

	0	1	2	3	4	5
A	Prä- oder postulzerative Läsion	Oberflächliche Wunde	Wunde bis zur Ebene von Sehnen oder Kapsel	Wunde bis zur Ebene von Knochen oder Gelenk	Nekrose von Fußteilen	Nekrose des gesamten Fußes
B	Mit Infektion	Mit Infektion	Mit Infektion	Mit Infektion	Mit Infektion	Mit Infektion
C	Mit Ischämie	Mit Ischämie	Mit Ischämie	Mit Ischämie	Mit Ischämie	Mit Ischämie
D	Mit Infektion und Ischämie	Mit Infektion und Ischämie	Mit Infektion und Ischämie	Mit Infektion und Ischämie	Mit Infektion und Ischämie	Mit Infektion und Ischämie

Kommunikation mit den Patienten ausführlich besprochen werden. Insbesondere die Druckentlastung muss konsequent über 24 Stunden umgesetzt werden, andernfalls ist eine Abheilung in den allermeisten Fällen nicht möglich.

> **Folgende Faktoren müssen beim DFS berücksichtigt werden:**
> 1. Sofortige und konsequente Druckentlastung
> 2. Antibiose
> 3. Lokale Wundversorgung
> 4. Falls erforderlich, Revaskularisation
> 5. Blutzuckernormalisierung
> 6. Falls erforderlich, minimale chirurgische oder technisch-orthopädische Intervention

Druckentlastung

Die Realität ist leider, dass insbesondere die Druckentlastung im praktischen Alltag Probleme bereitet. Denn oft ist den Patienten nur schwer zu vermitteln, dass druckentlastende Maßnahmen über 24 Stunden erfolgen müssen und nicht nur phasenweise. Eine Granulation und nachfolgend Epithelisierung der Wunde kann jedoch nur bei absoluter Ruhigstellung erfolgen. Dazu sind vorübergehend Orthesen, Gehhilfen oder spezielle

Entlastungsschuhe erforderlich, die von einem erfahrenen Orthopädietechniker angefertigt werden sollten. Besonders problematisch sind Läsionen im Fersenbereich. Hier kann eine Druckentlastung durch Fersenringe erfolgen, die jedoch ihrerseits am distalen Unterschenkel keinen Druck erzeugen dürfen. Ist eine komplette Ruhigstellung unter ambulanten Bedingungen nicht gewährleistet, sollte eine stationäre Einweisung erfolgen.

Antibiotikatherapie
Eine Antibiotikatherapie entsprechend Antibiogramm sollte innerhalb weniger Tage eine erkennbare Wirkung zeigen. Ist dies nicht der Fall, sollten weitere Gewebeproben mikrobiologisch untersucht werden.

Je nach Schwere der Infektion wird die Antibiose bei niedrigen Wagner-Stadien ambulant zumeist mit Clindamycin (gute Knochengängigkeit) begonnen. Ergänzend kommen z. B. Sulfamethoxazol+Trimethoprim (Bactrim) oder Ampicillin+Sulbactam zum Einsatz.

Bei höheren Wagner-Stadien ist in der Regel eine intravenöse Antibiose im stationären Bereich erforderlich.

Besonders problematisch ist der Methicillin-resistente Staphylococcus aureus (MRSA), dessen Häufigkeit zunimmt (Spraul 2020). Zumeist ist dieser nur noch gegen Vancomycin, Teicoplanin und Liniezod sensibel.

Lokale Wundversorgung
Die wichtigste Botschaft für die Wundheilung lautet: eine Wunde kann nur im feuchten Milieu heilen. Deshalb muss bis zum Stadium der Epithelisierung eine feuchte Wundbehandlung sichergestellt sein (Risse et al. 2004). Bei ausgedehnten Befunden wird im stationären Setting zunehmend eine V.A.C.-Therapie (Vacuum-assisted Closure) eingesetzt. Durch eine permanente Sekretabsaugung aus der Wunde kann die Keimzahlreduktion schneller erfolgen sowie die fokale Perfusion erhöht und die Granulation beschleunigt werden. Inzwischen stehen auch Systeme für den ambulanten Einsatz zur Verfügung (Spallone et al. 2011).

Revaskularisation
Ist neben einer Mikroangiopathie und Neuropathie auch eine pAVK vorhanden, so muss, falls möglich, die Durchblutung des Fußes durch eine Revaskularisation sichergestellt werden. Hierzu stehen PTA und gefäßchirurgische Maßnahmen (Bypass) zur Verfügung. Patienten mit einer gesicherten arteriellen Durchblutungsstörung sollten stationär behandelt werden.

Blutzuckernormalisierung
Neben der lokalen Wundbehandlung spielt die Blutzuckereinstellung für den Verlauf der Wundheilung eine ganz wesentliche Rolle. Eine Norm-nahe Blutzuckereinstellung ist grundsätzlich anzustreben. Sie trägt dazu bei, die rheologischen Voraussetzungen zu verbessern (Velliquette et al. 2005).

11.7 Diabetische–Neuro–Osteo–Arthropathie–(DNOAP) = Charcot–Neuro–Osteo–Arthropathie (CNO) = Charcot–Fuß

Eine Sonderform des diabetischen Fuß-Syndroms stellt der Charcot-Fuß dar. Es handelt sich dabei um eine neuropathische Gelenkerkrankung im Fußbereich. Namensgeber ist der französische Neurologe Jean M. Charcot (1825–1893), ein Pionier der Neurowissenschaften. Er beschrieb als Erster die „amyotrophe Lateralsklerose" = „Charcot-Krankheit", die multiple Sklerose mit der „Charcot-Trias" (Nystagmus, Intentionstremor, skandierende Sprache) sowie das „Charcot-Zeichen" („Stepper-Gang", „Predigerhand").

Bei einer neurogenen Arthropathie kommt es im Fußbereich zu einer nicht infektiösen Zerstörung von Knochen und Gelenken. Es stellen sich Knochenfrakturen ein, die ohne ein äußeres Trauma auftreten und durch die gleichzeitig bestehende Polyneuropathie oft nicht als schmerzhaft wahrgenommen werden.

Klinisch imponiert ein Charcot-Fuß durch eine Hautrötung, Überwärmung und ein Weichteilödem. Radiologisch findet sich ein Knochenmarködem im Fußbereich. Im fortgeschrittenen Stadium findet sich ein klumpig wirkender Fuß, bei dem das normale Fußgewölbe fehlt.

Aufgrund des Zusammenbruchs des normalen Fußgewölbes kommt es zur Veränderung der Druckverhältnisse am Fuß und infolgedessen häufig zu Druckulzera. Entscheidend für die Versorgung des Patienten ist eine korrekte Diagnosestellung und Schuhversorgung durch einen Orthopädie-Schuhmacher. In fortgeschrittenen Stadien können operative Maßnahmen erforderlich sein (Wetzel-Roth 2007).

Literatur

Akil H, Burgess J, Nevitt S et al. (2022) Early worsening of retinopathy in type 1 and Type 2 diabetes after rapid improvement in glycaemic control: A systematic review. Diab Ther 13:1–23. https://doi.org/10.1007/s13300-021-01190-z

Armstrong DG, Lavery LA, Harkless LB (1998) Validation of a diabetic wound classification system. The contribution of depth, infection, and ischemia to risk of amputation. Diab Care 21(5):855–859. https://doi.org/10.2337/diacare.21.5.855

Bear MF, Connors BW, Paradiso MA (2018) Das somatosensorische System. In: Engel A (eds) Neurowissenschaften. Springer Spektrum, Berlin, Heidelberg. https://doi.org/10.1007/978-3-662-57263-4_12

Dang CN, Prsad YDM, Jude EB (2003) Methicillin-resistant Staphylococcus aureus in the diabetic foot clinic: a worsening Problem. Diabet Med 20(2):159–161.

Deutsche Diabetesgesellschaft Arbeitsgemeinschaft Diabetes + Technologie : Stellungnahme der AGDT zum Glukosemonitoring im Krankenhaus. https://www.ddg.info/fileadmin/user_upload/06_Gesundheitspolitik/01_Stellungnahmen/2019/20190621_SN_CGM_im_KH_AGDT.pdf. Zugegriffen: 30. Dez 2023

Fachkommission Diabetes in Bayern (FKDB) e. V. (2000) Diabetisches Fußsyndrom: Prävention – Diagnostik – Therapie. Landesinnung für Orthopädie-Schuhtechnik, München

Literatur

Hostetter MK (2024) Handicaps to host defense. Effects of hyperglycemia on C3 and Candida albicans. Diabetes 39(3):271–275. https://doi.org/10.2337/diab.39.3.271. Zugegriffen: 06. Jan 2024

Haslbeck M (2003) Basisidagnostik in der Praxis. In: Haslbeck M, Renner R, Berkau H-D (Hrsg) Das diabetische Fußsyndrom, Urban & Vogel Medien und Medizin Verlagsgesellschaft mbH & Co. KG, München, S 14

Sachau J, Enax-Krumova E (2022) Small-Fiber-Neuropathien. https://www.ncbi.nlm.nih.gov/pmc/articles/PMC9559077/. https://doi.org/10.1007/s42451-022-00488-x. Zugegriffen: 3. Jan 2024

Kern W (2015) Dtsch Arztebl 2015; 112(17): [10]; https://doi.org/10.3238/PersDia.2015.04.24.02.. Zugegriffen: 29. Dez 2023

Kidney Disease: Improving Global Outcomes (KDIGO) CKD Work Group (2024) KDIGO 2024 clinical practice guideline for the evaluation and management of chronic kidney disease. Kidney Int 105(4S):S117–S314. https://doi.org/10.1016/j.kint.2023.10.018. www.kidney-international.org

Lauretti E, Pratico D (2015) Glucose deprivation increases tau phosphorylation via P38mitogen-activated protein kinase. Aging Cell 14:1067–1074

Lawall H, Angelkort B (1999) Correlation Between Rheological Parameters and Erythrocyte Velocity in Nailfold Capillarues in Patients with Diabetes Mellitus 41–47. https://content.iospress.com/articles/clinical-hemorheology-and-microcirculation/ch144. Zugegriffen: 1. Febr 2024

Merker L et al. (2023) Nephropathie bei Diabetes. Diabetol. Stoffwechs 18(Suppl 2): S342–S347

Müssig K (2023) Hypoglykämien begünstigen Demenz schon im mittleren Lebensalter. Info Diabetol 17:11–13. https://doi.org/10.1007/s15034-023-4498-1

NVL Nationale Versorgungsleitlinie 2023 Langfassung Seite 121.

Poll LW, Chantelau E (2010) Charcot-Fuß: Auf die frühe Diagnose kommt es an. Dtsch. Ärzteblatt 107(7):A-272/B-238/C-234

Risse A et al (2004) Diabetisches Fuß-Syndrom in Diabetologie kompakt Thieme 314–326

Schütt K et al (2023) Diabetol/Stoffwechs 2023; 18:S337–S341

Spraul M (2020) Mehr Amputationen im COVID-19-Lockdown. 27;14(5):20. PMCID: PMC7568028

Spallone V, Ziegler D, Freeman R, Bernardi L, Frontoni S, Pop-Busui R, Stevens M, Kempler P, Hilsted J, Tesfaye S, Low P, Valensi P, Toronto Consensus Panel on Diabetic Neuropathy (2011) Cardiovascular autonomic neuropathy in diabetes: clinical impact, assessment, diagnosis, and management Diabetes Metab Res Rev 27(7):639–653. PMID: 21695768. https://doi.org/10.1002/dmrr.1239. Zugegriffen: 4. Jan 2024

Stumvoll M (1998) Die menschliche Niere als bedeutsamer Glucoseproduzent. Med Klin 93:300–306. https://doi.org/10.1007/BF03044865(zugegriffenam30.12.2023)

Suh SW, Hamby AM, Swanson RA et al (2007) Hypoglycemia, brain energetics, and hypoglycemic neuronal death. Glia 55:1280–1286

Tronnier V (2018) Schmerzentstehung, Bildgebung und Schmerzmessung. In: Neurochirurgische Schmerztherapie. Springer, Berlin, Heidelberg. https://doi.org/10.1007/978-3-662-53561-5_1

Velliquette RA, O'connor T, Vassar R (2005) Energy inhibition elevates beta-secretase levels and activity and is potentially amyloidogenic in APP transgenic mice: possible early events in Alzheimer's disease pathogenesis. J Neurosci 25:10874–10883

Wagner FW Jr (1981) The dysvascular foot: a system for diagnosis and treatment. Foot Ankle 2(2):64–122. https://doi.org/10.1177/107110078100200202

Wetzel-Roth W (2007) Vakuumtherapie zur Wundbehandlung („V.A.C.") im ambulanten Bereich. In: Wild T, Auböck J (Hrsg) Manual der Wundheilung. Springer Vienna. https://doi.org/10.1007/978-3-211-69454-1_16. Zugegriffen: 07. Jan 2024

Yang SW, Park KH, Zhou AJ et al (2016) The impact of hypoglycemia on the cardiovascular system: physiology and pathophysiology. Angiology 67:802–809

Ziegler D, Reiners K, Strom A, Obeid R (2023) Association between diabetes and thiamine status – a systematic review and meta-analysis. Metabolism 144. PMID: 37094704. https://doi.org/10.1016/j.metabol.2023.155565

Weitere Diabetesformen   12

Bei der Klassifikation des Diabetes mellitus finden sich neben dem Typ-1-Diabetes (absoluter Insulinmangel) und dem Typ-2-Diabetes (Insulinresistenz) noch andere spezifische Diabetestypen. In dieser Gruppe, die oft auch als Typ-3-Diabetes bezeichnet wird, finden sich sehr heterogene Krankheitsbilder, die mit einem Diabetes assoziiert sein können. Die Empfehlungen des Expert Committees beschreiben 1997 acht Gruppen (Albersmeyer et al. 2020):

A: Genetische Defekte der Betazelle (MODY, MIDD)
B: Genetische Defekte der Insulinsekretion (Typ-A-Insulinresistenz, Leprechaunismus, Lipatrophischer Diabetes)
C: Erkrankungen des exokrinen Pankreas (Pankreatitis, Pankreatektomie, Neoplasie, zystische Fibrose, Hämochromatose, fibrokalkuläre Pankreatitis)
D: Endokrinopathien (Cushing, Akromegalie, Phäochromozytom, Glucagonom, Hyperthyreose, primärer Hyperaldosteronismus, Somatostatinom)
E: Medikamente oder Chemikalien (Glucocorticoide, Thiaziddiuretika, Nikotinsäure, Vacor, Pentamidin, Neuroleptika, Alpha-Interferon, andere)
F: Infektionen (kongenitale Röteln, Zytomegalie-Virus, andere)
G: Ungewöhnliche Formen des immunvermittelten Diabetes („Stiff-man-Syndrom", „Stiff-Person-Syndrom", Antiinsulinrezeptor-Antikörper-Syndrom)
H: Andere genetische Syndrome, die mit Diabetes assoziiert sind (Diabetes insipidus, Atrophie des N. opticus und Taubheit (DIAMOAD), Down-Syndrom, Klinefelter-Syndrom, Turner-Syndrom, Friedreich-Ataxie, myotone Dystrophie, andere)

Die aktuellen Praxisempfehlungen der DDG orientieren sich im Wesentlichen an dieser Einteilung (Jungmann 2019). Ich möchte im Folgenden die für den Praxisalltag relevanten Typen besprechen.

12.1 MODY und MIDD

Tattersal und Fajans beschrieben in den 1970er-Jahren erstmals den sogenannten **Maturity Onset Diabetes oft the Young (MODY)**. Charakteristisch für diese Diabetesform ist eine Manifestation im Kindesalter oder frühen Erwachsenenalter und ein autosomal-dominantes Vererbungsmuster. Wegweisend ist in der Regel die Anamnese mit dem Auftreten eines Diabetes über drei Generationen bei Verwandten ersten Grades einer Familie.

Während vor 20 Jahren nur fünf MODY-Typen bekannt waren kann die genetische Untersuchung heute 14 Formen differenzieren. Die Häufigkeit des Typ MODY schätzt man mit 1–5 % aller Diabeteserkrankungen (Expert Committee on the Diagnosis and Classification of Diabetes Mellitus 1997). Zur Absicherung der Diagnose ist eine genetische Untersuchung erforderlich. Diese ist jedoch sehr kostenintensiv und wird teilweise von den Krankenkassen nicht bezahlt. Wie bei allen anderen Diabetesformen ist für die Therapie entscheidend, wie der klinische Verlauf und die Betazellkapazität sind. Die Bestimmung der CGR-Ratio kann, wie auch bei anderen Diabetesformen, zur Entscheidung herangezogen werden, ob eine Insulinbehandlung erforderlich ist.

> **Praxistipp**
>
> An einen MODY sollte bei folgender Befundkonstellation gedacht werden:
>
> - Manifestation vor dem 25. Lebensjahr
> - Vererbung über drei Generationen bei Verwandten ersten Grades einer Familie
> - BMI unter 25
> - Kein Typ 1 in der Familie
> - Keine Typ-1-spezifischen Antikörper ◄

12.2 Pankreopriver Diabetes mellitus

Eine Schädigung des Pankreas kann durch folgende Faktoren ausgelöst werden (https://hirnstiftung.org/alle-erkrankungen/stiff-person-syndrom-sps/):

- Pankreatitis (akut-nekrotisierend, chronisch rezidivierend)
- Pankreatektomie (nach Trauma, bei Tumorgeschehen)
- Neoplasien
- Hämochromatose
- Mukoviszidose
- Weitere seltene Erkrankungen

Am häufigsten tritt ein pankreopriver Diabetes als Folge einer alkoholtoxischen Schädigung auf, aber auch eine biliäre Pankreatitis kann Auslöser sein. Wegweisend sind die Anamnese, der Laborbefund und die Bildgebung. Klinisch tritt immer zuerst eine exokrine Pankreasinsuffizienz auf, der eine endokrine Insuffizienz in Form einer diabetischen Stoffwechsellage folgen kann.

Kommt es neben einer Schädigung der Betazellen auch zu einer Schädigung der Alphazellen, so führt das zu einem Glucagonmangel, der wiederum eine Neigung zu Hypoglykämien bewirkt. Insbesondere nach einer Pankreatektomie ist das ein häufiges Problem und die Patienten benötigen intensive Schulungsmaßnahmen. Therapeutisch erfordert der absolute Insulinmangel in der Regel eine intensivierte Insulintherapie, die exokrine Pankreasinsuffizienz muss mit einer Enzymsubstitution behandelt werden. Aufgrund der Neigung zu Hypoglykämien sollten Patienten mit einem pankreopriven Diabetes mit einem Glukosesensor versorgt werden.

12.3 Posttransplantationsdiabetes mellitus (PTDM)

Mit dieser Diabetesform hatten wir vor 30 Jahren selten zu tun, da Transplantationen eine Seltenheit waren. Inzwischen betreuen wir in unserem Diabeteszentrum eine zunehmende Zahl an Patienten nach einer Transplantation, in der Mehrzahl Nieren- oder Herztransplantationen. Ein PTDM kann grundsätzlich nach jeder Organtransplantation auftreten und findet sich bei geschätzt 10–40 % aller Patienten nach einer Transplantation. Postoperativ sollte also grundsätzlich an eine solche Diabetesform gedacht werden, denn wenn sie auftritt, ist das Risiko für ein Transplantatversagen erhöht (Diabetes DE 2024).

Die Pathogenese des PTDM ist multifaktoriell:

- Insulinresistenz (CKD/Urämie vor der Transplantation)
- Störung der Insulinsekretion durch Calcineurininhibitoren (CNI) (Tacrolimus, Ciclosporin A)
- Glukokortikoide, die postoperativ benötigt werden, verstärken die Insulinresistenz, vermindern die periphere Glukoseaufnahme, stören die hepatische Glykogensynthese und können auf die Betazellen apoptotisch wirken

Diagnostik und Therapie des PTDM
Die Diagnostik erfolgt mittels oGTT, frühestens 45 Tage postoperativ, idealerweise sechs Wochen bis sechs Monate postoperativ, da es eine hohe Rate an Remissionen gibt.

Das Ziel der Therapie ist die Inselzellprotektion, deshalb wird initial bevorzugt Insulin gegeben, je nach den Erfordernissen in Form von Basalinsulin (BOT), supplementärem Mahlzeiteninsulin (SIT) oder als Basisbolustherapie (ICT).

Im Verlauf kann die Insulintherapie meist zurückgefahren werden und wenn möglich ein Umstieg auf orale Substanzen erfolgen. Dabei ist jedoch zu berücksichtigen, dass Metformin nur bei einer eGFR > 30 infrage kommt und Sitagliptin je nach eGFR dosiert werden sollte.

Bei Patienten mit kardiovaskulärem Risiko sollten SGLT2-Inhibitoren und GLP1-Analoga bevorzugt zum Einsatz kommen.

12.4 Therapie mit Glucocorticoiden und Cushing-Syndrom

Eines der wesentlichen kontrainsulinären Hormone ist Cortison. Während Insulin den Blutzucker senkt, wird die Insulinwirkung durch Glucocorticoide antagonisiert, was zu einem Blutzuckeranstieg führt. Bei Glucocortikoid-Dosierungen von über 5 mg Prednisolonäquivalent täglich kommt es zu Blutzuckeranstiegen.

Besteht der Verdacht auf ein Cushing-Syndrom, so ist eine endokrinologische Abklärung erforderlich. Typische klinische Hinweise darauf sind:

- Stammfettsucht (dünne Arme und Beine, dicker Rumpf)
- Stiernacken
- Mondgesicht
- Osteoporose
- Arterielle Hypertonie
- Adipositas
- Hirsutismus, Akne
- Ödeme
- Hypogonadismus
- Menstruationsstörungen

Für die tägliche Praxis und insbesondere auch in der Kommunikation mit den Patienten im Einzelgespräch oder in Gruppenschulungen spielt das Thema Cortison eine wichtige Rolle, denn der Zusammenhang zwischen der Cortisongabe und der Blutzuckererhöhung sollte den Patienten bekannt sein. Das bedeutet, dass mit behandelnde Ärzte über eine bestehende Diabeteserkrankung informiert werden sollten.

Wann wird Cortison erforderlich? Dies sind insbesondere:

- Rheumatische Erkrankungen (Arteriitis, Polymyalgie u. a.)
- Orthopädische Erkrankungen
- Erkrankungen im HNO-Bereich (Tinnitus, Hörsturz)

Therapie
Nicht jede kurzfristige Cortisongabe erfordert eine Anpassung der bestehenden Diabetestherapie. Sind die Blutzuckerwerte über wenige Tage erhöht, so ist die Situation

vergleichbar mit Infekten, die ebenfalls zu einer vorübergehenden Verschlechterung der Stoffwechselsituation führen können. Wichtig ist die Blutzuckerselbstkontrolle durch den Patienten und die Übermittlung der Blutzuckerwerte an den behandelnden Diabetologen.

Bei einer Cortison-Dauertherapie kann eine Erweiterung der bestehenden antidiabetischen Therapie erforderlich werden. Bei einer morgendlichen Cortisongabe steigen die Blutzuckerwerte in der Regel ab Mittag an und normalisieren sich wieder über die Nacht. Ist eine orale antidiabetische Therapie unzureichend, so ist die morgendliche Gabe eines Mischinsulins (25/75 oder 30/70) häufig zielführend.

▶ **Wichtig**
Bei jeder Steroidtherapie sollte der Patient seinen Blutzucker engmaschig überwachen und Kontakt mit dem behandelnden Diabetologen aufnehmen.

Literatur

Albersmeyer M, Gehr B, Liebl A (2020) Posttransplantationsdiabetes mellitus. Nephrologe 15:259–267. https://doi.org/10.1007/s11560-020-00436-4

Derwahl M (2007) Diabetes bei Erkrankungen des Pankreas und der Leber sowie bei Endokrinopathien. In: Diabetologie kompakt Thieme 2004, S. 221–226

Deutsche Hirnstiftung Stiff-Person-Syndrom (SPS). https://hirnstiftung.org/alle-erkrankungen/stiff-person-syndrom-sps/. Zugegriffen: 10. Febr 2024

Diabetes DE Deutsche Diabetes Hilfe Maturity Onset Diabetes of the Young (MODY). https://www.diabetesde.org/ueber_diabetes/was_ist_diabetes_/diabetes_lexikon/maturity-onset-diabetes-the-young-mody. Zugegriffen: 3. Febr 2024

Expert Committee on the Diagnosis and Classification of Diabetes Mellitus (1997) Report of the Expert Committee on the Diagnosis and Classification of Diabetes Mellitus Diabetes Care 20:1183–1197

Jungmann E (2019) Steroidinduzierter Diabetes mellitus: Wie erkennen – wie behandeln?: Herausforderung im Praxisalltag. Diabetes aktuell 17(05): 189–196. https://doi.org/10.1055/a-0970-6865

Rüdiger Landgraf, Lutz Heinemann, Erwin Schleicher, Christian Gerdes, Astrid Petersmann, Dirk Müller-Wieland, Ulrich A. Müller, Guido Freckmann, Markus Thaler, Anette-Gabriele Ziegler, Helmut Kleinwechter, Matthias Nauck (2022) Definition, Klassifikation, Diagnostik und Differenzialdiagnostik des Diabetes mellitus: Update

Diabetestechnologie 13

13.1 Einführung

Kaum ein anderes Fachgebiet hat in den vergangenen 100 Jahren eine derart rasante Entwicklung erlebt wie die Diabetologie.

Da ist zum einen der Stoff Insulin, der 1922 erstmals zum Einsatz kam. Von anfangs tierischen Insulinen ging die Entwicklung über semisynthetische Insuline hin zu gentechnologischen Präparaten. Das erste kurzwirksame Insulinanalogon kam 1996 auf den Markt (Lispro = Humalog).

Zum anderen betrifft die Entwicklung das Equipment, das ein Diabetespatient täglich benötigt: Blutzuckermessung und Insulingabe sind ohne technische Geräte nicht möglich.

13.2 Von der Glasspritze zum Pen

In den Jahren von 1922 bis Mitte der 1970er-Jahre hatten die Patienten zur Verabreichung des Insulins Glasspritzen. Diese mussten, ebenso wie die dazugehörigen Kanülen, regelmäßig sterilisiert werden. Eine meiner Patientinnen hat mir erzählt, wie sorgsam ihre Mutter mit der Glasspritze umgehen musste – denn man hatte davon nur eine einzige. Angesichts des heutigen Arsenals an Insulin-Pens ist die Situation von damals kaum mehr vorstellbar. Das gilt ebenso für die zur Injektion erforderlichen Kanülen, die einen Durchmesser von ca. 0,9 mm hatten und mit einer Nagelfeile oder einem Schleifstein geschliffen werden mussten (Kern 2015). Die heutigen Pen-Kanülen haben

Ergänzende Information Die elektronische Version dieses Kapitels enthält Zusatzmaterial, auf das über folgenden Link zugegriffen werden kann https://doi.org/10.1007/978-3-662-69897-6_13.

demgegenüber nur noch einen Durchmesser von 0,25 mm und werden als Einmalartikel verwendet.

Mitte der 1970er-Jahre kommen dann in Deutschland die Plastikspritzen auf den Markt, in Ostdeutschland dauert es bis zur Wende, bevor Diabetespatienten solche erhalten.

Plastikspritzen, auch Insulineinwegspritzen genannt, waren lange Jahre für zwei Insulinkonzentrationen verfügbar: U40-Insuline und U100-Insuline. Das bedeutet, dass in einem Milliliter 40 oder 100 E Insulin enthalten sind. Bei der Verwendung von Einwegspritzen ist darauf zu achten, dass ein U40-Insulin auch mit einer U40-Spritze (rote Kappe), ein U100-Insulin mit einer U100-Spritze (orange Kappe) verabreicht werden muss. Auch heute noch sind Einwegspritzen ein wichtiges Hilfsmittel, zum Beispiel auf Urlaubsreisen. Ist ein Insulinpen oder eine Insulinpumpe defekt, so kann auch heute noch Insulin behelfsmäßig mit Einwegspritzen appliziert werden.

Noch sehr gut kann ich mich an den ersten Mehrweg-Insulinpen der Firma Novo-Nordisk, den Novo-Pen, erinnern, der 1984 in Deutschland auf den Markt kam. Ihm folgten 1989 der Optipen 1 von der Firma Hoechst und 1991 der BD-Pen Classic. Zahlreiche weitere Firmen stellten damals diese sogenannten Mehrweg-Pens in allen möglichen Farben her. Sie werden grundsätzlich auch heute noch mit einer U100-Insulinpatrone befüllt, die 3 ml enthält und damit 300 E Insulin.

Ende der 1990er-Jahre kommen zunehmend sogenannte Insulinfertigpens auf den Markt. Sie enthalten ebenfalls 3 ml und damit 300 E Insulin, jedoch entfällt der Patronenwechsel, der für ältere Patienten mit eingeschränkten manuellen Fähigkeiten oft problematisch war. Auch an diese Zeit kann ich mich noch sehr gut erinnern – wir haben ältere Patienten zum Patronenwechsel deshalb nicht selten in die Praxis bestellt.

Die leeren Fertigpens werden entsorgt, die Patienten bekommen in der Regel zehn Fertigpens verordnet.

Inzwischen gibt es zahlreiche Insuline in Fertigpens auch in höheren Konzentrationen (U200, U300). Der Vorteil einer höheren Insulinkonzentration ist ein geringeres Injektionsvolumen, was für die Insulinresorption eine nicht unerhebliche Rolle spielt. Bei Patienten mit einem hohen Insulinbedarf sollte die Option höher konzentrierter Insuline genutzt werden.

13.3 Insulinpumpe

Eine der ersten Ideen zur Entwicklung einer Insulinpumpe stammt aus dem Jahr 1975. Im Klinikum Schwabing unter dem damaligen medizinischen Leiter der Diabetologie, Herrn Professor Mehnert und in Kooperation mit der Firma Siemens wurde an einem Gerät zur kontinuierlichen Verabreichung von Insulin gearbeitet.

Die erste tragbare Insulinpumpe war 1980 die Autosyringe, ihr folgten weitere Modelle wie die Promedos oder Betatron. Die Pumpen der 1980er-Jahre hatten eines gemeinsam: ihre Akku-Laufzeit erlaubte eine maximale Einsatzzeit von vier Stunden und zum Laden wurden 220 V benötigt. Erst in den 1990er-Jahren werden Insulinpumpen mit Batterien betrieben und in den nun folgenden Jahren immer leichter und kleiner.

Bis 2010 gab es ausschließlich Pumpen, die mittels Katheter das Insulin aus der Pumpe in das subkutane Fettgewebe transportieren. Dann kommt mit den sogenannten Patch-Pumpen eine weitere Fortentwicklung auf den Markt. Patch-Pumpen wiegen nur mehr etwa 25 g, die Kanüle wird mittels Fernsteuerung platziert und ebenso das Insulin appliziert.

13.4 Von der Urinzuckerkontrolle zur Blutzucker- und Gewebezuckerkontrolle

Eine Blutzuckermessung war bis Ende der 1960er-Jahre nicht möglich. Die einzige Möglichkeit, eine Information über den aktuellen Blutzucker einer Person zu erhalten war die Urinzuckerbestimmung, da es bei Überschreiten der Nierenschwelle ab einem Blutzucker von etwa 180 mg/dl zum Auftreten von Zucker im Harn kommt. Der Glukotest, ein Harnzuckerteststreifen, kam 1958 in den Handel.

Bis Anfang der 1960er-Jahre war eine Blutzuckermessung nur unter experimentellen Bedingungen und mit großen Blutmengen in Laboren möglich. Das änderte sich 1964 mit der Einführung des ersten Blutzuckerteststreifens, genannt Dextrostix der amerikanischen Firma Ames, mit dem der Blutzucker nun visuell auf einer Farbskala ablesbar war. Das erste analoge Blutzuckermessgerät, ebenfalls von der Firma Ames, der „Reflectance Meter" folgte 1969. Er wog 1 kg und kostete etwa 500 US-$. Das erste deutsche Unternehmen, das 1974 ein Blutzuckermessgerät, den Reflomat, auf den Markt brachte war Boehringer Mannheim. Es wog 1,1 kg, benötigt 220 V und kostete zusammen mit 50 Teststreifen etwa 1300 DM. Sein Messbereich lag zwischen 10–350 mg/dl, die benötigte Blutmenge lag bei 20 µl (Mikroliter).

In den darauffolgenden Jahren wurden die Blutzuckermessgeräte immer kleiner und leichter, benötigten weniger Blut und konnten mit Batterien betrieben werden. Außerdem enthielten die Geräte ab 1987 Datenspeicher mit Datum und Uhrzeit.

Ab Januar 1991 wurde ein Blutzuckermessgerät für bestimmte Patientengruppen zur Kassenleistung, Mitte der 1990er-Jahre wurde das Portfolio für sehbehinderte und blinde Patienten durch sprechende Geräte erweitert.

Abschließend noch ein kurzer Blick auf die Lanzetten, die zur Blutgewinnung erforderlich sind. Die in den ersten Jahren gebräuchlichen Einmallanzetten verursachten erhebliche Gewebsverletzungen und Schmerzen. Anfang der 1980er-Jahre gab es die erste Stechhilfe mit auswechselbaren Lanzetten. In den darauffolgenden Jahren erhielten die Lanzettennadeln immer feinere Schliffe und damit wurde die Blutgewinnung zunehmend gewebsschonend und schmerzarm.

Eine Alternative zur Blutzuckermessung entwickelte sich mit der Gewebezuckermessung seit 2003. Bei den ersten Modellen wurden im Klinikbetrieb Kanülen ins

Subkutangewebe gelegt und der Gewebezucker über mehrere Tage aufgezeichnet. Die Analyse der Werte war anfangs nur retrospektiv möglich.

Mit dem Real Time Sensor von Medtronic war 2006 das erste System verfügbar, das über einen Transmitter Gewebeglukosewerte an das Auslesegerät sendete.

Inzwischen sind zahlreiche Modelle zur Gewebezuckermessung auf dem Markt. Diese können heute auch in Verbindung mit einer Insulinpumpe genutzt werden und die Insulinabgabe zusammen mit dem in der Pumpe hinterlegten Algorithmus steuern (s. a. AID-Systeme).

13.5 Häufige Fehlerquellen

Für die tägliche Arbeit mit Diabetespatienten ist es hilfreich, häufige Fehlerquellen zu kennen, die im Umgang mit technischen Geräten auftreten.

Egal ob Insulinpen, Insulinpumpe oder Blutzuckermessgerät – grundsätzlich werden alle Patienten bei der technischen Einweisung auf mögliche Fehlerquellen aufmerksam gemacht. Die Erfahrung zeigt jedoch, dass so manches davon im Laufe der Zeit in Vergessenheit gerät. Sowohl Patienten als auch Ärzte sollten deshalb auch an technische Probleme denken, wenn Befunde nicht plausibel sind oder sich wesentlich verändern, ohne dass zuvor eine Therapieanpassung stattgefunden hat.

Es folgt eine stichpunktartige Übersicht, dabei stehen neben rein technischen Problemen auch die Anwendungsfehler des Patienten.

Insulinpen
- Gewindestange defekt
- Display defekt
- Dosierknopf defekt
- Falsche Patrone im Pen
- Pennadel verstopft
- Insulin durch falsche Lagerung (Kälte, Hitze) unwirksam

Insulinpumpe
- Batterieproblem
- Katheterprobleme
- Luft im System

Blutzuckermessgerät
- Verwechslung mg/dl mit mmol/l
- Batterie defekt
- Display defekt
- Starkes Pressen zur Blutgewinnung liefert falsch niedrige Blutzuckerwerte
- Falsches Einführen des Blutzuckerteststreifens

Glukosesensor
- Verwechslung mg/dl mit mmol/l
- Fehlerhaftes Anbringen (Hautstelle muss trocken sein)
- Falsche Körperstelle (je nach Zulassung Arm/Bauch/Gesäß)
- Falls erforderlich, fehlende Kalibration

Grundsätzlich sollte man sich die technischen Geräte, mit denen Patienten arbeiten, von Zeit zu Zeit zeigen lassen. Auch hat es Sinn, die Verordnungshäufigkeit von Pennadeln zu kontrollieren, Patienten benutzen diese gerne mehrfach und riskieren damit die Entstehung von Lipohypertrophien. Mehr dazu im Kapitel 14.2. Spritzstellen.

13.6 Messgenauigkeit

Ein wichtiges Thema ist die Messgenauigkeit von Blutzuckermessgeräten und Glukosesensoren. Als Medizinprodukte unterliegen beide strengen Zulassungsvorschriften.

Patienten messen leider häufig mehrfach hintereinander und stellen fest, dass die Werte nicht identisch sind. Eine Tatsache ist, dass minimale Abweichungen bei Blutzuckermessgeräten zur häuslichen Selbstkontrolle nicht zu vermeiden sind.

Jedes Blutzuckermessgerät zur häuslichen Selbstkontrolle, das in der EU auf den Markt kommt, unterliegt seit Mai 2016 der Norm ISO 15197:216 (Simon 2021). Das bedeutet, dass bei einem Blutzuckerwert unter 100 mg/dl (5,5 mmol/l) 95 % der gemessenen Werte innerhalb eines Schwankungsbereiches von plus/minus 15 mg/dl (1,8 mmol/l) liegen müssen. Somit ist bei einem Blutzucker von 100 mg/dl (5,5 mmol/l) die Toleranz zwischen 85 mg/dl (4,7 mmol/l) und 115 mg/dl (6,4 mmol/l).

Eine blutige Bestimmung des Blutzuckers stellt immer eine „Momentaufnahme" dar. Um daraus therapeutische Konsequenzen ableiten zu können, sind grundsätzlich folgende Angaben erforderlich:

- Nüchtern mit Angabe der Uhrzeit
- Wann war die letzte Mahlzeit?
- Worin bestand die letzte Mahlzeit?

Deutlich problematischer ist das Thema Messgenauigkeit bei der Beurteilung der Messgenauigkeit von Glukosesensoren. Bei Blutzuckeranstiegen (Trendpfeil zeigt nach oben) bzw. Blutzuckerabfällen (Trendpfeil zeigt nach unten) kommt es zu einem Nachhängen („time lag") der Glukosekonzentration im Gewebe. Deshalb kann die MARD = „mean absolute relative difference" nur bei einem stabilen Glukoseverlauf (Trendpfeil gerade) beurteilt werden (Arbeitsgemeinschaft Diabetes & Technologie der Deutschen Diabetes Gesellschaft e.V. 2023). Zur Berechnung werden im Idealfall Nüchtern-Blutzuckerwerte herangezogen. Abb. 13.1 zeigt ein beispielhaftes Formblatt, mit dem Sie in der Praxis die MARD des Glukosesensors Ihrer Patienten überprüfen können. Dieses Formblatt steht

Berechnung MARD – Genauigkeit Sensor

(nach A. Liebl und B. Gehr)

Name Patient: _____

Sensortyp: _____ Letzter Sensorwechsel: _____

Ort: ☐ Bauch ☐ Flanke ☐ Oberarm Andere: _____

Parallelmessung immer morgens nüchtern, wenn Trendpfeil waagrecht

	Datum/Uhrzeit	BZ blutig	Sensor-glukose	Absolute Abweichung	Relative Abweichung
1					
2					
3					
4					
5					
6					
7					
8					
9					
10					

Absolute Abweichung = BZ minus Sensorglukose (mg/dl oder mmol/l)

Relative Abweichung = Absolute Abweichung geteilt durch BZ-Ergebnis x 100

Zur Bestimmung der Individuellen Messgenauigkeit = „persönliche MARD" addieren Sie nun alle relativen Abweichungen und teilen das Ergebnis durch 10.

Die MARD sollte unter 10 % liegen.

Datum: Unterschrift:

Abb. 13.1 Formblatt zur Berechnung der MARD (= mean absolute relative difference) eines Glukosesensors (nach A. Liebl und B. Gehr)

zudem unter unter der Überschrift „Elektronisches Zusatzmaterial" zum kostenlosen Download zur Verfügung.

13.7 Umgang mit Glukosesensoren

Am 16. Juni 2016 wurde die Messung mit Real-Time-Messgeräten (rtCGM) durch den GBA bei bestimmten Indikationen als Hilfsmittel zugelassen (Deutsche Diabetes Gesellschaft (DDG) und diabetesDE – Deutsche Diabetes-Hilfe 2022). Diese sind:

- Typ-1- oder Typ-2-Diabetes mit intensivierter Insulintherapie
- Nachweis über die Notwendigkeit einer rtCGM-Messung
- Antragstellung bei der Krankenkasse
- Dokumentationspflicht des Patienten
- Schulung des Anwenders

Derzeit sind die Vorgaben der Krankenkassen für die Genehmigung eines rtCGM-Systems in den einzelnen Bundesländern sehr unterschiedlich. Grundsätzlich ist zu beachten, dass der Patient bei Beantragung und Nutzung eines Hilfsmittels – und als solches gelten das Blutzuckermessgerät und der Glukosesensor – eine Dokumentations- und Mitwirkpflicht hat.

Bislang werden Glukosesensoren ausschließlich für Patienten mit ICT-Therapie genehmigt, in seltenen Ausnahmen auch für Patienten mit BOT-Therapie.

Wie bei jeder Innovation gibt es auch bei der Nutzung eines Glukosesensors Vorteile und Nachteile. Und so habe ich in meiner Praxis durchaus noch Typ-1-Diabetiker, die ein solches System nicht nutzen möchten. Wer über Jahrzehnte seinem Blutzuckermessgerät vertraut, tut sich oft schwer, dies nun an ein unbekanntes Gerät abzugeben. Eine solche Einstellung ist nachvollziehbar und sollte grundsätzlich respektiert werden. In den allermeisten Fällen sind Patienten jedoch nach anfänglicher Skepsis sehr rasch von den Vorteilen eines Glukosesensors zu überzeugen. Allem voran bedeutet die Verfügbarkeit eines Alarmsystems einen erheblichen Zugewinn an Sicherheit im Alltag, in der Freizeit und während der Nacht. Dies stellt nicht nur für die Patienten eine wesentliche Verbesserung ihrer Lebensqualität dar, sondern erleichtert auch deren Partner oder Eltern. So können beispielsweise die Blutzuckerwerte eines Kleinkindes im Kindergarten von den Eltern mit überwacht werden oder die Werte einer pflegebedürftigen Person von deren Angehörigen. Das ist deshalb so wichtig:

Der nächtliche Blutzuckerverlauf beeinflusst erheblich den Blutzuckerverlauf des folgenden Tages; je stabiler die Nacht verläuft, desto stabiler verläuft der folgende Tag.

> **Praxistipp**
>
> In den folgenden Konstellationen sollte deshalb der Einsatz eines Glukosesensors grundsätzlich in Erwägung gezogen werden:
>
> - Individuelles Therapieziel unter konventioneller Blutzuckermessung nicht erreichbar
> - Nächtliche Hypoglykämien
> - Nächtliche Hyperglykämien
> - Angst vor Hypoglykämien, insbesondere beim Sport
> - Sicherheit im Straßenverkehr
> - Mehr Sicherheit im Alltag und beim Sport
> - Mehr Sicherheit vor Therapieentscheidungen ◄

Es gibt aber auch Konstellationen, in denen der Einsatz eines Glukosesensors Probleme bereiten kann. Im Wesentlichen sind es die folgenden Punkte:

- Pflasterallergie
- Falscher Umgang mit Trendpfeilen und daraus resultierend zu frühe Korrektur mit Insulin oder zu frühe Zufuhr von Kohlenhydraten
- Deaktivieren der Alarme
- Zu ambitionierte Alarmgrenzen
- Gesteigerte Ängste durch Visualisierung der Blutzuckerwerte

Grundsätzlich ist es hilfreich, die Patienten vor der Verordnung eines Glukosesensors über die damit verbundenen Vor- und Nachteile zu informieren. Wird ein Sensor gewünscht, so ist eine ausführliche Schulung obligat. Hierzu steht seit 2015 das Schulungsprogramm "Spectrum" (Diabetes News Media AG 2024) zur Verfügung.

Bedeutung des Trendpfeils
Jeder Patient, der einen Glukosesensor verwendet, sollte im Umgang damit geschult sein. Die wesentlichen Punkte sind:

- Kenntnisse zur zeitlichen Verzögerung – Blutzucker steigt und sinkt schneller als Gewebezucker
- Die Abweichung zwischen Blutglukose und Sensorglukose ist postprandial besonders hoch
- Die Genauigkeit eines Sensors kann nur mittels Nüchtern-Werten (Trendpfeil gerade) überprüft werden
- Unplausible Sensorwerte MÜSSEN blutig kontrolliert werden
- Trendpfeil beobachten, nicht sofort reagieren

Tab. 13.1 gibt eine Übersicht über die Aussagekraft der Trendpfeile.

Es braucht definitiv ein wenig Erfahrung, um auf die Trendpfeile nicht vorschnell zu reagieren. Bei einer Neuversorgung mit einem Glukosesensor müssen deshalb zwingend Schulungsmaßnahmen erfolgen. Den Trendpfeil zu beobachten und nicht vorschnell Korrekturmaßnahmen durchzuführen ist dabei essentiell. Hier ist eine individuelle Schulung erforderlich, bei der für jeden einzelnen Patienten festgelegt wird, wann welche Korrekturmaßnahme erfolgen soll. Im Zusammenhang damit ist auch gut zu überlegen, wo die individuelle Alarmgrenze gesetzt wird. Diese sollte bei Kontrolluntersuchungen auch kontrolliert werden, da sie von Patienten gerne ohne Rücksprache mit dem betreuenden Diabetesteam verändert wird.

13.8 Datenmanagement

Die Entwicklung vom Blutzuckermessgerät zum Glukosesensor macht es möglich, Blutzuckerwerte nicht nur punktuell zu erfassen sondern Blutzuckerverläufe zu visualisieren. Damit können nun sowohl Patienten als auch Therapeuten Muster und Trends erkennen und vor allem auch den Blutzuckerverlauf über die Nacht nachverfolgen.

Will man jedoch analysieren, warum es zu Hyper- oder Hypoglykämien kommt, so ist die Angabe von Insulin- und Kohlenhydratmengen sowie sportlichen Aktivitäten nach wie vor erforderlich. Die vom Glukosesensor generierten Glukoseverläufe alleine genügen nicht, um therapeutische Empfehlungen zu geben. Die Patienten müssen dahingehend geschult werden, die Eingabe von BE- und Insulinmengen konsequent durchzuführen.

Im Umgang mit der „Datenflut", die nun möglich ist, gilt es nun, relevante Muster zu erkennen und fehlerhafte Insulindosierungen oder Verhaltensfehler aufzudecken.

Tab. 13.1 Übersicht über die Aussagekraft der Trendpfeile bei Glukosesensoren

	Geschwindigkeit der Änderung des Glukosewerts	Erwartete Änderung in den nächsten 30 Minuten
↑	Glukose steigt schnell >2 mg/dl (>0,1 mmol/l) pro min	>60 mg/dl (>3 mmol/l)
↗	Glukose steigt 1–2 mg/dl pro min (0,06–0,1 mmol/l/min)	30–60 mg/dl (1,8–3,0 mmol/l)
→	Glukose ändert sich langsam <1 mg/dl pro min (<0,06 mmol/l/min)	<30 mg/dl (<1,8 mmol/l)
↘	Glukose fällt 1–2 mg/dl pro min	30–60 mg/dl (1,8–3,0 mmol/l)
↓	Glukose fällt schnell >2 mg/dl pro min (>0,1 mmol/l/min)	>60 mg/dl (>3,0 mmol/l)

Wer sich detaillierter mit der Thematik befassen möchte, dem kann ich die AGP-Fibel von Jens Kröger aus dem Kirchheim-Verlag empfehlen (ISBN 9783874096706). Es folgt ein kurzer Überblick zur Bedeutung des ambulanten Glukoseprofils (AGP):

Ambulantes Glukoseprofil (AGP)
- Der Blutzuckerzielbereich liegt zwischen 70–180 mg/dl (3,9–10,0 mmol/l)
- TIR: Time in Range = Zeit im Zielbereich
- Das Therapieziel ist bei Patienten mit Typ-1- und Typ-2-Diabetes eine TIR ≥ 70 %, für pädiatrische Patienten ≥ 50 %.
- Für Schwangere und geriatrische Patienten werden individuelle Ziele formuliert
- TBR: Time below range = Zeit unterhalb des Zielbereiches
- Diese sollte < 4 % sein
- TAR: Time above range = Zeit oberhalb des Zielbereiches
- IQR: Interquartil-Bereich = Bereich 25. bis 75. Perzentile
- Ist der IQR breit, so erfordert dies meist eine Anpassung der Insulindosierung und/oder der BE- und Korrekturfaktoren
- IDR: Interdezil-Bereich = Bereich 10. bis 90. Perzentile
- Ist der IDR breit, so erfordert dies meist eine genaue Verhaltensanalyse und man sollte fragen nach: Spritz-Ess-Abstand (SEA), Auslassen von Insulingaben, zum Beispiel bei Snacks, Bewegung, Alkohol.

TIR, TBR und TAR stellen eine wertvolle Ergänzung zum HbA1c-Wert dar, der lediglich einen Mittelwert abbildet und keine Auskunft über das Ausmaß der Blutzuckerexkursionen gibt. Epidemiologische Studien weisen darauf hin, dass die Glukosevariabilität eine Rolle bei der Reduktion kardiovaskulärer Endpunkte spielt (Gehr 2015).

Bei Patienten mit sehr niedrigen HbA1c-Werten (unter 6,5 %) sind häufige und über viele Stunden andauernde Hypoglykämien keine Seltenheit. Dies stellt im Alltag und beim Sport eine massive Gefährdung dar, insbesondere im Straßenverkehr. Es sind dies häufig Patienten, die massive Ängste vor Folgeerkrankungen haben und deshalb ihren Blutzucker so weit wie möglich zu senken versuchen. Teilweise resultiert ein solches Verhalten auch aus den Jahren, in denen man dachte, je niedriger der HbA1c sei, desto besser sei dies für den Patienten. Hier haben sich viele neue Erkenntnisse ergeben, und es gilt längst nicht mehr „the lower the better". So gibt es inzwischen Hinweise darauf, dass Hypoglykämien einen Risikofaktor für die Entstehung einer Demenz darstellen (Gemeinsamer Bundesausschuss 2016).

Besteht der Verdacht auf eine solche Konstellation, so kann dies nur mittels Glukosesensor geklärt werden.

13.9 Insulinpumpentherapie (CSII)

Der Deutsche Gesundheitsbericht Diabetes 2022 der Deutschen Diabetes Gesellschaft (DDG) hat in seiner Bestandsaufnahme folgende Zahlen veröffentlicht:

- Etwa 340 000 Erwachsene in Deutschland haben Diabetes Typ 1. Etwa 32 000 Kinder und Jugendliche unter 18 Jahren sind davon betroffen.
- Von den über 300 000 Menschen mit Typ-1-Diabetes wurden bisher über 40 000 in der Insulinpumpentherapie unterwiesen.
- Die Mehrheit der Kinder und Jugendlichen mit Diabetes wird mit einer Insulinpumpe behandelt, bei den Kindern bis sechs Jahre über 90 %.

Der Begriff CSII kommt aus dem Englischen und steht für „continuous subcutaneous insulin infusion".

Worin bestehen die Unterschiede zu einer klassischen ICT-Therapie?

Bei einer ICT im klassischen Sinne wird mit zwei verschiedenen Insulinen gearbeitet, dem Basisinsulin und dem Bolusinsulin. Das Basisinsulin wird zumeist einmal täglich, gegebenenfalls auch zweimal täglich subkutan injiziert, das Bolusinsulin (=Mahlzeiteninsulin) zu jeder Hauptmahlzeit und gegebenenfalls zusätzlich zur Korrektur erhöhter Blutzuckerwerte.

Demgegenüber enthält eine Insulinpumpe ein kurzwirksames Insulin, das über einen Katheter und eine Injektionsnadel, die subkutan liegt, in den Körper geleitet wird. Die Insulinpumpe gibt kontinuierlich Insulin nach einer programmierten Basalrate ab. Zusätzlich kann zu den Mahlzeiten ein Bolus abgerufen werden.

Die Basalrate kann stündlich programmiert werden und richtet sich nach Alter, Gewicht und dem täglichen Gesamtinsulinbedarf.

Zur Programmierung der Basalrate kann man sich an der zirkadianen Verteilung orientieren, wie sie von dem Diabetologen Rolf Renner (1937–2024) in seinem sogenannten Renner-Schieber hinterlegt wurde. Die zirkadiane Verteilung ändert sich im Laufe des Lebens, insbesondere in der Adoleszenz.

Zielgruppen für eine Insulinpumpentherapie

Die Therapie mit einer Insulinpumpe setzt voraus, dass der Patient im Umgang mit einer ICT-Therapie vertraut ist und eine gute Compliance hat. Denn eine CSII beinhaltet neben Vorteilen auch Nachteile und mögliche Gefahren.

Bei folgenden Konstellationen sollte eine CSII in Betracht gezogen werden:

- Therapieziel unter ICT nicht erreichbar
- Schwangerschaft (Typ 1, Typ 2)
- Dawn-Phänomen

- Rezidivierende Hypoglykämien
- Hypoglykämie-Wahrnehmungsstörung
- Kinder und Jugendliche
- Hoher Insulinbedarf
- Schichtarbeit
- Beginnende Nephropathie
- Präproliferative und proliferative Retinopathie
- Gastroparese
- Schmerzhafte Neuropathie

Kostenübernahme durch die Krankenkasse

Eine Insulinpumpe stellt ein medizinisches Hilfsmittel dar, die Kosten belaufen sich ohne Zubehör auf 3000–4000 €. Grundsätzlich muss bei der Krankenkasse ein Antrag auf Kostenübernahme gestellt werden. Dazu sind in der Regel ein ärztliches Attest sowie eine Therapiedokumentation des Patienten über drei Monate mit Angabe von Blutzuckerwerten, BE-Mengen und Insulingaben sowie Protokollierung besonderer Ereignisse wie Sport etc. erforderlich. Die Krankenkasse prüft den Antrag oder leitet ihn an den Medizinischen Dienst (MD) zur Prüfung weiter.

Ist eine Insulinpumpe genehmigt, so wird in den meisten Fällen der Nachweis einer Verbesserung der Blutzuckereinstellung nach einer Probezeit eingefordert, bevor die Therapie damit fortgeführt werden darf.

Haftpflichtversicherung

Es ist wichtig zu wissen, dass man die Insulinpumpe in eine bestehende Haftpflichtversicherung aufnehmen lassen sollte. Damit besteht ein Versicherungsschutz, wenn die Pumpe beispielsweise aus Versehen beim Befüllen des Reservoirs aus der Hand fällt und dabei kaputt geht. Zwar kommen derartige Situationen selten vor, jedoch ist es im Einzelfall ein erheblicher finanzieller Schaden, wenn man für eine Insulinpumpe selbst aufkommen muss.

Schlauchpumpe oder Patch-Pumpe

Bei einer Schlauchpumpe wird als Zubehör ein Infusionsset = Katheter benötigt. Aus dem Reservoir der Pumpe gelangt das Insulin in einen Schlauch, an dessen Ende eine Kanüle (Teflon oder Stahl) angebracht ist. Durch diese gelangt das Insulin in das Unterhautfettgewebe. Die Kanülen werden mittels Setzhilfe am Bauch, Oberschenkel, an der Hüfte oder dem Gesäß platziert. Spätestens alle zwei Tage sollte ein Katheterwechsel erfolgen. Unterbleibt dieser, so kann die Insulinresorption beeinträchtigt sein und die Wahrscheinlichkeit für lokale Irritationen und Katheterverschlüsse steigt.

Bei einer Patch-Pumpe entfällt das Infusionsset. Die Pumpe (die man auch als Pod bezeichnet) wird direkt auf der Haut mit einer Klebefläche befestigt, die Kanüle wird via Fernsteuerung automatisch platziert. Neben den beschriebenen Stellen kann eine Patch-Pumpe auch am Arm sitzen. Spätestens nach drei Tagen muss ein neuer Pod gesetzt werden.

Bei Patienten mit Pflasterallergie kann es durch die Klebeflächen (Katheter, Patch-Pumpe) zu allergischen Hautreaktionen kommen. Deshalb sollte man vor einer Erstverordnung mit Probepflastern testen, ob die Materialien vertragen werden.

Hybrid-closed-Loop-Insulinpumpen (AID-Systeme)
Bei Patienten mit Typ-1-Diabetes ist durch die fehlende körpereigene Insulinproduktion grundsätzlich eine wesentlich instabilere Stoffwechselsituation vorhanden als bei Patienten mit Typ-2-Diabetes. Sie neigen zu stärkeren Blutzuckerexkursionen und haben ein höheres Risiko für Hypoglykämien.

Die Instabilität eines Typ-1-Diabetikers wird im Verlauf der Diabeteserkrankung durch nachlassende Restsekretion größer.

Eine wesentliche Verbesserung der TIR ist zu erzielen, wenn statt der konventionellen Blutzuckermessung ein rtCGM-System zum Einsatz kommt, dies konnte auch durch Studiendaten belegt werden.

Eine weitere Fortentwicklung stellen aktuell Pumpen dar, die mit einem rtCGM-System gekoppelt werden können. Inzwischen stehen zahlreiche Modelle mit einem AID-System (automatische Insulin-Dosierung) zur Verfügung, bei denen nun ein rtCGM-System mit einer Insulinpumpe kommunizieren kann. Die Steuerung der Insulinabgabe erfolgt über einen Algorithmus, der entweder auf einem Smartphone oder einem separaten Steuerungsgerät hinterlegt ist. Der Algorithmus ist eine mathematische Funktion, die aus verschiedenen Informationsquellen gespeist wird und daraus den Insulinbedarf berechnet. Diese Informationsquellen sind

- die vom rtCGM erfassten Blutzuckerwerte und
- die Daten, die durch Anwender eingegeben werden (KH-Menge, Aktivitätsmodus).

Darüber hinaus kann der Algorithmus mit der Zeit lernen, wie der Blutzuckerverlauf des Anwenders bei bestimmten Faktoren reagiert. Wir haben es hier also mit einer Form der künstlichen Intelligenz zu tun.

Das AID-System, also eine Insulinpumpe mit Algorithmus, passt den basalen Insulinbedarf permanent an die aktuellen Gegebenheiten an und nutzt dazu die Informationen des Glukosesensors.

Wichtig zu wissen ist, dass der Anwender zwingend vor jeder Mahlzeit dem System sagen muss, welche Menge an Kohlenhydraten gegessen wird. Ohne diese Information kann das System keine adäquate Bolusmenge bereitstellen. Mit den hinterlegten Grundeinstellungen, die vom behandelnden Diabetologen vorgenommen werden, kann das AID-System dann den erforderlichen Mahlzeitenbolus abgeben.

Es sind inzwischen unterschiedliche Algorithmen auf dem Markt. Man unterscheidet zwischen Hybrid-AID-Systemen und advanced Hybrid-AID-Systemen. Letztere zeichnen sich dadurch aus, dass sie auch automatische Korrekturboli abgeben können. Die derzeit bekanntesten sind in Tab. 13.2 aufgelistet.

Tab. 13.2 Übersicht über unterschiedliche Algorithmen und Pumpen von Hybrid-closed-Loop-Insulinpumpen (AID-Systeme).

Algorithmus	Pumpe
• CamAPS FX	mylife Ypsopump
• Control IQ	t-Slim X^2
• Smart Guard	Minimed 780G
• DBLG1	Kaleido
• Smart Adjust	Omnipod 5

Nicht jede Pumpe bzw. nicht jeder Algorithmus ist für jede Patientengruppe zugelassen. Es gibt Zulassungsbeschränkungen bei Kindern und Schwangeren. Auch ist nicht jedes Insulin für jede Pumpe zugelassen.

Steckbriefe zu den einzelnen Pumpensystemen finden Sie auf der Webseite der Arbeitsgemeinschaft für Diabetes + Technologie (AGDT).

Handling einer Insulinpumpe

Wie bereits erwähnt, wird je nach Art der Pumpe einiges Material an Zubehör benötigt. Das sogenannte Verbrauchsmaterial sind bei Schlauchpumpen Katheter, Insulinreservoirs und Batterien. Bei Patchpumpen entfallen diese Materialien, es wird alle drei Tage ein neuer Pod gesetzt.

Ein Insulinpumpenträger muss jederzeit darauf vorbereitet sein, dass es zu Materialproblemen oder technischen Problemen kommt. Deshalb gehören Ersatzkatheter und Blutzuckerteststreifen zum Equipment, das zwingend immer mitgeführt werden muss.

Fällt bei der Nutzung von AID-Systemen der Sensor aus, so kann der Algorithmus nicht mehr arbeiten, weil das Glukosesignal fehlt. Für solche Fälle ist in der Pumpe eine Insulin-Basalrate hinterlegt, die automatisch abgegeben werden kann. In solchen Situationen muss der Patient in der Lage sein, seinen Blutzucker blutig zu messen. Insulinbolusgaben können dann manuell getätigt werden.

Schulungsmaßnahmen bei CSII

Eine Insulinpumpentherapie erfordert umfangreiche Schulungsmaßnahmen beim Anwender. Sind die Pumpenträger Kinder, so werden die Eltern geschult. Dank der modernen Technologien ist es inzwischen möglich, die Blutzuckersituation des Kindes auf Mobilgeräte von Erziehungsberechtigten zu senden („Follower App"). So können diese jederzeit – falls erforderlich – eingreifen. Die Stiftung Dianino bietet kostenlose Diabetes-Grundschulungen für Lehrer, Erzieher und Betreuer an (https://www.stiftung-dianino.de/).

Auf folgende Situationen müssen Insulinpumpenträger vorbereitet sein:

- Pumpendefekt
- Sensordefekt
- Pumpenkatheterverschluss
- Batterieproblem

Die wohl größte Gefahr stellt eine Unterbrechung der Insulinzufuhr dar. Ursache dafür ist entweder ein Pumpendefekt oder ein Katheterverschluss. Bereits nach wenigen Stunden kann es zur Entwicklung einer Ketoazidose kommen, die einen lebensgefährlichen Zustand darstellt. Deshalb muss jeder Insulinpumpenpatient bezüglich der Erkennung einer Ketoazidose geschult sein und wissen, welche Maßnahmen gegebenenfalls zu ergreifen sind (s. Abschn. 4.4).

Wegweisend sind folgende Symptome:

- Bauchschmerzen
- Übelkeit
- Erbrechen

Die wichtigste Maßnahme ist die blutige Bestimmung der Ketonkörper und rechtzeitige Kontaktaufnahme mit einem Arzt.

Literatur

Arbeitsgemeinschaft Diabetes & Technologie der Deutschen Diabetes Gesellschaft e.V. (2023). https://diabetes-technologie.de/steckbriefe-fuer-systeme-zur-automatisierten-insulin-dosierung-aid/. Zugegriffen: 15. März 2024

Deutsche Diabetes Gesellschaft (DDG) und diabetesDE – Deutsche Diabetes-Hilfe (2022) Deutscher Gesundheitsbericht Diabetes 2022. https://www.ddg.info/fileadmin/user_upload/Gesundheitsbericht_2022_final.pdf. Zugegriffen: 13. März 2024

Diabetes News Media AG (2024). https://www.diabetes-news.de/wissen/selbstkontrolle-2/messgenauigkeit. Zugegriffen: 11. März 2024

Gehr B (2015) SPECTRUM, das Schulungs- und Behandlungsprogramm zum kontinuierlichen Glukosemonitoring. https://www.diabetologie-online.de/a/spectrum-das-schulungs-und-behandlungsprogramm-zum-kontinuierlichen-glukosemonitoring-1744889. Zugegriffen: 11. März 2024

Gemeinsamer Bundesausschuss (2016) Kontinuierliche Glukosemessung mit Real-Time-Messgeräten künftig GKV-Leistung für insulinpflichtige Diabetiker. https://www.g-ba.de/presse/pressemitteilungen-meldungen/623/. Zugegriffen: 11. März 2024

Kern W (2015) Hypoglykämien: Risikofaktor für Demenz. Dtsch Arztebl 112(17): [10]. https://doi.org/10.3238/PersDia.2015.04.24.02. www.diabetesmuseum.de

Simon A (2021) Kardiovaskuläre Erkrankungen: Hohe Glukosevariabilität als Risikofaktor? Diabetol Stoffw 16(05):348. https://doi.org/10.1055/a-1503-8562. Zugegriffen: 12. März 2024

Stiftung Dianiño – Kind sein. Trotz Diabetes (2024). https://www.stiftung-dianino.de/kinder-mit-diabetes-typ-1-in-schule-und-kindergarten/. Zugegriffen: 16. März 2024

Thomas A (2020) Was ist die „mean absolute relative difference"? https://www.medical-tribune.de/medizin-und-forschung/artikel/was-ist-die-mean-absolute-relative-difference. Zugegriffen: 11. März 2024

Praktische Erfahrungen

14

Dieses letzte Kapitel ist ein ganz persönliches, denn es ist ein Resümee über die letzten 30 Jahre meiner diabetologischen Tätigkeit. Diabetestherapie ist mehr als Wissensvermittlung und Medikamentenverordnung. Ebenso wichtig ist es, bei der Begleitung von Patienten im Krankheitsverlauf die eigenen, im Laufe der Jahre gewonnenen Erfahrungen einzusetzen. Letztendlich geht es für mich als Ärztin darum, Patienten auf dem Weg zu ihrem Therapieziel zu begleiten.

Professor Mehnert (1928–2023), den ich persönlich noch kennenlernen durfte, stellt in seinem Buch „Diabetes – meine lebenslange Herausforderung" (Mehnert 2002) den Begriff der „Evidence based medicine" der „Knowledge based medicine" gegenüber. Ich möchte ihm voll und ganz zustimmen, dass es gerade in Zeiten einer zunehmenden Digitalisierung und evidenzbasierter Medizin wichtig ist, unsere „Knowledge" nicht außer Acht zu lassen. Unsere langjährige Erfahrung und unser Wissen um die Stärken und Schwächen unserer Diabetespatienten haben einen wichtigen Stellenwert für die Begleitung von Patienten mit dieser lebenslangen Stoffwechselstörung. „Knowledge" hat nach wie vor ihre Berechtigung und führt uns jenseits aller Evidenz in vielen Fällen zum Therapieerfolg. Was es dazu braucht, ist das vertrauensvolle Gespräch mit dem Patienten. Nur wenn es uns gelingt, mit unseren Patienten auf Augenhöhe zu kommunizieren, können wir einen echten Zugang zu ihren Verhaltensweisen erhalten und diese im besten Fall modifizieren (Wikipedia Motivation 2024).

Ergänzende Information Die elektronische Version dieses Kapitels enthält Zusatzmaterial, auf das über folgenden Link zugegriffen werden kann https://doi.org/10.1007/978-3-662-69897-6_14.

14.1 Welche Fragen sollte man Diabetespatienten stellen?

Die große Kunst im Arzt-Patienten-Gespräch ist es, mit Fragen Interesse zu signalisieren und in der Kürze der Zeit, die einem im Praxisalltag zur Verfügung steht, so viel wie möglich vom Patienten in Erfahrung zu bringen.

Fragen zum Gewichtsverlauf
- Wie schwer waren Sie beim Schulabschluss/bei Ihrer Hochzeit/mit 50 Jahren? Können Sie sich an markante Ereignisse in ihrem Leben erinnern, nach denen Ihr Gewicht angestiegen ist?
- Können Sie sich an ihr GEWICHT vor Beginn der Insulintherapie erinnern? Falls ja, wieviel Gewicht haben Sie seitdem zugenommen?
- Kommt es vor, dass Sie wegen einer Unterzuckerung zusätzlich essen müssen? Falls ja, was essen Sie bei einer Unterzuckerung? Wie oft kommt das vor (täglich, einmal pro Woche oder eher seltener)?

Die Lebensgewichtskurve ist ein wichtiger Hinweis für die Beratung von adipösen Patienten und Diabetespatienten und sollte deshalb in keiner Anamnese fehlen.

Gewichtszunahme durch Verbesserung der Blutzuckereinstellung
Liegt eine dekompensierte Stoffwechseleinstellung vor, so findet sich dabei zwangsläufig eine erhebliche Glukosurie. Eine solche stellt sich immer dann ein, wenn die Blutzuckerwerte oberhalb der Nierenschwelle liegen.

Nicht selten berichten mir Patienten beim Erstgespräch, sie seien stolz auf ihre Gewichtsabnahme in den vergangenen Monaten. Leider ist dafür nicht selten eine Blutzuckerentgleisung verantwortlich. Für das Beratungsgespräch spielt es eine wichtige Rolle, die Gewichtsschwankungen durch Blutzuckerentgleisung oder Blutzuckernormalisierung zu thematisieren.

> **Praxisbeispiel**
>
> An einem Beispiel möchte ich das kurz verdeutlichen:
> Frau X. stellt sich erstmals mit einem HbA1c von 11 % in unserem Diabeteszentrum vor. Es bestehen eine Polyurie und eine erhebliche Glukosurie. Sie gibt eine Gewichtsabnahme von 4 kg im letzten halben Jahr an. Durch therapeutische Maßnahmen soll ihr HbA1c im Laufe des nächsten halben Jahres auf einen Wert um 7 % gesenkt werden. Damit wird die Glukosurie kontinuierlich weniger und letztlich nicht mehr vorhanden sein. Durch Reduktion der Polyurie und Glukosurie kommt es zu einem leichten Gewichtsanstieg. Diesen kann man mit etwa 1,5 kg pro Prozent HbA1c annehmen. Bei einer HbA1c-Absenkung von 11 % auf 7 % käme es folglich zu einem Gewichtsanstieg von 6 kg. Eine solche Botschaft hören Patienten natürlich nicht gerne. Können Sie jedoch gleichzeitig ihr Ernährungsverhalten modifizieren, so kann

es durchaus gelingen, dass die Absenkung des HbA1c gewichtsneutral abläuft. Eine gleichzeitige Gewichtsreduktion in dieser Phase ist durchaus auch möglich, erfordert jedoch erhebliche Veränderungen von Ernährungs- und Bewegungsverhalten. ◄

Fragen zur Insulintherapie
Insbesondere dann, wenn hohe Insulindosen erforderlich sind, gilt es zu eruieren, ob pathologische Spritzstellen vorhanden sind.

- Hat sich die Insulindosis seit Beginn der Insulintherapie verändert (weniger/mehr geworden)?
- Wie oft wechseln Sie die Nadel auf Ihrem Pen (täglich 1–2×/Woche 1–2×/Penpatrone)?
- Haben Sie das Gefühl, dass Ihr Insulin nicht immer die gleiche Wirkung hat?
- Haben Sie manchmal das Gefühl, dass Ihr Insulin schlechter wirkt als früher?

Die Inspektion und das Abtasten der Spritzstellen sollten etwa jährlich erfolgen. Im nächsten Kapitel erfahren Sie mehr zum Thema Lipohypertrophie (LHT).

14.2 Spritzstellen

Zu Beginn einer Insulintherapie wird das Thema Spritzstellen in der Schulung ausführlich besprochen. Es eignen sich je nach Alter, Konstitution des Patienten und Art des Insulins der Bauch, Oberschenkel und gegebenenfalls Gesäß und Arm. Folgende Punkte müssen beachtet werden:

- Das Injektionsareal muss rotierend gewechselt werden
- Zur schnelleren Resorption sollte Mahlzeiteninsulin am Bauch gespritzt werden
- Die Insulininjektion wird selten als schmerzhaft empfunden, wenn die Nadel nach jeder Injektion gewechselt wird
- „Lieblingsspritzstellen" zeichnen sich dadurch aus, dass die Injektion hier völlig schmerzfrei ist, deshalb werden sie bevorzugt verwendet; beim Abtasten kann man die subkutane Verhärtung des Gewebes gut spüren

Mittels Thermografie ist es inzwischen möglich, „Lipohypertrophien"(LHT), also gutartige Verhärtungen im Gewebe, bildlich darzustellen. Man geht davon aus, dass bis zu 40 % der insulinbehandelten Patienten davon betroffen sind.

Nach der Injektion des Insulins in LHT-Areale zeigte sich eine reduzierte Bioverfügbarkeit im Vergleich zur Applikation in gesundes Gewebe.

Sind pathologische Spritzstellen vorhanden, so muss berücksichtigt werden, dass künftige Insulingaben in gesundes Gewebe erheblich stärker wirken. Für mich hat es sich bewährt, bei schlechter Blutzuckerkontrolle (HbA1c über 8 %) die Insulindosis nicht zu erhöhen. In den allermeisten Fällen kommt es durch den Wechsel der Spritzstellen zu einer erheblichen Verbesserung der Blutzuckerwerte. Ist die Blutzuckereinstellung gut, so kann eine Insulindosisreduktion von bis zu 30 % sinnvoll sein, um das Risiko von Hypoglykämien zu reduzieren.

Das Geheimnis lautet:

> Injektionsareale und Katheterareale müssen regelmäßig inspiziert werden.

14.3 Was wir unseren Patienten erklären müssen

Eine gelungene Arzt-Patienten-Kommunikation kommt immer dann zustande, wenn es gelingt, Vertrauen aufzubauen. Dafür ist es erforderlich, Sachverhalte zu erklären, die sich im Laufe der Therapie einstellen können. Dies betrifft insbesondere die Ersteinstellung eines entgleisten Diabetes. Hier gilt es, im Gespräch darauf hinzuweisen, dass sich mit Verbesserung der Blutzuckerwerte die folgenden drei Phänomene einstellen können:

- Gewichtszunahme (siehe Abschn. 10.1)
- Sehverschlechterung (siehe Abschn. 1.5)
- Pseudohypoglykämien

Die ersten beiden Phänomene wurden bereits erklärt.

Eine Pseudohypoglykämie liegt vor, wenn Patienten Symptome einer Unterzuckerung haben, sich dabei jedoch im normoglykämischen Bereich befinden. Je rascher es zu einer Blutzuckerabsenkung kommt, umso wahrscheinlicher ist es, dass ein solches Phänomen auftritt. Die Ursache dafür ist, dass sich das Gehirn an einen hohen Blutglukoselevel gewöhnt hat und mit adrenergen Symptomen (Schweißausbruch, Zittern, Herzklopfen) reagiert, wenn es zu einer rapiden Senkung des Blutzuckers kommt. Dies macht den Patienten Angst, wenn Sie nicht im Vorfeld darüber informiert wurden. Wird das Blutglukoseniveau hingegen langsam gesenkt, treten Pseudohypoglykämien in der Regel nicht auf. Als Orientierung wird empfohlen, dass die Absenkung des HbA1c nicht mehr als 1 % vom Ausgangswert in einem Monat beträgt. Das würde bedeuten, dass bei einem initialen HbA1c von 11 % nach drei Monaten etwa ein HbA1c von 8 % vorliegen sollte.

Für den Patienten sind eine Gewichtszunahme, eine Sehverschlechterung und das Auftreten von Pseudohypoglykämien nicht nur unangenehm und störend, sondern diese Phänomene machen teilweise auch Angst.

Angst verhindert nicht selten Verhaltensänderungen. Deshalb gilt es, durch die Schulung und Information Ängste im Vorfeld abzubauen. Für den Aufbau von Vertrauen zum behandelnden Diabetesteam ist es extrem wichtig, ihr mögliches Auftreten im Vorfeld zu besprechen und deren Ursachen zu erklären. Hier lautet das Motto: „Wissen ist Macht."

14.4 Diabetes-Psychologie

Wer mehr zu diesem Thema erfahren möchte, dem sei das Buch „Psycho-Diabetologie" (Hirsch und Lange 2013) empfohlen. Dabei geht es um die mentale Gesundheit von Diabetespatienten.

Diabetes kann in jedem Lebensalter auftreten. Patientengruppen, denen wir besondere Aufmerksamkeit schenken müssen, sind folgende:

- Kinder und Jugendliche mit Typ-1-Diabetes sowie deren Familien
- Frauen mit Typ-1-Diabetes, die eine Schwangerschaft planen
- Patienten mit Folgeerkrankungen
- Geriatrische Patienten

Unsere ärztliche Aufgabe ist es, Diabetespatienten zu einer guten Blutzuckereinstellung zu führen. Ebenso wichtig ist es aber auch, ihre mentale Verfassung nicht außer Acht zu lassen. Vor allem zu Beginn einer Diabeteserkrankung sollte man vermeiden, die Patienten unnötig zu verängstigen.

> **Praxisbeispiel**
>
> Illustrieren möchte ich das an einem Beispiel aus meiner Praxis:
> Herr X., 60 Jahre, hat seit 35 Jahren einen Typ-1-Diabetes, seit 20 Jahren ist er mit einer Insulinpumpe versorgt. Seine Blutzuckereinstellung ist exzellent, mit einer TIR von etwa 85 %, jedoch hat er eine deutlich zu hohe TBR mit 8 %. Diabetesbedingte Folgeerkrankungen liegen nicht vor. Seine Hypoglykämie-Wahrnehmungsschwelle liegt etwa bei 60 mg/dl (3,3 mmol/l) und hat sich in den letzten Jahren deutlich verschlechtert. Sein Clarke-Score ist pathologisch, es besteht eine Hypoglykämie- Wahrnehmungsstörung. Bei einem unserer Beratungsgespräche erzählt er mir:
> „Als der Diabetes bei mir vor 35 Jahren festgestellt wurde, sagte man mir: „Jetzt haben sie noch zehn gute Jahre, dann werden ihre Probleme beginnen. Das hat mir so viel Angst gemacht, dass ich von Beginn an auf möglichst niedrige Blutzuckerwerte geachtet habe. Als es mit der Einstellung schwieriger wurde habe ich mich zur Insulinpumpe entschlossen. Das auch häufige niedrige Werte eine Gefahr darstellen können, war mir nie bewusst."
> Die bestehende Hypoglykämie-Wahrnehmungsstörung resultiert aus der Angst vor diabetesbedingten Folgeschäden und stellt eine nicht unerhebliche Gefährdung im Alltag des Patienten dar. Mit einem Hypoglykämie-Wahrnehmungstraining kann eine Anhebung der Wahrnehmungsschwelle für niedrige Glukosewerte gelingen. Dafür muss der Patient jedoch neue Verhaltensweisen akzeptieren und erlernen. ◄

Für den individuellen Verlauf jeder Diabeteserkrankung spielen folgende Faktoren eine entscheidende Rolle:

- Krankheitsakzeptanz
- Compliance/Empowerment/partizipative Entscheidungsfindung (PEF)
- Depression, Ängste und Sorgen
- Motivation

Diabetesakzeptanz

In der Theorie bedeutet Diabetesakzeptanz, dass Diabetespatienten die Stoffwechselstörung annehmen und lernen, für sich Verantwortung zu übernehmen. Das bedeutet, dass sie dazu in der Lage sind, Entscheidungen nicht den behandelnden Ärzten zu übertragen, sondern diese selbst zu treffen. Wir wissen, dass die Akzeptanz des Diabetes in direktem Zusammenhang mit einer positiven Einstellung zu der Stoffwechselstörung steht und diese wiederum dazu führt, dass Patienten sich aktiv an der Umsetzung der Therapiemaßnahmen beteiligen.

Diabetesakzeptanz ist ein Prozess, der im Augenblick der Diagnosestellung beginnt. Dabei müssen die Patienten lernen, neben den körperlichen Belastungen (Blutzucker messen, Insulin spritzen, Hypomanagement etc.) auch den psychischen Belastungen gewachsen zu sein (Arbeitsplatz, Partnerschaft, Freundeskreis etc.). Es ist ein Prozess, der neben der Auseinandersetzung mit der Erkrankung selbst auch die Gefühlswelt (Angst, Wut, Ohnmacht etc.) betrifft. Diabetespatienten müssen, ebenso wie Patienten mit anderen chronischen Erkrankungen, lernen ihre Ressourcen immer wieder zu aktivieren, Problemlösungen zu finden und eine positive Einstellung der Erkrankung gegenüber nicht zu verlieren.

In der Praxis ist das jedoch häufig nicht so einfach, vor allem dann, wenn die Erkrankung auf Kinder, Jugendliche oder Patienten mit Depressionen oder psychiatrischen Krankheitsbildern trifft.

In all diesen Fällen müssen Eltern, Partner oder Familienangehörige in sämtliche Therapiemaßnahmen miteinbezogen werden. Das gilt ebenso für Schulungsmaßnahmen wie auch für Beratungsgespräche.

Um eine möglichst gute Diabetesakzeptanz zu erzielen, ist es hilfreich, nach Hindernissen zu fragen, die eine solche verhindern:

- Körperliche Beschwerden (z. B. Polyurie, Hypoglykämien)
- Emotionale Belastungen (z. B. Trauer, Sorgen um Partner, Familienangehörige, Freunde)
- Soziale Belastungen (z. B. finanzielle Probleme, Mobbing am Arbeitsplatz)
- Diabetesspezifische Probleme

14.4 Diabetes-Psychologie

Compliance/Empowerment/partizipative Entscheidungsfindung (PEF)

Das Wort „Compliance" bedeutet wörtlich übersetzt „Einhaltung". Über viele Jahre wurde es sehr gerne verwendet, wenn es darum ging zu beschreiben, wie gut ein Patient die Anweisungen des Diabetesteams umsetzt. Inzwischen hat man jedoch erkannt, dass eine gute Mitarbeit seitens des Patienten immer dann zu erzielen ist, wenn es gelingt, ihn in Entscheidungsprozesse mit einzubeziehen. So wurde der Begriff „Compliance" mehr und mehr von dem Begriff „Empowerment", wörtlich übersetzt „Ermächtigung", abgelöst. Die Aufgabe eines Diabetesteams besteht dementsprechend darin, den Patienten umfassend zu informieren, was in Diabetesschulungen geschieht. So wird er in die Lage versetzt, medizinische Fakten und Zusammenhänge zu verstehen und hat die „power", eigenverantwortlich an der Umsetzung der Therapie mitzuwirken.

Hinsichtlich der Interaktion zwischen Arzt und Patient geht die neue Nationale Versorgungsleitlinie Diabetes Typ 2 (NVL) (https://link.springer.com/book), veröffentlicht 2023, noch einen Schritt weiter und schreibt:

„Die partizipative Entscheidungsfindung (englisch auch Shared Decision Making, SDM) hat sich in den letzten Dekaden als anzustrebende Form der Interaktion zwischen Ärzt*innen und Patient*innen etabliert. Das Konzept begründet sich in erster Linie auf den ethischen Prinzipien der Autonomie und Fürsorge." Dies besagt, dass im Gespräch zwischen Arzt und Patient beide Parteien gleichberechtigt interagieren und Verantwortung für Therapieentscheidungen tragen.

In der praktischen Umsetzung ist dies oft schwierig, vor allem dann, wenn kulturelle Unterschiede, Sprachbarrieren oder Komorbiditäten (psychiatrische Erkrankungen, Demenz u. v. a.) vorliegen.

Depression, Ängste und Sorgen

Menschen mit einer Diabeteserkrankung haben im Vergleich zur Gesamtbevölkerung ein drei- bis vierfach erhöhtes Risiko, an einer depressiven Störung zu erkranken (https://www.leitlinien.de/themen/diabetes/version-3/kapitel-2). Welche Mechanismen genau dafür ursächlich sind ist noch nicht bekannt. Wir wissen jedoch, dass die tägliche Aufgabe, sich um den Blutzucker zu kümmern (Blutzucker messen, Insulin spritzen, Hypomanagement etc.) von den Patienten als eine Verminderung ihrer Lebensqualität empfunden wird. Dazu kommen Ängste und Sorgen, ob und wie sich der Diabetes auf das familiäre und gesellschaftliche Leben auswirken wird. Insbesondere die Angst vor Nachteilen im Berufsleben und bei der Partnerwahl ist hier zu erwähnen (s. a. Abschn. 2.13).

Als Screening-Tool eignet sich der WHO-Screening-Bogen (Abb. 14.1), der auch im Gesundheitspass Diabetes enthalten ist. Ich verwende ihn sehr gerne, da er einfach und in kurzer Zeit vom Patienten bearbeitet werden kann. Der Fragebogen steht unter unter der Überschrift „Elektronisches Zusatzmaterial" zum kostenlosen Download zur Verfügung.

Steht das Ergebnis fest, so sollte es mit dem Patienten unverzüglich besprochen werden. Liegt eine depressive Störung vor, so ist je nach Schweregrad die Überweisung des Patienten an einen Facharzt in Erwägung zu ziehen.

WHO-5-Fragebogen zum Wohlbefinden

Name: _____ Datum: _____

In den letzten beiden Wochen...

	die ganze Zeit	meistens	über die Hälfte der Zeit	weniger als die Hälfte der Zeit	Ab und zu	nie
1) war ich froh und guter Laune	5	4	3	2	1	0
2) habe ich mich ruhig und entspannt gefühlt	5	4	3	2	1	0
3) habe ich mich aktiv und voller Energie gefühlt	5	4	3	2	1	0
4) habe ich mich beim Aufwachen frisch und ausgeruht gefühlt	5	4	3	2	1	0
5) war mein Alltag voller Dinge, die mich interessieren	5	4	3	2	1	0

Gesamtpunktzahl:

Stempel Arztpraxis/Unterschrift

Abb. 14.1 WHO-5-Fragebogen zum Wohlbefinden. Auswertung: 19–25 Punkte = gutes Wohlbefinden, 13–18 Punkte = zufriedenstellendes Wohlbefinden, 10–12 Punkte = reduziertes Wohlbefinden, 8–10 Punkte = deutlich eingeschränktes Wohlbefinden, <7 Punkte = Vorhandensein einer klinischen Depression sehr wahrscheinlich

Diabetespatienten mit einer Depression tun sich meist schwer, sich um ihren Blutzucker zu kümmern. Das gilt insbesondere für körperliche Aktivitäten, die bei depressiven Menschen zumeist gemieden werden. Antidepressiva sollten, wenn erforderlich, unter diesem Gesichtspunkt ausgesucht werden.

14.4 Diabetes-Psychologie

Motivation

Häufig stelle ich mir selbst die Frage, was Motivation bedeutet und was es dazu braucht, Patienten zu einem Verhalten zu motivieren, das ihre Gesundheit positiv beeinflussen kann.

Für mich ist Erfolg – egal in welchem Bereich – der beste Motivator, dieser stellt sich jedoch oft erst nach langjährigen Bemühungen ein.

Auf der Suche nach einer Definition für den Begriff Motivation finden sich einfache und komplexe Formulierungen.

Grundsätzlich beschreibt Motivation „die Gesamtheit aller Motive oder Beweggründe, die zur Handlungsbereitschaft führen, und das auf emotionaler und neuronaler Aktivität zurückzuführende Streben des Menschen nach Zielen oder wünschenswerten Zielobjekten" (WHO-5 2024).

Joachim Bauer, Medizinprofessor und Psychotherapeut, bezeichnet die zwischenmenschliche Beziehung als den „Treibstoff der Motivationssysteme". Die wesentlichen Voraussetzungen für das Gelingen einer Beziehung oder eines kooperativen Projektes beschreibt er in fünf Schritten (Lange and Hirsch 2002):

1. Sehen und Gesehenwerden
2. Gemeinsame Aufmerksamkeit gegenüber etwas Drittem
3. Emotionale Resonanz
4. Gemeinsames Handeln
5. Wechselseitiges Verstehen von Motivation und Absichten

Für mich ist dieses Modell ganz wunderbar auf die Arzt-Patienten-Kommunikation übertragbar. Unsere Patienten wollen als Individuen wahrgenommen und verstanden werden. Technische Untersuchungen alleine genügen nicht, um eine emotionale Resonanz aufzubauen. Dazu bedarf es eines persönlichen Gespräches. Um die Motive und Absichten unserer Patienten zu verstehen, braucht es außerdem Zeit. Wenn oft über viele Jahre der eigenen Gesundheit keine Aufmerksamkeit entgegengebracht wurde, dann hat dies fast immer Gründe, die es zu eruieren gilt. Unrealistische Therapieziele und Schuldzuweisungen können Arzt-Patienten-Beziehungen nachhaltig zerstören. Vielmehr gilt es, die Sorgen und Handicaps der Patienten im Gespräch aufzudecken und den Prozess einer schrittweisen Problemlösung anzustoßen. Dabei ist es hilfreich, gemeinsam mit den Patienten herauszuarbeiten, was ihre Ziele sind, und diese auch realistisch und terminiert zu formulieren (siehe SMART). Mögliche Motive für Verhaltensänderungen betreffen Körper und Seele:

- Körperliche Gesundheit (weniger Schmerzen, Atemnot, Müdigkeit, besserer Schlaf)
- Psychisches Wohlbefinden (mehr Lebensfreude, bessere Stimmung, besseres Selbstwertgefühl)

In diesem Zusammenhang sei kurz an die WHO-Definition von „Gesundheit" aus dem Jahr 1948 erinnert:

> „Zustand des vollkommenen körperlichen, seelischen und sozialen Wohlbefindens und nicht die bloße Abwesenheit von Krankheit oder Gebrechen."

Müsste ich mich entscheiden, wie es mir am besten gelingt, Patienten zu Verhaltensänderungen zu bewegen, so würde ich sagen, es ist die Kunst der Visualisierung. Wenn es mir gelingt, im Patienten positive Bilder und Sehnsucht zu erzeugen, so kann er Kräfte mobilisieren, um den visualisierten Zustand zu erreichen.

14.5 Besondere Patientengruppen

Oft werde ich gefragt, was denn die beste Therapie für einen Diabetespatienten sei. Die Frage ist so nicht zu beantworten, denn jeder Patient bringt seine individuelle Vorgeschichte und Befundkonstellation mit. Inzwischen hat sich der Begriff der „individualisierten Diabetestherapie" etabliert.

Leitlinien bilden den Orientierungsrahmen für therapeutische Überlegungen, im Einzelfall wird man davon jedoch auch abweichen müssen. Nicht jeder Patient verfügt über die gleichen Ressourcen oder hat ein Umfeld, das ihn im Alltag unterstützt.

Insbesondere bei den folgenden Befundkonstellationen müssen individuelle Therapieziele festgelegt werden:

- Multimorbide Patienten
- Tumorerkrankung
- Psychische Erkrankungen

Kinder und Jugendliche
Betrifft eine Diabeteserkrankung Kinder und Jugendliche, so richten sich Schulungsmaßnahmen insbesondere an Eltern, Betreuer in Kindertagesstätten und Lehrer.

Kinder und Jugendliche mit Typ-1-Diabetes sollten in Diabeteszentren betreut werden, wo sie auf Gleichaltrige treffen. Dies ist für die Akzeptanz der Erkrankung ein wichtiger Baustein. Auch eine psychologische Mitbetreuung kann sinnvoll sein.

Für Eltern können Selbsthilfegruppen eine wertvolle Unterstützung darstellen. Hilfe durch Selbsthilfe wird inzwischen bundesweit angeboten. Als eine mögliche Kontaktadresse sei hier der Deutsche Diabetikerbund genannt (002).

Geriatrische Patienten
Im fortgeschrittenen Lebensalter ist es wichtig, Therapieziele anzupassen. Das gilt insbesondere dann, wenn Komorbiditäten vorliegen. Bei einer höhergradigen Niereninsuffizienz steigt das Risiko für Hypoglykämien, deshalb sollten Medikamente mit niedrigem Hypoglykämie-Potenzial bevorzugt werden.

Besteht eine Tumorerkrankung, so sollten die Patienten vor einer Chemotherapie Kontakt zu einem Diabetologen aufnehmen, denn dabei kann es zu erheblichen Veränderungen des Blutzuckerstoffwechsels kommen. Gegebenenfalls müssen orale Antidiabetika durch Insulin ersetzt werden. Während einer Chemotherapie sollte eine Gewichtsabnahme vermieden werden.

Weitere Themen, die man bei geriatrischen Patienten mit den Angehörigen ansprechen sollte, sind:

- Fahrtauglichkeit (siehe 2.10)
- Erhöhtes Sturzrisiko
- Vergesslichkeit/Demenz

Älteren Menschen sind ihre Einschränkungen vielfach nicht bewusst. Deshalb sind Diabetesteams auf die Fremdanamnese angewiesen. Insbesondere dann, wenn Insulingaben vergessen werden und es zu einer kontinuierlichen Verschlechterung der Blutzuckereinstellung kommt, sollte der Patient von einem Pflegedienst mit betreut werden.

Literatur

Bauer J (2006) Prinzip Menschlichkeit. Warum wir von Natur aus kooperieren. Hoffmnn und Campe

Blanco M, Hernandez MT, StraussKW, Amaya M (2013) Prevalence and riskfactors of lipohypertrophy in insulininjecting patients with diabetes. Diabetes and Metabolism 39(5):445–453.

Deutscher Diabetiker Bund e.V. (2024). https://diabetikerbund.de/. Zugegriffen: 25. März 2024

Diabetes de Deutsche Diabetes Hilfe Depressionen: Diabetes als psychische Belastung. https://www.diabetesde.org/gesund_leben_mit_diabetes/koerper_und_seele_im_einklang/diabetes_als_psychische_belastung. Zugegriffen: 24. März 2024

Famulla S et al. (2016) Insulin injection intolipohypertrophic tissue: blunted andmore variable insulin absorption andaction, and impaired postprandialglucose control. Diabetes Care 39: 1486–92.

Gibney MA et al. (2010) Skin and subcutaneous adipose layer thickness inadults with diabetes at sites usedfor insulin injections: implications forneedle length recommendations.Curr Med Res Opin 26(6):1519–1530.

Hirsch A, Lange K (2013) Psycho-Diabetologie, Kirchheim-Verlag. 2. Aufl. https://epub.ub.uni-greifswald.de/frontdoor/index/index/year/2019/docId/3273

Hollenrieder V (2022) Sprechstunde auf Augenhöhe. https://doi.org/10.1007/978-3-658-37935-3. Zugegriffen: 16. März.2024

Kaltheuner LC (2019) Lipohypertrophien bei Diabetes mellitus: Einfluss auf die Pharmakokinetik und diagnostischer Wert der Thermographie, Dissertation, Universität Greifswald. https://nbn-resolving.org/urn:nbn:de:gbv:9-opus-32732

Lange K, Hirsch A (2002) Psycho-Diabetologie Personenzentriert beraten und behandeln. Hoffmann und Campe, Hamburg

Mehnert H (2002) Diabetes – meine lebenslange Herausforderung ecomed-Storck GmbH 11/2002 ISBN-10-3609160985; ISBN-13-978-3609160986

WHO-5 (Index der Weltgesundheitsorganisation (WHO) zum Wohlbefinden). https://www.prevention-depression.lu/wp-content/uploads/WHO-5.pdf. Zugegriffen: 24. März 2024

Wikipedia Motivation. https://de.wikipedia.org/wiki/Motivation. Zugegriffen: 24. März 2024

15 Zehn kleine Geheimnisse für Patienten mit Adipositas und Diabetes

Dieses Buch ist keineswegs ein Ersatz für ein Lehrbuch. Vielmehr habe ich versucht, theoretisches Basiswissen durch praktische Hinweise zu ergänzen.

Bei der Fülle an Informationen, die täglich auf uns einwirken ist es oft schwierig, Wichtiges von Nebensächlichem zu unterscheiden. Wenn man nicht täglich mit Patienten mit Adipositas und Diabetes konfrontiert wird, kann man schnell den Überblick verlieren. Auch mir geht das gelegentlich so, wenn ich von meinen Kollegen einen „schwierigen Fall" zugewiesen bekomme. Was mir dann immer hilft, ist die Fokussierung auf das Wesentliche. Es sind dies meine kleinen Geheimnisse einer guten Beratung, die ich gerne mit Ihnen teilen möchte.

Lassen Sie sich also mitnehmen auf eine kurze Reise, von der Sie mit neuen Ideen zurückkehren in Ihre Praxis. Die zehn kleinen Geheimnisse sollen Ihnen und Ihren Patienten dabei helfen, Wesentliches nicht aus dem Auge zu verlieren und damit therapeutische Erfolgen zu erzielen.

1. Ein guter Nüchtern-Blutzucker erleichtert die Blutzuckereinstellung für den gesamten Tag
   (Abschn. 6.4)
2. Nur Essen wenn man Hunger hat
   (Abschn. 3.1)
3. Beim Essen gilt: Wichtiger als „was" ist „wieviel" – also die Menge macht das Gift
   (Abschn. 6.5)
4. Hypoglykämien (Blutzucker unter 55 mg/dl/3,1 mmol/l) sollten so selten wie möglich auftreten; die häufigste Ursache für Hypoglykämien bei insulinbehandelten Patienten sind falsche BE-Berechnungen und zu frühe oder aggressive Korrekturen
   (Abschn. 8.6)

5. Nur durch Protokollierung von Blutzucker, BE-Mengen und Insulindosierungen sowie besonderer Ereignisse (z. B. Sport) können Blutzuckerkurven analysiert werden
   (Abschn. 8.6)
6. Injektionsareale und Katheterareale müssen regelmäßig inspiziert werden, Lipohypertrophien beeinträchtigen die Insulinwirkung
   (Abschn. 14.2)
7. Je höher der Blutzucker ist, umso schlechter ist die Insulinwirkung
   (Abschn. 8.6)
8. Ein ausreichender Spritz-Ess-Abstand (SEA) kann postprandiale Blutzuckerspitzen erheblich reduzieren
   (Abschn. 8.6)
9. Ausdauersport und Kraftsport haben unterschiedliche Auswirkungen auf den Blutzuckerverlauf
   (Abschn. 9.5)
10. Der nächtliche Blutzuckerverlauf beeinflusst erheblich den Blutzuckerverlauf des folgenden Tages; je stabiler die Nacht verläuft, umso stabiler verläuft der folgende Tag
    (Abschn. 13.7)

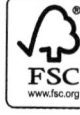

MIX
Papier aus verantwortungsvollen Quellen
Paper from responsible sources
FSC® C105338

If you have any concerns about our products,
you can contact us on
ProductSafety@springernature.com

In case Publisher is established outside the EU,
the EU authorized representative is:
**Springer Nature Customer Service Center GmbH
Europaplatz 3, 69115 Heidelberg, Germany**

Printed by Libri Plureos GmbH
in Hamburg, Germany